DR. EMMA ROSS · BAZ MOFFAT · DR. BELLA SMITH

Die Body Bible für Frauen

Alles über die genialen Fähigkeiten des weiblichen Körpers – revolutionäre Erkenntnisse zu Gesundheit und Fitness

Aus dem Englischen von Johanna Wais

HEYNE

Die Originalausgabe erschien 2023 unter dem Titel *The Female Body Bible: A Revolution in Women's Health and Fitness* bei Bantam Press.

MIX
Papier | Fördert gute Waldnutzung
FSC® C014496

Penguin Random House Verlagsgruppe FSC® N001967

Deutsche Erstausgabe 2023

Redaktion: Dr. Ulrike Strerath-Bolz, usb bücherbüro
Umschlaggestaltung: wilhelm typo grafisch
unter Verwendung von Fotos von Shutterstock.com (Tramont_ana, sumire8)
Satz: Satzwerk Huber, Germering
Druck und Bindung: GGP Media GmbH, Pößneck
Printed in Germany
ISBN: 978-3-453-21859-8

www.heyne.de

Für diejenigen, die eine bessere Zukunft
für Mädchen und Frauen überall schaffen wollen –
in Sachen Sport, Gesundheit und Leben.

Inhalt

Vorwort

Wie The Well HQ entstand

Die Body Bible für Frauen ist das Ergebnis einer Zusammenarbeit von drei Frauen: Dr. Emma Ross, Baz Moffat und Dr. Bella Smith – einer Wissenschaftlerin, einer Fitnesstrainerin und einer Ärztin. Wir sind Expertinnen für die Gesundheit und Fitness von Frauen auf unseren jeweiligen Gebieten und überzeugt, dass Körperkompetenz allen Frauen zusteht.

Unsere Mission ist es, dafür zu sorgen, dass alles, was uns als Frauen besonders macht, weder pathologisiert noch als Randthema behandelt, sondern voll und ganz berücksichtigt wird, wenn es darum geht, uns zu fitteren, gesünderen und glücklicheren Menschen zu machen. Wir wollen den Diskurs rund um die Erfahrung des weiblichen Körpers im Verlauf des Lebens aus der Nische in den Mainstream rücken. Wir wollen, dass wichtige und faszinierende Informationen für alle Frauen sowie für Menschen, die Frauen fördern, lehren, führen, trainieren oder behandeln, verständlich erreichbar sind. Wir wollen Stigmata überwinden, Ungleichheiten im Gesundheitsbereich beseitigen, Tabus ansprechen und Frauen befähigen, Architektinnen ihres eigenen Wohlbefindens, ihres Glücks und ihrer eigenen Körpererfahrung zu werden.

Emma Ross hat einen Doktor in Sportphysiologie und wurde nach einem Jahrzehnt als Wissenschaftsvermittlerin und Forscherin Leiterin der Abteilung Physiologie am English Institute of Sport (EIS).

Sie führte außerdem ein Team von Sportwissenschaftler:innen während der Olympiaden in Rio und Tokio. In dieser Rolle rief sie 2016 das Projekt SmartHER ins Leben, um die Unterstützung für Athletinnen innerhalb des Hochleistungssports zu verbessern, und erhielt 2021 für ihre Bemühungen um den Mädchen- und Frauensport die Changemaker-Auszeichnung der *Sunday Times* als Sportlerin des Jahres. Baz Moffat hat einen Spitzenabschluss in Sportwissenschaft und ihren Master zum Thema Verhaltensänderungen bei Gesundheitsbelangen gemacht. Sie ruderte vier Jahre für die britische Damenmannschaft, ließ sich nach ihrem Rückzug als Gesundheitsberaterin für Frauen ausbilden und wurde zur Expertin für Beckenbodengesundheit. Dr. Bella Smith hat über 20 Jahre lang als Ärztin im britischen staatlichen Gesundheitssystem (NHS) gearbeitet, betreibt eine hausärztliche Gemeinschaftspraxis und hat sich auf Dermatologie, Frauengesundheit und die Menopause spezialisiert. Sie ist Botschafterin für Eve Appeal, eine britische Forschungsorganisation für gynäkologische Krebserkrankungen.

Jede von uns hat seit vielen Jahren eine erfolgreiche Karriere in der Frauengesundheit und verfolgt ihre Tätigkeit mit Leidenschaft. Als wir uns über gemeinsame Bekannte kennenlernten, wurde uns schnell bewusst, dass uns dasselbe Ziel antreibt: die Tabuthemen im Bereich der Frauengesundheit anzugehen und Frauen und all jenen, die sie unterstützen, Wissen zu vermitteln und sie zu ermutigen. Wir alle hatten eine neue Zukunft vor Augen, eine, in der jede Frau ausreichend über ihren Körper Bescheid weiß, ihn in allen Lebensphasen kennt und genügend Selbstvertrauen besitzt, dieses Wissen zu nutzen, um sich für ihre eigene Gesundheit und ihr Wohlbefinden einzusetzen. The Well HQ, wie wir uns nennen, ist auf Fachkenntnis, Glaubwürdigkeit, Wissenschaft und Erfahrung aufgebaut und soll Frauen auf ihrer Reise von der Pubertät bis zur Postmenopause begleiten.

Dieses Buch, *Die Body Bible für Frauen*, ist die Essenz dessen, was wir gelernt haben. Es soll Sie befähigen, Ihren Körper wirklich zu verstehen, Ihre Gesundheit und Ihr Wohlbefinden in die eigenen Hände zu nehmen und Ihre Physiologie und Psychologie zu nutzen, um dafür zu sorgen, dass es Ihnen in jedem Aspekt Ihres eigenen Lebens gut geht. Wir haben jahrzehntelang mit echten Frauen im wahren Leben gearbeitet, und diese Expertise steckt in diesem Buch. Wir würden uns freuen, Ihnen auf Ihrer Lebensreise beizustehen, also lesen Sie weiter, nehmen Sie Ihr Wohlbefinden in die eigene Hand und kommen Sie auf www.thewell-hq.com mit uns ins Gespräch.

Kapitel 1

Mind the Gaps

»Ich werde meinen Lippenstift nicht abwischen.«

Es ist das Jahr 1967, und Kathrine Switzer macht sich bereit, sich unter die Läufer des Boston Marathon zu schmuggeln. Frauen dürfen an dem Rennen nicht teilnehmen, weil man glaubt, die Distanz würde ihre zarten Körper überfordern. Switzers Trainer ist besorgt, weil sie Ohrringe trägt und Lippenstift aufgelegt hat – es lenkt unnötige Aufmerksamkeit darauf, dass sie eine Frau ist, und könnte dazu führen, dass bereits ihr Start verhindert wird. Kathrine Switzer behält Ohrringe und Lippenstift an, aber sie wird an diesem Tag tatsächlich beinahe von der Laufstrecke gezerrt. Bei Meile vier versuchte der Rennleiter Jock Semple buchstäblich, sie aus dem Rennen zu drängen. Es gelang ihm jedoch nicht, und Switzer vollendete als erste Frau offiziell den Boston Marathon, und zwar in vier Stunden und zwanzig Minuten.[1] Als sie von diesem Tag erzählt, erinnert sie sich, dass sie sich während des Rennens fragte, warum vor ihr nicht schon mehr Frauen es probiert hatten.[2] Sie hatte gedacht, es habe daran gelegen, dass sie nicht wussten, wie wohltuend Sport war. Aber während sie lief, ging ihr auf, dass dies nicht der Grund war – sie glaubten vielmehr an die alten Mythen, beispielsweise, dass das Laufen die Reproduktionsorgane schädigen würde oder nicht damenhaft sei. Sie hatte nicht unrecht: Weil Ärzte körperliche Betätigung für gefährlich hielten, war Frauen davon abgeraten worden, und zum

Weiblichkeitsideal jener Zeit passte ein einsamer, schweißtreibender Sport wie Joggen nicht. Das, was uns von den Männern unterscheidet, wurde dazu genutzt, uns daran zu hindern, dass wir unsere Körper bewegten. Vom Augenblick dieser Erkenntnis an war Switzer entschlossen, die Hürden für Frauen im Sport niederzureißen.

Doch als Frauen in den folgenden Jahrzehnten mehr und mehr trainierten und an Wettkämpfen teilnahmen, wurden die Unterschiede, die sie früher davon abgehalten hatten, nun stattdessen übersehen und vollkommen ignoriert.

Das Erbe dieses Übersehens und das Versäumnis, den weiblichen Körper zu verstehen, hat in unserer gesundheitsbewussten Gesellschaft für enorme Probleme gesorgt: Wir haben unglaublich viele Informationen zu Training und Sport zusammengetragen – ohne die spezifisch weiblichen Faktoren zu berücksichtigen, die eine Voraussetzung dafür sind, dass Frauen das Beste aus ihrem Körper herausholen und ein dynamisches, gesundes Leben genießen können. Lange Zeit wurden die Merkmale, die uns biologisch zur Frau machen, totgeschwiegen, ignoriert oder als unwichtig abgetan. Mädchen wird in der Schule nichts davon beigebracht; Menschen, die im Gesundheitsbereich arbeiten wollen, erfahren nichts davon, und auch in den Trainer- und Lehrer:innenausbildungen kommt es nicht vor.

Was jemand unter Sportlichkeit oder einem aktiven Leben versteht, unterscheidet sich von Mensch zu Mensch. In unserer Definition ist eine aktive Frau eine, die, aus welchem Interesse auch immer – Gesundheit, Fitness oder Leistung –, gern ihren Körper bewegt. Damit ist die Frau, die regelmäßig spazieren geht, genauso gemeint wie jene, die zu Hause Yoga übt, an Fitnesskursen teilnimmt, schwimmt oder im Fitnessstudio trainiert, Teamsport betreibt, CrossFitterin ist oder sich ambitionierte Herausforderungen im Ausdauersport sucht. Aktivität in diesem Sinne ist alles, was Ihren Puls in die Höhe treibt und Sie ein paar Mal in der Woche zum Schwitzen bringt.

Die Lücke im Wissen über Männer- und Frauengesundheit möchten wir mit diesem Buch und unserer Arbeit schließen. Wir glauben, dass es jeder und jedem zusteht, in diesem Bereich kompetenter zu werden. Deshalb ist dies hier nicht nur ein Buch, sondern der Beginn einer Bewegung – eine Aufforderung zum Handeln. Jede Frau hat es verdient, ihren Körper besser kennenzulernen, und unabhängig vom Geschlecht müssen wir alle mehr über den weiblichen Körper erfahren, um mit der Geheimniskrämerei und Scham, die ihn nach wie vor umgibt, ein für alle Mal aufzuräumen.

Zu Beginn unserer Reise durch ein gesundes, aktives Frauenleben möchten wir Sie einladen, unsere Vorsätze auch zu Ihren zu machen. Mit unserem Manifest fordern wir den Status quo für Frauen heraus. Wir erklären damit, dass wir Systeme nicht mehr akzeptieren, die schlicht nicht dafür geschaffen wurden, dass wir das Beste aus uns herausholen können.

Sprache

Vagina, Periode, Prolaps, Menopause: Solange Menschen bei diesen Wörtern zusammenzucken, werden Frauenthemen tuschelnd in dunklen Ecken besprochen werden. Doch unsere Körper und ihre Funktionen sind nichts, wofür man sich schämen muss. Das Vokabular rund um den weiblichen Körper ist reich, und es wird Zeit, dass wir uns daran gewöhnen, es anzuwenden.

Aufklärung

Frauen wissen häufig nicht genug über ihren Körper und das, was sie in den verschiedenen Phasen erwartet. Das erzeugt Unbehagen und einen chronischen Mangel an Selbstsicherheit. Den eigenen Körper besser zu kennen und zu wissen, was man voraussichtlich zu bestimmten Zeitpunkten erleben wird, kann helfen, Probleme zu identifizieren und die entsprechenden Maßnahmen zu ergreifen.

Wahrnehmung

Gesundheit und Fitness sind nicht dasselbe wie gutes Aussehen und Fotogenität. Statt das Aussehen des Körpers in den Vordergrund zu stellen, sollten wir uns darauf konzentrieren, wie er sich anfühlt und funktioniert. Wie er arbeitet. Wenn wir auf den Körper hören, ihn annehmen und nähren, folgen Gesundheit und Fitness von allein.

Das weibliche Wohl

Wir brauchen neue Regeln – einen kulturellen Rahmen, in dem Frauen unterstützt, gefördert und gestärkt werden. Wissen über den weiblichen Körper – was normal ist, was nicht; was angemessen ist, was nicht; was hinnehmbar ist und was nicht verhandelbar, muss nicht nur für Frauen, sondern für alle Geschlechter zugänglich sein. Wir müssen mehr verlangen: bei der Arbeit, von Institutionen, von Ärzt:innen, von Coaches und Trainer:innen, von unserer Ausstattung und unseren Einrichtungen, unseren Fitnessstudios und öffentlichen Toiletten. Okay ist nicht mehr okay. Kein »So ist es nun mal« mehr! Wir haben die Notbehelfe satt – es ist Zeit für einen Wandel.

Training

Forschung in Sportwissenschaft und Medizin wird nur zu sechs Prozent an Frauen durchgeführt.[3] Eine neue Best Practice für Frauen wird unsere Gesundheit und unsere Fitness verbessern sowie das Verletzungsrisiko senken. Sie wird außerdem unser Trainingserlebnis optimieren und die Abbruchquote von Frauen im Sport reduzieren. Wir können gewaltige Fortschritte machen, wenn Frauen im Einklang mit ihrem Körper arbeiten statt gegen ihn.

Kein exklusiver Club

Dieses Buch richtet sich an jede aktive Frau, deren Ziel es ist, ihr Leben lang fit und gesund zu sein. Die Forschung hat gezeigt, dass 150 Minuten sportliche Betätigung in der Woche entsprechend dem Alter und Fitnesslevel das Risiko reduzieren, Herzkreislaufbeschwerden, Krebs, Atemwegsprobleme, neurodegenerative Erkrankungen und Stoffwechselleiden wie Diabetes zu bekommen und daran zu versterben.[4] Bei Frauen sind höhere Fitnesslevel mit einem niedrigeren Sterberisiko assoziiert,[5] selbst unter jenen mit einem höheren Körperfettanteil – was bedeutet, dass Fitness ein wichtigerer Gesundheitsfaktor ist als Fettleibigkeit. Wäre Fitness eine Pille, dann wäre es die meistverkaufte, marktführende Sensation. Mit nichts anderem erreichen Sie die lebenslangen gesundheitlichen Vorteile von Bewegung.

Dabei spielt es keine Rolle, ob Sie durch die Küche tanzen oder um den Block joggen, Burpees beim CrossFit rocken oder ein paar Kniebeugen einschieben, während sie ihr Baby in der Armbeuge wiegen: Bewegung ist immer eine gute Idee. Es geht nicht um das Etikett »sportlich« oder darum, eine Fitnessfanatikerin zu sein, sondern darum, dass Sie wissen, wie sie Freude und Zufriedenheit aus ihrem aktiven Körper gewinnen. Die Erkenntnisse, die wir auf diesen Seiten teilen, sind für jede Frau relevant. Und die Geschichten, die wir im Laufe unseres Berufslebens gehört haben, sind wohl für alle Frauen nachvollziehbar.

Die Begriffe, die wir verwenden

Wir möchten mit unserer Arbeit alle unterstützen, die glauben, es könnte für sie von Vorteil sein, mehr über den weiblichen Körper zu erfahren und darüber, was dies mit Gesundheit, Wohlbefinden und Leistung zu tun hat. Da es für verschiedene Menschen sehr unterschiedliche Bedeutungen haben kann, über Weiblichkeit oder

Frausein zu sprechen, möchten wir darauf eingehen, was wir mit diesen Begriffen in diesem Buch meinen.

Geschlecht und Gender sind zwei unterschiedliche Kategorien. Das *Geschlecht* eines Menschen ist biologisch festgelegt – XX-Chromosomen machen einen zu einer Frau, XY-Chromosomen zu einem Mann. Wegen dieser Erbanlagen kommen Männer und Frauen mit einer sehr unterschiedlichen Anatomie und Physiologie zur Welt. *Gender* ist eine Kombination kultureller, sozialer, biologischer und psychologischer Faktoren. Für viele Menschen stimmen das biologische Geschlecht und ihre Genderidentität überein; das wird häufig als cisgender bezeichnet. Menschen, deren Genderidentität nicht deckungsgleich mit dem biologischen Geschlecht ist, fallen unter verschiedene Bezeichnungen: dazu gehören beispielsweise Transpersonen.

Im Großen und Ganzen richtet sich unser Buch an cisgender Mädchen und Frauen, und wenn wir die Ausdrücke »Mädchen« und »Frauen« verwenden, beziehen wir uns auf Menschen, die mit weiblichen Genitalien geboren wurden und sich als Frauen betrachten.

Eine unserer Missionen ist es, darauf aufmerksam zu machen, dass die Erforschung und die Kenntnisse des weiblichen Körpers extrem unzureichend sind. Vieles von dem, was wir über Bewegung, Gesundheit und Fitness wissen, basiert auf Forschung, die an Männern durchgeführt wurde. Das hindert Frauen daran, ihr volles Potenzial zu entfalten. Wir haben uns zum Ziel gesetzt, diesen Missstand zu korrigieren und allen aktiven Frauen die notwendigen Informationen zu vermitteln, um Architektinnen ihrer eigenen Gesundheit und Fitness zu sein.

Durch Ihre Ziele beflügelt

»Sie werden nicht durch Ihre Ziele beflügelt, sondern durch Ihr System zurückgehalten.«[6] Wahrscheinlich haben Sie Ziele für Ihre Fitness und Ihre Gesundheit – vielleicht so etwas wie mehr Bewegung, weniger Alkohol oder besseren Schlaf. James Clear vertritt in seinem Buch *Die 1 Prozent-Methode – minimale Veränderung, maximale Wirkung* die These, dass Ziele großartig sind, um eine Richtung vorzugeben, die Entwicklung eines zuverlässigen Systems aber die beste Methode ist, um erfolgreich voranzukommen.

Ein System basiert auf den Gewohnheiten, die Sie annehmen, um das Leben zu führen, das Ihnen vorschwebt. Dazu kann gehören, nach dem Mittagessen keinen Kaffee mehr zu trinken, das Handy nicht mit ins Schlafzimmer zu nehmen, um sicherzugehen, dass Sie gut schlafen, oder die Laufschuhe und Sportkleidung neben das Bett zu legen, damit Ihnen der frühmorgendliche Lauf leichter fällt. Dieses Buch wird Ihnen helfen, gesunde Gewohnheiten aufzubauen, die den gesamten Körper berücksichtigen – wir gehen auf menstruelle Gesundheit, Halt für die Brüste, weiblich orientierte Ernährung, Beckenbodengesundheit und verschiedene Lebensabschnitte ein und bieten Orientierung, damit Sie nicht nur Ihre Ziele erreichen, sondern noch viel mehr.

Mind the gaps

Bevor wir dieses neue, großartige System entwickeln, müssen wir jedoch zugeben, dass es nicht ausreicht, dieses Buch zu lesen. Es gibt einige fundamentale Lücken, die uns, selbst wenn wir mit dem nötigen Wissen ausgestattet sind, daran hindern, das Nötige zu tun.

Da ist zunächst die Kommunikationslücke. Über viele der Themen, die wir in diesem Buch behandeln, sprechen wir einfach nicht offen. Wir sagen unserer Physiotherapeutin nicht, an welchem Punkt unseres Zyklus wir uns befinden, damit sie einschätzen kann, ob unsere Zipperlein vielleicht mit unseren Hormonen zu tun haben. Wir erwähnen in unserer Laufgruppe nicht, dass wir uns bei den Sprints zum Parkplatz jede Woche in die Hose pinkeln. Oft murmeln wir: »Warum hat mir das niemand gesagt?«, wenn wir auf einen weiteren unvermeidlichen, aber unter den Teppich gekehrten Aspekt des Frauseins stoßen. Social Media und Kampagnen wie #metoo und #menopausematters bringen diese Themen und den Wunsch, darüber zu sprechen, zunehmend ins Bewusstsein. Doch zweifellos bleibt – besonders zwischen Männern und Frauen, also in einer Dynamik, die im Bereich von Sport und Fitness häufig vorkommt – ein Rest von Stigma, Scham und Unbehagen. Ob es der männliche Sportlehrer ist, der Personal Trainer oder Coach – nur 20 Prozent der Frauen fühlen sich wohl dabei, spezifisch weibliche Angelegenheiten mit Menschen in diesen Rollen zu besprechen,[7] und bei Männern ist das mangelnde Vertrauen in das eigene Wissen die größte Hürde, das Gespräch zu diesen Themen zu suchen.[8]

Dann ist da die Datenlücke durch fehlende Forschung an Frauen in Bezug auf Gesundheit, Fitness, Sport und Bewegung. Als wir vor Jahren begannen, uns damit zu beschäftigen, zeigte eine Umfrage, dass nur vier Prozent der sportwissenschaftlichen Forschung ausschließlich an Frauen durchgeführt wurde.[9] 2020 hatten wir den Eindruck, die Welt sei etwas klüger geworden, was die Notwendigkeit von spezifisch weiblicher Forschung angeht, und schauten uns die Situation erneut an. In den fünf Jahren, die seit der ursprünglichen Studie vergangen waren, hatte sich daran kaum etwas verändert: Die mageren vier Prozent waren bloß auf peinliche sechs Prozent angewachsen.[10] Noch einmal: Im Jahr 2020 wurden nur sechs Prozent aller sportwissenschaftlichen Forschung ausschließlich an weiblichen Probandinnen durchgeführt. Und das ist ein Problem, denn die meisten Aspekte, die wir in diesem Buch ansprechen – der Menstruationszyklus, die Brustunterstützung, die weit verbreitete Stressinkontinenz, die Menopause – betreffen exklusiv den weiblichen Körper.

Abgesehen von dem winzigen Anteil an ausschließlich weiblicher Forschung werden 60 Prozent der Studien an gemischtgeschlechtlichen Gruppen durchgeführt. Diese Art von Forschung nützt im Grunde niemandem, am wenigsten aber den Frauen, weil dabei die physiologischen und psychologischen Veränderungen im Laufe des Zyklus in der Regel ignoriert werden. Es ist ungemein wichtig, dass Frauen anfangen, die Forschung, die unsere vermeintlichen Wahrheiten stützt und nach der wir uns ausrichten, wenn wir auf »wissenschaftlicher« Basis agieren wollen, genauer unter die Lupe zu nehmen. Häufig treffen die Forschungsergebnisse auf uns schlicht und einfach nicht zu, oder sie tun es nur an wenigen Tagen des Monatszyklus. Um Ihnen eine Vorstellung davon zu geben, wie relevant das sein kann: Lange nachdem Antihistaminika, Antipsychotika, Antibiotika und Herzmedikamente für alle Patient:innen freigegeben wurden, zeigt neuere Forschung, dass die Wirksamkeit und in manchen Fällen die Sicherheit dieser Medikamente im Zusammenhang mit dem weiblichen Zyklus schwankt.[11]

Die Gender-Datenlücke verbirgt sich oft vor unser aller Augen. Wenn Studien ausschließlich an Männern durchgeführt werden, wird das nicht deutlich gemacht, sodass man automatisch annimmt, dass die Ergebnisse für alle Geschlechter gelten. Auf einer Konferenz für Sportlehrende und Trainer:innen im Schulsport hörte sich Emma vor Kurzem einen Vortrag zur Bedeutung der erfolgreichen Erkennung und Behandlung von Gehirnerschütterungen im Schulsport an – ein heiß diskutiertes Thema. Doch sämtliche vorgestellten Daten stammten aus dem Jungensport. Beunruhigenderweise gibt es aber zunehmend Belege dafür, dass Mädchen häufiger und mit schwereren Symptomen Gehirnerschütterungen erleiden als Jungen. Doch in diesem Fall basierten die Richtlinien für alle Sportlehrenden auf Ergebnissen, die ausschließlich von männlichen Probanden gewonnen wurden – ohne dass dies auch nur erwähnt wurde. Wir müssen fordern, dass die Wissenschaft transparent macht, an wem geforscht wurde und für wen ihre Ergebnisse am relevantesten sind, und wir müssen sicherstellen, dass Handlungsempfehlungen für Sport und Bewegung, die sich an Mädchen und Frauen richten, auf Forschung beruhen, die an Mädchen und Frauen durchgeführt wurde.

Ohne allzu undankbar klingen zu wollen, ist es zudem wichtig, festzuhalten, dass die wenigen Prozent ausschließlich mit weiblichen Probandinnen betriebener Forschung auch nicht besonders gut sind. In einer umfassenden Forschungsanalyse zum Zusammenhang zwischen Menstruationszyklus und sportlicher Leistung wurden die Studien anhand von strengen Kriterien geprüft, und es stellte sich heraus, dass nur acht Prozent von ihnen Qualitätsansprüchen genügten, die ihre Ergebnisse als zuverlässig gelten lassen können.[12] Bei einer Forschungsübersicht über Studien aus zehn Jahren zum Kraftsport bei Frauen kam heraus, dass in nur drei Studien[13] Methoden angewandt wurden, die den höchsten wissenschaftlichen Standards entsprachen.

Aber nicht alles ist schlecht. Einige ausgezeichnete Wissenschaftler:innen betreiben qualitativ hochwertige Forschung in den Bereichen Frauensport, weibliche Gesundheit und Fitness in Großbritannien und auf der ganzen Welt, und ihre Arbeit ist in dieses Buch eingeflossen.

Ein wesentlicher Schritt, um einen Wandel herbeizuführen, sollte darin bestehen, die Forschung aus den geheiligten akademischen Journalen zu holen und rasch in die Tat umzusetzen – bei den sportlichen Aktivitäten, bei dem, was wir uns auf den Teller laden, und in den HR-Abteilungen von Organisationen. Doch gerade die Umsetzung dieser Forschung in die Praxis stockt häufig: Man geht davon aus, dass es im Gesundheitswesen etwa siebzehn Jahre dauert, bis sich neue Erkenntnisse in der Praxis etablieren.[14] Dies ist die letzte, oft entscheidende Lücke: die des Tuns.

Es ist eine Sache, all die Dinge zu wissen, die wir in diesem Buch beschreiben, aber eine ganz andere, diese auch anzuwenden oder diese Zusammenhänge mit den Mädchen und Frauen in Ihrem Leben zu besprechen. Wie viele von uns wissen, dass es schädlich für guten Schlaf ist, abends noch auf Bildschirme zu schauen – und scrollen trotzdem noch einmal durch die sozialen Medien, bevor wir das Licht löschen? Wie viele von uns wissen, dass wir jeden Tag unseren Beckenboden trainieren sollten, tun es aber nicht, weil uns nicht ganz klar ist, wie das genau geht und wie wichtig es tatsächlich ist? Selbst im Leistungssport wissen die Sportlerinnen und Trainer:innen zwar, dass es einige spezifisch weibliche Aspekte gibt, die sie berücksichtigen sollten, aber nicht genau, was und wie. Eine Studie der fünf herausragenden amerikanischen Kolleginnen ergab, dass nur drei Prozent der Coaches, die mit Frauen arbeiteten, den Eindruck hatten, dass sie die Sportlerinnen mit einem Fokus auf weibliche Besonderheiten trainierten, der die Unterschiede zu männlichen Athleten berücksichtigte. Sie wussten nicht, wie sie das, was sie gelernt hatten, konkret in ihrer täglichen Herangehensweise an Sport und Bewegung übersetzen konnten.[15] Unser Ziel ist, dass dieses Buch Sie dazu befähigt, aktiv zu werden.

Wer sind wir, dass wir glauben, es besser zu wissen?

Wie können wir angesichts der Tatsache, dass nicht genügend verlässliche Forschung existiert, ein glaubwürdiges, evidenzbasiertes Buch schreiben, mit dem Sie lernen können, was Sie für Ihr Wohlbefinden wissen müssen? Es kommt definitiv vor, dass wir aus Mangel an Belegen noch keinen Goldstandard entwickeln konnten. Beispielsweise existieren spannende Studien über die Vorteile, verschiedene Aktivitäten an den Monatszyklus anzupassen, aber die Ergebnisse reichen noch nicht aus, um daraus schon eine Empfehlung für alle Frauen abzuleiten. Auch zu dem Zusammenhang zwischen Verletzungen und Hormonen findet interessante Forschung statt, manches davon ist jedoch qualitativ nicht gut genug, um es zu verwenden.

Doch davon abgesehen, haben wir die besten verfügbaren Studien zurate gezogen und machen uns unser fundiertes Wissen und unsere eigene jahrzehntelange praktische Erfahrung und die Arbeit mit Tausenden Frauen als Wissenschaftlerin, Ärztin und Coach zunutze. Dieses Buch soll nicht das große Regelwerk dafür sein, eine aktive Frau zu werden. Bei keinem der hier behandelten Aspekte passt jeder Ansatz für alle. Jede Frau erlebt ihren Körper im Kontext ihres Lebens, ihres Alters, ihrer Beziehungen, ihrer Gesundheit, ihrer Arbeit, ihrer Sport- und Freizeitaktivitäten ganz individuell. Wir alle sind eine einzigartige Kombination aus Anlage und Umwelt. Lassen Sie sich nie dazu verleiten, zu glauben, dass etwas, was für eine andere Frau perfekt funktioniert, für Sie ebenfalls Wunder wirken wird.

Dies ist also kein Regelwerk, aber es ist eine Arbeitsgrundlage. Es ist ein Buch voll mit all den Elementen, die Ihnen helfen, das Beste aus Ihrem Körper herauszuholen, und mit einer Auswahl an Strategien, die Sie probieren können, um herauszufinden, was für Sie und Ihren unglaublichen Körper das Richtige ist.

Kapitel 2

Gesundheit und Fitness durch den weiblichen Filter

Bisher scheint der Ansatz »Shrink it and pink it – mach's kleiner und rosa« auch auf die weibliche Gesundheit und Fitness angewandt worden zu sein: Man ging davon aus, dass alles, was für den männlichen Körper funktioniert, wohl auch für den weiblichen in Ordnung sein würde. Frauen bekommen die rosafarbene Version der Ausstattung für Männer angeboten und dieselbe Art von Training – wenn auch mit leichteren Gewichten und niedrigeren Zielen –, und es wird ihnen gesagt, sie sollten die Ernährung auf dieselbe Art und Weise angehen wie die Männer, bloß insgesamt weniger essen. All das basierte, wie gesagt, auf nicht viel mehr als Annahmen. Nun wissen wir es besser und haben die Gelegenheit, unser Leben als aktive Frauen zielführender zu gestalten.

Statt einfach die bereits vorhandenen, aber für Männer entwickelten Systeme in Sport und Bewegung zu übernehmen, möchten wir die gesamte Herangehensweise neu erfinden – mit Trainingsprogrammen, Ausrüstung, Kursen und Einrichtungen, die speziell auf die Bedürfnisse von Frauen ausgerichtet sind. Wir möchten einen weiblichen Filter über die Sport- und Bewegungslandschaft legen. In diesem Kapitel führen wir einige wichtige Faktoren ein, die aus unserer Sicht bei der neuen Weltordnung berücksichtigt werden müssen. Dies sind die Dinge, von denen wir wollen, dass sie Frauen, die Sport treiben, trainieren und an Wettkämpfen teilnehmen, besser verstehen.

Der Zyklus

Zweifellos ist der Menstruationszyklus einer der wichtigsten Bereiche, über den Mädchen und Frauen Bescheid wissen sollten, denn bei einer großen Mehrheit der Frauen in aller Welt ist dies der Rhythmus, der ihr Leben bestimmt.

Das Kommen und Gehen der Zyklushormone beeinflusst uns körperlich und emotional. Diese Hormone tun Wunder für unsere Gesundheit, kurzfristig wie langfristig, und sie haben auch Auswirkungen darauf, wie groß unsere Bewegungsfreude ist. Dennoch wissen wir nicht instinktiv, wie wir die beste Erfahrung aus unserem Zyklus ziehen, und was uns als jungen Erwachsenen in der Schule beigebracht wird, genügt nicht. Wir brauchen mehr als die Biologie – eine theoretische Beschreibung hat nicht viel Sinn, wenn sie nicht mit dem tatsächlichen Erleben der Frau verknüpft wird. Wenn wir dazu ermutigt werden, zu registrieren, wie wir uns fühlen, und zu verstehen, dass unser Zyklus einen Rhythmus vorgibt, den wir uns zunutze machen können, um die Symptome zu lindern, und die Zeiten, in denen wir uns großartig fühlen, optimal zu nutzen, bekommt unser Leben eine ganz neue Dimension. Dann schieben wir den Karren nicht den Hügel hinauf, sondern essen, bewegen uns und ruhen in einer Art und Weise, die unsere Physiologie und unser Erleben berücksichtigt. Es bedeutet auch, dass wir, wenn wir an Tagen Leistung bringen müssen, an denen wir Zyklussymptome haben, über Strategien verfügen, um sie zu überstehen und trotzdem das Beste aus uns herauszuholen.

Der weibliche Zyklus ist eine Superkraft, wird jedoch allzu häufig nicht als solche wahrgenommen. Das ist im besten Fall schade und im schlimmsten ein verheerender Fehler, da wir dadurch das

Potenzial, das Mädchen und Frauen durch das Verständnis ihres Zyklus gewinnen können, brachliegen lassen.

Hormonelle Empfängnisverhütung

Nicht alle Frauen haben immer einen natürlichen Zyklus. Ungefähr 50 Prozent von ihnen nutzen irgendwann einmal im Leben hormonelle Verhütung – in den meisten Fällen die Pille.[16] Wie bei allen Medikamenten empfiehlt es sich, eine informierte Entscheidung darüber zu treffen, was für Sie das Richtige ist, und zu wissen, was Sie tun können, wenn Sie es nicht gleich beim ersten Mal finden. Doch wir lernen nicht viel über hormonelle Verhütungsmethoden, sondern verlassen uns auf das, was bei unseren Freundinnen funktioniert hat, oder nehmen einfach die erstbeste Pille, die uns verschrieben wird. Davon abgesehen gilt für hormonelle Verhütungsmittel nach wie vor, dass wir sie ausprobieren und testen müssen, was es sehr erschweren kann, das passende zu finden.

Hormonelle Verhütungsmittel sind beliebt, weil sie wirksam und bequem sind. Sie sind außerdem eine wunderbare Lösung für viele Frauen, die unter belastenden Regelbeschwerden oder bestehenden Grunderkrankungen leiden. Wir sind dennoch der Ansicht, dass jede und jeder von uns mehr über alle Formen hormoneller Verhütung wissen sollte, über ihre Nebenwirkungen, über die optimale Lösung für unseren Körper und darüber, was die Auswirkungen auf unser Leben sein können.

Allein über die Verwendung der Pille Bescheid zu wissen, kann uns zu besseren Anwältinnen unserer Gesundheit machen. Im Sport beispielsweise ist es ein Zeichen von Gesundheit, wenn Frauen in einem natürlichen Zyklus ihre Periode bekommen – es bedeutet, dass die Frau genug Energie über die Nahrung aufnimmt, um für ihr Training versorgt zu sein. Frauen, die hormonell verhüten, müssen auf das monatliche Signal ihrer Periode verzichten, da die Abbruchblutung unter Einnahme der Pille – Blutung als Reaktion auf die Tage, an denen die Pille keine Hormone enthält – nicht dasselbe ist wie die natürliche Menstruation. Doch wir sind vielen aktiven Frauen begegnet, die nicht wussten, dass die Verwendung hormoneller Verhütungsmittel eine sportbedingte Zyklusstörung wie Unterversorgung oder Übertraining verdecken kann.

Für aktive Frauen können die Nebenwirkungen hormoneller Empfängnisverhütung eine Herausforderung darstellen, angefangen bei Gewichtszunahme und Niedergeschlagenheit bis hin zu Leistungseinbußen. Es ist an der Zeit, dass wir offener über hormonelle Verhütung im Kontext unseres aktiven Lebens und unserer sportlichen Ziele sprechen und informiert werden.

Halt für die Brüste

Das erste Patent für einen Sport-BH wurde 1979 vergeben, aber wir sind mit diesem wichtigen Teil unserer Sportbekleidung noch längst nicht am Ziel. Die Unterstützung unserer Brüste ist ein weithin übergangenes Thema – statt dass Sport-BHs als funktioneller Bestandteil unserer Ausrüstung mit Folgen für unsere Leistung betrachtet werden, verbannt man sie in die Unterwäschekategorie. Sie können jede aktive Frau fragen, wie entscheidend ein guter BH für ihre Performance ist, und sie wird es Ihnen ohne zu zögern bestätigen.

Zum Glück stützt die Forschungslage das und zeigt deutliche Leistungsverbesserungen, die allein auf einen optimalen Halt für die weibliche Brust zurückzuführen sind. Ob es um die Vermeidung von Schmerz und Unbehagen geht, um leichteres Training oder den geringeren Energieaufwand – eine gut gestützte Brust macht nachweislich einen Unterschied.[17]

Zwar existieren heute innovative Technologien, und verschiedene Marken stellen großartige Sport-BHs her, doch die Herausforderung liegt im Augenblick darin, dass jede Frau den optimalen BH in die Finger (oder vielmehr vor die Brust) bekommt. Ob durch die teilweise halsabschneiderischen Preise oder das mangelnde Wissen darüber, welcher Schnitt und welche Passform für den eigenen Körper angemessen wären – nach wie vor laufen viele Frauen ohne den richtigen Halt für ihre Brüste herum.

Aber schlecht gestützte Brüste bremsen Mädchen und Frauen aus. Es gibt zahlreiche Gründe – von den 46 Prozent der weiblichen Teenager, die sich im Zusammenhang mit Bewegung Gedanken über ihre Brüste machen und sich davon abhalten lassen, Sport zu treiben,[18] bis zu der Tatsache, dass Frauen mit Körbchengröße D oder größer wegen ihrer Brüste 37 Prozent weniger trainieren[19] – aus denen wir allen Mädchen und Frauen beibringen sollten, wie sie unabhängig von ihrer Körbchengröße und ihrem Budget einen passenden Sport-BH finden. Wir würden es gern sehen, wenn alle Sportgeschäfte ausgebildete Anpasser:innen beschäftigen würden, damit jede Frau eine vernünftige Beratung zum Kauf des richtigen Sport-BHs erhält – ähnlich wie bei der im Sportgeschäft üblichen Laufbandanalyse, um das richtige Paar Sportschuhe zu finden.

Der Beckenboden

Wir alle besitzen einen Beckenboden, und für viele von uns rückt er erst mit der Geburt eines Kindes akut in den Fokus, aber die Statistiken aus Sport und Fitness sind verblüffend. Bei den meisten Frauen, die High-Impact-Sportarten wie Korbball, Gymnastik und Laufen betreiben, tritt während des Trainings oder Wettkampfes Urin aus, weil ihr Beckenboden nicht so arbeitet, wie er sollte. Möglicherweise ist dies das letzte Tabu in der Frauengesundheit, besonders bei sportlichen Frauen. Wenn man jeden Tag trainieren, auf einem hohen Niveau Leistungssport betreiben oder schnell rennen kann – warum bekommt der Körper etwas so Grundlegendes wie kontinent zu bleiben nicht hin?

Mütter und Frauen in der Mitte ihres Lebens »dürfen« Probleme mit dem Beckenboden haben; junge, sportliche Frauen dagegen haben oft das Gefühl, sie dürften es nicht. Das hat zur Folge, dass sie sich selten Hilfe suchen. Der Grund für eine Beckenbodendysfunktion ist bei jungen Frauen in der Regel ein anderer als bei Frauen nach einer Geburt oder rund um die Menopause. Ein grundsätzliches Verständnis davon, wie man die Beckenbodenmuskulatur aktiviert, entspannt und koordiniert, kann aber Frauen jeden Alters helfen, einen gesunden Beckenbocken zu erhalten oder wiederzuerlangen.

Entscheidend ist, dass Störungen des Beckenbodens im Zusammenhang mit sportlicher Betätigung nicht einfach stillschweigend hingenommen oder kleingeredet werden – weder das Tröpfeln beim Niesen oder beim Springen oder die Häufigkeit der Toilettengänge noch die Tatsache, dass Sie sicherheitshalber Schwarz tragen, um »Missgeschicke« zu verbergen. Wir müssen ein offenes Gespräch über dieses Thema ermöglichen, unser Training flexibel anpassen können, um eine gute Funktion des Beckenbodens wiederaufzubauen, und wissen, wo wir eine gute Physiotherapiepraxis mit Schwerpunkt Frauengesundheit finden, um zusätzliche Unterstützung zu erhalten.

Verletzungsrisiko

Frauen haben ein sechsmal höheres Risiko, eine Kreuzbandverletzung ohne Fremdeinwirkung zu erleiden, als Männer[20] und ein doppelt so hohes Risiko bezogen auf andere Gelenke.[21] Die Gründe für Verletzungen sind komplex und vielfältig, doch es besteht kein Zweifel darüber, dass wir für Mädchen und Frauen entsprechende Trainingsprogramme entwickeln müssen, damit sie nicht so häufig vorkommen.

Immer mehr Forschungsergebnisse deuten auf die Notwendigkeit hin, das Aufwärmen für die verschiedenen Geschlechter unterschiedlich zu gestalten: Wenn Mädchen und Frauen dreimal in der Woche zehn Minuten lang bestimmte Conditioning-Übungen machen, reduziert sich ihr Verletzungsrisiko um 40 Prozent.[22] Beispiele für diese Übungen sind das FIFA-Fußball-Aufwärmprogramm »11+« oder das Programm des britischen Basketballverbandes England Netball »Jump High Land Strong«, die beide in jedem Alter absolviert werden können – und nicht nur von Fußballerinnen oder Korbballspielerinnen. Sie finden außerdem hervorragende Ressourcen, wenn Sie »ACL injury prevention for females« auf YouTube suchen (achten Sie darauf, dass die Videos von Sportwissenschaftler:innen, Physiotherapeut:innen oder orthopädischen oder sportmedizinischen Kliniken und Praxen stammen). Diese Programme stärken die Widerstandsfähigkeit gegen Verletzungen, und zwar mit funktionellen Übungen, die den wichtigsten Risikofaktoren von Frauen begegnen – Muskelschwäche, muskuläre Dysbalancen, schlechte Landungsmechanik und eingeschränkte Beweglichkeit oder mangelnde Propriozeption, also nicht instinktiv und ohne hinzusehen zu wissen, wo sich die einzelnen Körperteile befinden. All diese Faktoren können durch richtiges Training so beeinflusst werden, dass das Verletzungsrisiko sinkt. Wir sind sehr vielen Frauen begegnet, die ihren Lieblingssport wegen einer schwerwiegenden Verletzung nicht mehr ausüben können. Helfen wir zukünftigen Generationen von Frauen, starke, widerstandsfähige Körper zu entwickeln, die sich optimal bewegen.

Krafttraining

Ein Leben lang stark und belastbar zu bleiben, bedeutet, aktiv, gesund und zufrieden zu sein. Krafttraining ist eine wirklich wichtige Komponente einer ausgeglichenen Herangehensweise an Fitness, besonders für Frauen zu Beginn der Menopause, wenn Muskelkraft und Knochendichte durch die sinkende Hormonproduktion nachlassen. Falls Sie noch nie Gewichte in der Hand hatten, müssen Sie jetzt nicht sofort ins Fitnessstudio laufen. Sie können genauso gut zu Hause trainieren. Ob Sie Übungen wie Kniebeugen, Bizepscurls und Schulterdrücken machen, mit einem Zwei-Liter-Tetrapack oder mit Kurzhanteln, Langhanteln oder Kettleballs – das Entscheidende ist, dass Sie sich herausfordern: Es sollte sich nach Arbeit anfühlen. Auf diese Weise reagiert Ihr Körper auf den Trainingsreiz und wird stärker. Viele Frauen empfinden Krafttraining als einschüchternd und probieren es daher nie aus. Deshalb braucht es einen Kulturwandel, sodass Mädchen und Frauen jeden Alters sich im Kraftsport willkommen fühlen und gut beraten werden.

Ernährung

Die meisten Frauen ernähren sich falsch. Ja, das klingt ziemlich negativ, aber es stimmt. Zu den zahlreichen Gründen dafür gehört, dass die meisten Ernährungsempfehlungen, selbst wenn sie »wissenschaftlich basiert« sind, Forschung an Männern zur Grundlage haben. Ein gutes Beispiel dafür ist das Intervallfasten oder das Training auf nüchternen Magen, was beides gut für die männliche Physiologie funktioniert, bei Frauen aber wirkungslos oder sogar schädlich ist. Dann ist da die Tatsache, dass eine verbesserte Darmgesundheit sich bei Frauen stärker auswirkt; dies zeigt neuere Forschung, die zwischen Immunfunktion und hormoneller Gesundheit bei Frauen einen engeren Zusammenhang festgestellt hat als bei Männern.

Würde man den weiblichen Filter auf unsere schöne neue Welt anwenden, dann würden wir sicherstellen, dass folgende Punkte allgemein bekannt sind:

- Egal, wie viel man trainiert, lernt oder arbeitet – ohne ausgewogene Ernährung schöpft man nie sein volles Potenzial aus.
- Die richtige Nahrung erlaubt uns eine gute Anpassung an den Reiz durch sportliche Betätigung; ohne genügend Energie aus unserer Nahrung gefährden wir unsere Leistung und unsere Gesundheit. Wir sehen viel zu viele Fälle von Sportlerinnen, die körperlich oder emotional zusammenbrechen, bloß weil sie sich nicht richtig ernährt haben.

- Wenn wir Mädchen die Bedeutung einer ausgewogenen Ernährung beibringen, helfen wir ihnen, sich zu starken, robusten Frauen zu entwickeln, die eine gesunde Beziehung zu Essen, Bewegung und ihrem Körper haben.
- Ernährung unterstützt uns beim Umgang mit körperlichen Beschwerden. Bestimmte Lebensmittel haben von Natur aus Eigenschaften, die bei den gesundheitlichen Herausforderungen von Frauen hilfreich sind. Eine Ernährung mit reichlich antientzündlichen[23] Bestandteilen wie Samen, Beeren, Kurkuma, Knoblauch und Ingwer, die außerdem reich an Mikronährstoffen wie Kalzium, Magnesium, Zink, Vitamin B und D ist, hat sich als lindernd bei Menstruationsbeschwerden und Wechseljahrssymptomen erwiesen.[24]

Um das zu erreichen, brauchen wir verlässliche Informationsquellen, die nicht mit den Unsicherheiten von Frauen rund um ihre Figur, ihr Gewicht oder ihre Größe spielen, sondern tiefer auf ihre Gesundheit und ihr Wohlbefinden eingehen. Nicht das Aussehen unserer Körper sollte im Mittelpunkt stehen, sondern ihre Funktionsfähigkeit.

Der Kopf

Beginnen wir mit einer Klarstellung: Es gibt kein männliches oder weibliches Gehirn. Unsere Gehirne sind alle wunderbar einzigartig und durch unsere Gene und unsere Biologie – Anlage – sowie durch unsere Bildung, unsere Familie, unsere Kultur und unsere Erfahrungen – Umwelt – geprägt. Doch die meisten Frauen würden sagen, dass sie häufig anders denken oder sich verhalten als Männer, und umgekehrt genauso. Die Forschung bestätigt das. Dies gibt uns Hinweise darauf, wie wir unsere Art zu denken nutzen können, um beim Sport das Beste aus uns und anderen herauszuholen.

Ein interessanter Unterschied besteht darin, wie Frauen Selbstvertrauen und Motivation erlangen, um ihre Ziele zu verfolgen. Frauen neigen dazu, von der Qualität ihrer Beziehungen zu den Menschen zu zehren, die sie unterstützen – Lehrenden, Trainer:innen oder Teammitgliedern. Männer werden im Allgemeinen eher von der Qualität der Leistungen dieser Menschen angetrieben und davon, wie erfolgreich diese andere vorangebracht haben. Wenn Ihnen die weibliche Perspektive bekannt vorkommt, ist die Wahrscheinlichkeit höher, dass Sie beim Verfolgen Ihrer Ziele stärker von jemandem profitieren, dem oder der etwas an Ihnen als Person liegt, als von einer technisch brillanten Person.

Wir wissen auch, dass Frauen mehr durch persönliche Entwicklung, durch Meisterschaft und durch gegenseitige Unterstützung angetrieben werden als Männer, die einen eher egozentrischen Ansatz verfolgen – sie motiviert es tendenziell mehr, gegen andere zu gewinnen. Berücksichtigen wir das, können wir einen Zugang zu Gesundheit, Fitness und Leistung finden, der uns hilft, nicht aufzugeben und uns anzustrengen, weil durch ihn die richtigen Knöpfe in unserem Gehirn gedrückt werden.

Training ein Leben lang

Es ist unmöglich, bezogen auf Gesundheit und körperliche Aktivität eine neue Welt zu schaffen, ohne auf die verschiedenen Lebensabschnitte einer Frau einzugehen. Das beginnt mit den unvermeidlichen Veränderungen in der Pubertät und den Wechseljahren – die physiologische, psychologische und soziale Auswirkungen haben – und endet noch lange nicht bei jenen, die Schwangerschaft und Geburt mit sich bringen. Ob Sie jeden einzelnen Meilenstein davon erlebt haben oder nur ein paar, jede Leserin hat sicher ihre ganz eigenen Erfahrungen damit gemacht.

Diese verschiedenen Stadien stellen häufig anfällige Momente im Leben einer Frau dar, was ihre Beziehung zu Sport und Bewegung angeht. Häufig sind dies Phasen, in denen sich der Körper stark verändert. Das kann ein durchaus traumatisches Erlebnis sein. In diesen Zeiten leiden Frauen auch manchmal an einem Gefühl von Kontrollverlust in Bezug auf das, was mit ihnen körperlich und emotional geschieht. Aktuelle Forschung zeigt, dass viele Mädchen und Frauen an diesen Punkten in ihrem Leben aufhören, Sport zu treiben. In unserem weiblich ausgerichteten Utopia würde für jeden dieser Lebensabschnitte eine gute Unterstützung für die körperliche und emotionale Gesundheit der Frau existieren: zum einen dadurch, dass Frauen jeden Alters besser über die langfristigen Vorteile lebenslanger Aktivität informiert würden, und zum anderen, indem Strukturen geschaffen würden, die ein aktives Leben mit Leichtigkeit und Freude ermöglichen.

Die Welt verändern

Wir können noch so viel über unsere Körper lernen und unsere Trainingsabläufe optimieren – solange sich die Welt nicht verändert, wird uns das auf den Mann fokussierte System einschränken. Ein System, das den weiblichen Körper außer Acht lässt und sich nicht für ihn engagiert, das nach wie vor Daten und Belege nur von Männern gewinnt, das weiterhin Themen wie die Periode oder den Beckenboden tabuisiert, das ein fotogenes Aussehen höher bewertet als Gesundheit und Wohlbefinden. Und auch wenn es nach einem hochtrabenden Plan klingt, die Welt verändern zu wollen – wir können das erreichen, wenn wir alle mitmachen.

Wir müssen in der Schule, auf der Arbeit oder im Fitnessstudio psychologisch sichere Umgebungen für Sport und Fitness schaffen. Das nützt nicht nur Frauen etwas, sondern allen. Psychologische Sicherheit bedeutet, dass es möglich ist, über das zu sprechen, was mit einem geschieht und was einen an einem bestimmten Tag daran hindert, mitzumachen oder Leistung zu erbringen. Es bedeutet, den Mund aufmachen zu können, ohne Angst haben zu müssen, dass man dafür verurteilt oder nicht ernst genommen wird oder dass es negative Konsequenzen geben könnte. Eine psychologisch sichere Umgebung ist eine, in der Mädchen und Frauen davon ausgehen können, dass es für die Menschen um sie herum kein Problem ist, über die Themen zu sprechen, die wir in diesem Buch behandeln. Es ist eine mitfühlende Umgebung, in der wir zuhören, anerkennen, Empathie zeigen und Unterstützung gewähren. Und bevor die Zielstrebigeren unter Ihnen nun befürchten, eine solche Umgebung werde zu kuschelig: Psychologische Sicherheit kann parallel zur Übernahme von Verantwortung, zu Ehrgeiz und Höchstleistungen existieren. Diese Ideale schließen sich nicht gegenseitig aus.

Sie können sich eine Situation wie in *Avengers – Gemeinsam unbesiegbar!* vorstellen, in der Wissenschaftler:innen, Bildungsinstitutionen, Coaches, Trainer:innen, Lehrende, Eltern, Marken, Gremien und natürlich Mädchen und Frauen alle eine Rolle dabei spielen, eine Zukunft zu erschaffen, in der Mädchen und Frauen das Gefühl haben, wirklich dazuzugehören, und in der sie bei der Konzeption jedes Ortes, an dem sie ihre Zeit verbringen, mit berücksichtigt wurden. Dass sie genug über ihren Körper in jedem Lebensalter wissen, damit dieser und ihr Erleben desselben sie nicht davon abhält, ihr Potenzial auszuschöpfen – in der Arbeit, im Sport und im Leben.

Kapitel 3

Den Zyklus meistern

Der Menstruationszyklus ist unglaublich. Er ist der biologische Rhythmus, der unser halbes weibliches Leben prägt. Doch Informationen über ihn sind häufig nicht mehr als Lektionen in Reproduktionsbiologie, in denen wir etwas über Eileiter und reifende Eizellen, über Ovulation und Gebärmutterschleimhaut lernen, aber nichts über seine Macht und seinen Einfluss auf unser Leben. Unser persönliches Verhältnis zu unserem Zyklus reduziert sich oft darauf, wie schlecht wir uns zu bestimmten Zeiten im Monat fühlen oder wie ärgerlich es ist, wenn wir unsere Periode am ersten Tag des langersehnten Strandurlaubs bekommen. Doch der weibliche Zyklus ist so viel mehr, und wir möchten erreichen, dass dies zur Allgemeinbildung gehört.

Wir sind überzeugt: Den Zyklus zu verstehen …

- ist essenziell für die lebenslange Gesundheit und das Wohlbefinden von Frauen.
- verleiht unserem Leben einen wichtigen, beruhigenden und ermutigenden Zusammenhang.
- kann jungen Frauen helfen, mit der Pubertät zurechtzukommen, wenn sich der Einfluss der neuen Zyklushormone verwirrend und chaotisch anfühlt.
- kann Frauen besser darauf vorbereiten, eine Familie zu gründen, und helfen, das Bewusstsein für das zu schärfen, was nach der Geburt geschieht.

- kann Frauen auf den Beginn der und die Zeit nach der Menopause vorbereiten.
- kann ein wichtiger Bestandteil unserer Herangehensweise an Fitness sein und uns ermöglichen, in allen Lebensstadien das Beste aus unserem Körper herauszuholen.
- kann Ihr Leben verändern.

Unser aller Verständnis des Zyklus ist jedoch notorisch schlecht. 2019 berichtete das Londoner Royal College of Obstetricians and Gynaecologists, dass Frauen »in jedem Lebensalter bedauerlich schlecht« über das Bescheid wüssten, was in ihrem Körper geschieht und wie sich dies auf ihr physisches und psychisches Wohlbefinden und ihre Gesundheit auswirkt.[25] In einer Studie mit 14 000 aktiven Frauen gaben 72 Prozent an, nie über den Zusammenhang von Sport und menstruellem Zyklus aufgeklärt worden zu sein.[26]

Emma

Nachdem in dem ganzen Jahrzehnt, in dem ich im olympischen und paralympischen Sport tätig war, kaum jemals das Wort »Periode« gefallen ist, ist es jetzt meine Mission, den Menstruationszyklus ins öffentliche Bewusstsein zu rücken. Dabei ist eins meiner ersten Anliegen, dass die Leute aufhören, Euphemismen zu verwenden. Weltweit existieren mehr als 5000 Begriffe für »Periode«. Allein diese Vielfalt ist ein Indikator dafür, dass wir nicht gern offen über die Menstruation sprechen. Wir haben jahrhundertelang versucht, andere Ausdrücke für unsere sexuelle Anatomie und unsere Fortpflanzungsfunktionen zu finden. Wir haben kein Problem damit, über Atmen und Schwitzen zu sprechen, über Nippel und Bauchnabel – aber für Vulva, Vagina und Periode gibt es so viele Synonyme, dass man leicht verwirrt sein kann, ob eine Frau über ihre Vulva oder ihr Pony spricht, ihre Periode oder den Titel eines Horrorfilms. Sozialanthropolog:innen haben festgestellt, dass Euphemismen für Körperfunktionen in der Regel nicht ohne eine lange Geschichte der Stigmatisierung entstehen. Sie halten sich hartnäckig, weil es keinen guten Grund gab, sie zu korrigieren: Warum sollten wir Wörter loswerden wollen, die es uns erleichtern, als vulgär oder peinlich empfundene Dinge auszusprechen, ohne dass wir uns dabei allzu unwohl fühlen? Wenn wir über Atmen oder Schwitzen sprechen, rufen diese Worte keine emotionale Spannung hervor, keine Verlegenheit oder Ekel. Professorin Chris Bobel, die über die Soziologie der Menstruation forscht, geht noch weiter: Sie sagt, dass verhüllende Sprache nicht nur unsere gesellschaftlichen Sichtweisen offenlegt, sondern auch zeigt, wie abgetrennt wir von unserem eigenen Körper sind. Wenn wir Kindern Euphemismen beibringen, legen wir den Grundstein für ein Leben, in dem die Realität des Körpers umgangen wird – und Körperkompetenz ist schwer zu erreichen, wenn bereits die Sprache fehlt, um den Körper zu beschreiben.[27]

Ja, ich bin hormongesteuert – und was ist deine Superpower?

Der Begriff »hormongesteuert« wird besonders in den Tagen vor der Periode gern auf Frauen angewandt. Das Wort wird mit unserem emotionalen Zustand vermischt, der häufig als Schwäche betrachtet wird. »Hormongesteuert« zu sein gilt als Entschuldigung. Wenn Sie emotional auf etwas reagieren, vielleicht eine schnippische Antwort geben oder niedergeschlagen sind, sagen Sie möglicherweise: »Sorry, das sind die Hormone.«

Bitte hören Sie auf, sich für Ihre Hormone zu entschuldigen. Hormone sind wunderbar, und ohne sie wäre niemand von uns am Leben. Wenn wir die Emotionen von Frauen in den Tagen vor ihrer Periode (na ja, im Grunde zu jeder Zeit) als hormongesteuert abtun, entwerten wir sie im Grunde genommen. Ja, Hormone können unsere Stimmung beeinflussen, und, ja, sie können die Hochs höher und die Tiefs tiefer werden lassen, aber diese Gefühle werden – sofern keine psychischen Störungen vorliegen – durch etwas Reales, Berechtigtes hervorgerufen, und Sie sollten sie nicht verleugnen.

Im Sport sind wir es gewohnt, die Wirkungen von Hormonen zu berücksichtigen und sie zu unserem Vorteil zu nutzen. Nehmen Sie beispielsweise die Praxis des »Primings« bei männlichen Athleten.[28] In den Stunden vor einem Fußball- oder Rugbyspiel hält der Trainer aufrüttelnde Reden vor der Mannschaft, das Team sieht sich Aufnahmen von Siegen über den Gegner an, die Spieler trommeln sich auf die Brust, machen Push-ups auf dem Boden der Umkleidekabine. All das kann ein natürliches Testosteronhoch bewirken, sodass sich die Sportler die Effekte dieses Hormons zunutze machen können – es hilft, sie aggressiv, stark und selbstbewusst zu machen, und fördert ihre Bereitschaft, im Spiel Risiken einzugehen. Aber wenn diese Gefühle überhandnehmen, sehen wir Fouls oder Diskussionen mit dem Schiedsrichter schon in den ersten Spielminuten – und dann sagt kein Kommentator: »Oooh, das sind wohl die Hormone!« Oder? Doch wenn wir das Verhalten der Spieler physiologisch beschreiben, handelt es sich um eine hormonelle Reaktion. Tatsache ist, dass alle Menschen immerzu hormongesteuert sind. Hormone sorgen dafür, dass unsere Körper richtig arbeiten, und sie reagieren auf das, was wir tun und was um uns herum geschieht.

Im gesamten Monatszyklus üben die beiden wichtigsten Zyklushormone Östrogen und Progesteron ihren Einfluss in unserem ganzen Körper aus, von den Muskeln bis zum Darm, von den Knochen bis zum Gehirn. Diese Hormone kontrollieren nicht nur unseren Zyklus und unsere Fortpflanzungsfähigkeit, sondern haben darüber hinaus umfassende Auswirkungen auf Wachstum und Entwicklung, auf unseren Stoffwechsel, unsere Stimmung, unser Immunsystem, die Körpertemperatur, den Schlaf und die kognitiven

Funktionen. Wenn wir uns überlegen, wie die Hormonlevel im Laufe des Zyklus ansteigen und fallen und Körper und Gehirn beeinflussen, ist es keine Überraschung, dass Frauen sich häufig entsprechend unterschiedlich fühlen.

Vier Schritte zum souveränen Umgang mit dem Menstruationszyklus

Über den Menstruationszyklus wurden schon ganze Bücher geschrieben. In diesem Kapitel haben wir unseren Ansatz zu seinem Verständnis in vier Schritte aufgeteilt:

- Wissen, was der menstruelle Zyklus ist, was als gesund und normal gilt und wie man am besten mit ihm umgeht
- Die eigene Zykluserfahrung dokumentieren und verstehen
- Symptome managen
- Für eine verbesserte Fitness oder sportliche Leistung mit Blick auf den Zyklus trainieren

Es gibt kein Richtig oder Falsch bei der Erforschung des eigenen Zyklus, und vielleicht möchten Sie nur die ersten zwei oder drei Schritte gehen. Es ist *Ihr* Zyklus, und bereits die Tatsache, dass Sie mehr darüber wissen wollen, bedeutet, dass Sie Ihre Körperkompetenz verbessern – allein das ist eine persönliche Revolution.

Schritt 1: Wissen, was normal ist

Wie es in der L'Oréal-Werbung heißt: »Hier kommt die Wissenschaft – Konzentration bitte.« Der Menstruationszyklus ist ein vorhersehbares Muster hormoneller Schwankungen im Laufe von ungefähr 28 Tagen. Zwar ist der Zyklus als hormonelles Muster bekannt, aber es gibt von Frau zu Frau jede Menge Variationen, was die Hormonwerte angeht, unsere Fähigkeit, diese Hormone zu verstoffwechseln und unsere Empfindlichkeit ihnen gegenüber.

Faktoren wie Lebensstil, Schlaf, Ernährung, Art und Menge körperlicher Betätigung sowie Krankheiten oder Verletzungen können die Produktion und die Wirkung von Zyklushormonen in unserem Körper stark beeinflussen. Dies bedeutet, dass es wahrscheinlich keine zwei Frauen gibt, die ihren Zyklus auf dieselbe Weise erleben. Wir sollten das im Hinterkopf behalten, wenn wir uns anschauen, was normal ist und was nicht – das ist wie bei allen Themen, die wir in diesem Buch behandeln, ein guter Ausgangspunkt.

Das 1x1 des Menstruationszyklus

- Eine regelmäßige, beherrschbare Periode ist bei menstruierenden Frauen ein wesentliches Zeichen für die allgemeine Gesundheit des gesamten Körpers.[29]
- Bei Mädchen sollte die Periode bis zum sechzehnten Lebensjahr eingesetzt haben. Der durchschnittliche Beginn (in Deutschland) ist mit 12,8 Jahren.
- Der erste Tag Ihrer Periode ist Tag eins Ihres menstruellen Zyklus.
- Menstruationsblutungen dauern normalerweise fünf bis sieben Tage.
- Während einer gesunden Menstruation können wir zwischen 30 und 50 Milliliter Blut verlieren.
- Ein mittelgroßer Tampon kann etwa fünf Milliliter Blut aufnehmen.
- Als starke Blutung gilt, wenn man während der Periode mehr als 80 Milliliter Blut verliert.
- Manche Frauen haben sehr regelmäßige Zyklen, die jeden Monat genau gleich lang sind, bei anderen Frauen variiert

die Zykluslänge um bis zu acht Tage im Monat, und auch das ist normal.

- Zwei wichtige Hormone werden im Laufe Ihres Zyklus von Ihren Eierstöcken produziert: Östrogen und Progesteron. Deren Konzentration im Blut schwankt im Verlauf des Zyklus. Sie senden Signale durch den ganzen Körper.
- Die erste Hälfte des Zyklus wird als Follikelphase bezeichnet. Dahinein fällt die Menstruation, in der die Östrogenproduktion von Tag eins bis zum Eisprung zunimmt.
- Die zweite Zyklushälfte nennt sich Gelbkörper- oder Lutealphase. In dieser Zeit steigen sowohl die Östrogen- als auch die Progesteronproduktion an und sinken dann kurz vor der nächsten Menstruation abrupt ab.
- Der Eisprung, also die Loslösung einer Eizelle vom Eierstock, findet etwa in der Zyklusmitte statt. Die Hormone geben Ihrem Körper Bescheid, wann er die Eizelle freisetzen soll.

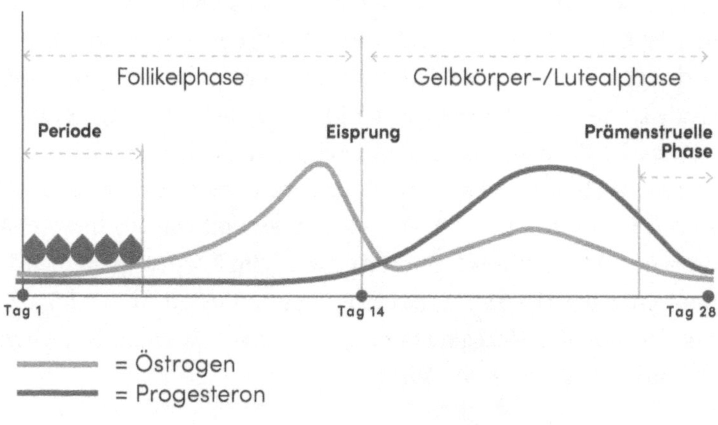

Der Menstruationszyklus und die schwankende Produktion von Östrogen und Progesteron

Der Zyklus beginnt im Gehirn

Zwar konzentrieren wir uns normalerweise auf die beiden Star-Hormone des Menstruationszyklus – Östrogen und Progesteron –, doch es gibt noch weitere Hormone, die beeinflussen, ob eine Frau einen gesunden Zyklus hat. Ihre Produktion wird fernab vom weiblichen Reproduktionsapparat in Gang gesetzt – im Hypothalamus im Gehirn.

Zu einem gesunden Zyklus gehören die Periode und der Eisprung. Zu Beginn des Zyklus sendet der Hypothalamus eine Botschaft an die Hypophyse, dass sie das follikelstimulierende Hormon und das Gelbkörperhormon, zwei wichtige Signalgeber, produzieren soll. Diese helfen dem Körper, einen dominanten Follikel aus unseren Eierstöcken auszuwählen, der als einziger während dieses Zyklus sein Ei freigibt, normalerweise zwölf bis 14 Tage nach dem ersten Tag der Periode. Direkt vor dem Eisprung steigt die Produktion des Gelbkörperhormons an, was dieses Ei dazu bringt, aus dem Follikel zu bersten und sich vom Eierstock zu lösen. Dies wird als Eisprung bezeichnet. Der Follikel, in dem sich das Ei zuvor befunden hat, wird für den Rest des Zyklus zu einer temporären Drüse namens Gelbkörper (Corpus luteum) umgewandelt, in der während der zweiten Zyklushälfte Östrogen und Progesteron produziert werden. Ist das nicht faszinierend? Der Follikel, der zunächst das Ei beherbergt, übernimmt eine andere Funktion als hormonproduzierende Drüse, nachdem sein erster Job nicht mehr benötigt wird.

Dieser Informationsaustausch zwischen Gehirn und Eierstock ist sehr wichtig und kann durch das beeinflusst werden, was wir zu uns nehmen, wie viel Sport wir treiben und wie wir mit Stress umgehen. Merkt unser Gehirn, dass etwas im Körper nicht in Ordnung ist, kann das Signal, das es an unsere Eierstöcke sendet, damit der Monatszyklus glatt läuft, gestört sein – was alle möglichen Sekundäreffekte auslösen kann.

Das große »O«

Die Ovulation – der Eisprung – ist ein wichtiger Teil eines gesunden Zyklus, aber es ist nicht so einfach festzustellen, ob er stattfindet oder nicht, denn im Gegensatz zur Periode gibt es währenddessen nichts zu sehen. Bis zu 40 Prozent der Frauen kennen dennoch den Zeitpunkt ihres Eisprungs, weil sie dann Schmerzen empfinden.[30] Diese können von Monat zu Monat zwischen der linken und der rechten Seite wechseln, abhängig davon, welcher Eierstock das Ei ausstößt. Früher hat man geglaubt, dass sich die Eierstöcke abwechseln, doch das ist nicht unbedingt der Fall. Anderen Frauen gibt der veränderte Zervixschleim Auskunft darüber, dass sie ihren Eisprung haben. Ist der Schleim transparent und fadenziehend wie Eiweiß (im Gegensatz zu krümelig und zäh oder sehr wässrig), zeigt dies die Eisprungphase an. Ihr Körper produziert diese Art von Zervixschleim intelligenterweise rund um den Eisprung, weil der Schleim dazu beiträgt, das Sperma gesund zu halten, und ihm die Reise zu dem gerade frei gewordenen Ei erleichtert.

Auf den Eisprung folgt die Produktion eines anderen wichtigen Zyklushormons: Progesteron. Dieses Hormon hilft der Gebärmutter bei der Vorbereitung für die Einnistung der befruchteten Eizelle. Für diejenigen, die nicht schwanger werden wollen, ist es vielleicht interessant zu wissen, dass Progesteron auch daran beteiligt ist, den Blutdruck zu regulieren, die Stimmung und den Schlaf zu verbessern. Ohne Eisprung und Progesteron gerät unser Zyklus aus dem Gleichgewicht und ist dann nicht mehr als gesund zu bezeichnen.

Warum also haben wir manchmal keinen Eisprung? Schließlich geht es beim ganzen Zyklus doch darum, ein Ei freizugeben, damit wir schwanger werden können! Steht unser Körper unter extremem Stress, sei es körperlich oder emotional, schaltet er die Funktionen ab, die für das reine Überleben nicht notwendig sind – und die Fortpflanzungsfähigkeit ist davon als eine der ersten betroffen. Ein Beispiel, das wir nur allzu häufig sehen, ist, dass aktive Mädchen und Frauen bei einem hohen Trainingspensum viel Energie aufwenden und diese nicht regelmäßig mit einer guten Ernährung wieder auffüllen. Dann wird der Reproduktionszyklus heruntergefahren. Zuerst fällt der Eisprung weg, die Monatsblutung findet jedoch weiterhin statt. Bei einem fortwährenden Ungleichgewicht zwischen Energieaufwand und Nahrungsaufnahme hören irgendwann auch die Blutungen auf, und der Zyklus ist vollständig unterdrückt, was sehr ungesund ist.

Zyklusbeschwerden können ein Zeichen dafür sein, dass der Eisprung nicht planmäßig verlaufen ist. Starke Blutungen beispielsweise können durch einen Östrogenüberschuss bei gleichzeitigem Progesteronmangel ausgelöst werden. Durch Östrogen wird die Gebärmutterschleimhaut aufgebaut,[31] während es die Aufgabe des Progesterons ist, den Aufbau zu beenden.

There will be blood

Der erste Tag des weiblichen Zyklus ist durch den Beginn der Monatsblutung gekennzeichnet. Bei einem gesunden Zyklus sollten Sie ein herkömmliches Periodenprodukt wie einen Tampon oder eine Binde nicht häufiger als alle drei oder vier Stunden wechseln müssen. Wenn diese schneller vollgesogen sind, haben Sie wahrscheinlich eine starke Blutung.

Der praktische Umgang mit der Periode wird selten thematisiert. Mädchen in der Pubertät bekommen Tampons und Binden mit vagen Gebrauchsanweisungen in die Hand gedrückt, und als Frauen, die im Gesundheitsbereich und im Sport arbeiten, haben wir es ständig mit Teenagern zu tun, die Schwierigkeiten mit der Nutzung von Tampons haben und niemanden um Rat fragen wollen. Wenn wir in Schulen Workshops geben, kommen von 14-jährigen Mädchen Fragen wie »Woher weiß ich, ob ich den Tampon in das richtige Loch gesteckt habe?« – »Wie setze ich den Tampon so ein, dass er drinbleibt?« – »Kann ich im Schwimmbad eine Binde tragen?« Dies alles sind Fragen, die uns wirklich gestellt wurden! Kennen Sie die Trainingspuppe »Resusci-Anne«, an der Millionen Menschen Erste Hilfe geübt haben? Wie wäre es mit einer entsprechenden »Perioden-Patty«, an der Mädchen ihre

Anatomie verstehen und lernen können, wie man Tampons einführt?

Das passende Periodenprodukt für die eigenen Aktivitäten zu finden, in dem Sie – möglicherweise stundenlang – funktionieren wollen, hängt von vielen Faktoren ab. Häufig verwenden wir jedoch die Produkte, die uns unsere Mütter Jahre zuvor empfohlen haben. Dabei existiert heute eine solche Produktvielfalt, dass es sich lohnt, sich alles einmal anzusehen. Darunter sind:

- Herkömmliche Tampons und Binden, die hinsichtlich der Umweltverträglichkeit und einzelner Komponenten optimiert wurden – womit Frauen die Möglichkeit haben, Produkte zu kaufen, die besser für ihren Körper und für die Erde sind.
- Wiederverwendbare Einführhilfen für Tampons, die ein Leben lang halten und verhindern können, dass Tausende Plastikapplikatoren im Meer landen.[32]
- Menstruationstassen, die in die Vagina eingeführt werden, und in denen das Blut nicht aufgesaugt, sondern gesammelt wird. Sie sind häufig plastikfrei und können Monat für Monat wiederverwendet werden.
- Die Neue in der Gang: Periodenwäsche – Höschen mit einer integrierten, superdünnen (nur drei Millimeter dicken) Absorptionsschicht, die so viel Flüssigkeit aufnehmen können wie bis zu drei Tampons.
- Dasselbe in noch besser: Periodenwäsche, die vierundzwanzig Stunden getragen werden kann, ohne auszulaufen, da die Saugfähigkeit des eingenähten Zwickels der von bis zu zehn Tampons entspricht.

Genial, oder? Besonders Periodenwäsche ist die Revolution, auf die wir Frauen gewartet haben. Diese Produkte werden nun auch speziell für aktive Frauen entwickelt, mit Bewegung und Schwitzen im Hinterkopf (denken Sie beispielsweise an flüssigkeitsabsorbierende Textilien), und Periodenwäschemarken tun sich mit Sportmarken zusammen. Das ist eine großartige Lösung für alle Mädchen und Frauen in Sport und Fitness, besonders wenn keine Toilette in der Nähe ist, wie bei einer langen Radtour, bei einem Marathon, beim Kricketspiel oder beim Segeln. Die Anschaffungskosten können, verglichen mit einer durchschnittlichen Tamponpackung, hoch wirken, aber wenn man sich ausrechnet, wie viel man im Laufe der Jahre spart, in denen man menstruiert, lohnt sich der Wechsel – sowohl in finanzieller Hinsicht als auch mit Blick auf die Umwelt.

Eines der Dinge, die wir am liebsten machen: Frauen – und besonders Teenagern – Periodenschwimmkleidung zeigen. Natürlich fragen alle: »Wie funktioniert das?« Wir haben keine Ahnung. Soweit wir wissen, ist es tatsächlich Zauberei, erdacht von einer Unternehmerin, die der Meinung war, es müsste bessere Periodenprodukte geben. Aktuell ist die Auswahl noch nicht besonders groß,[33] aber wir hoffen, dass einige Marken vorausgehen und bald weitere folgen. Denn Periodenbadekleidung ist wirklich eine Revolution. So viele Mädchen und Frauen wollen keine Tampons verwenden oder kommen nicht mit ihnen zurecht. Für sie fällt das Schwimmen bisher einfach aus, wenn sie ihre Periode haben. Vorbei!

Eine weitere nützliche Innovation ist ein Beutel, in dem man seine gebrauchten Produkte sicher aufbewahren und den man dann in der Handtasche oder Hosentasche verstauen kann, ohne befürchten zu müssen, dass es riecht oder ausläuft.[34] Schließlich findet man nicht überall einen Mülleimer, stimmt's? Frauen, die gern campen, wandern oder an Wettkämpfen in Sportarten teilnehmen, bei denen es nur Dixi-Klos gibt, werden diese Erfindung nützlich finden, weil es die Handhabung vereinfacht, wenn sie ihre Periode haben. Solche Beutel reduzieren auch die Zahl derjenigen unter uns, die ihre Hygieneprodukte in die Toilette statt in den Mülleimer werfen. Das ist wichtig, da viele Tampons eine Kunststoffhülle haben, Einführhilfen aus Plastik oder Plastikbändchen, ja, bei manchen ist sogar eine dünne Kunststoffschicht in den absorbierenden Teil integriert – dennoch spült nach wie vor über die Hälfte der Tamponnutzerinnen ihre gebrauchten Produkte, Tampons und Einführhilfen, die

Toilette hinunter. Dies führt dazu, dass das ganze in ihnen enthaltene Plastik unsere Kanalisation verstopft und unsere Flüsse, Meere und Strände verschmutzt. In einem kürzlich veröffentlichten Bericht hieß es, dass man im Durchschnitt 4,8 Menstruationsabfälle auf hundert Metern Strand in Großbritannien gefunden hat.[35]

Schritt 2: Den eigenen Zyklus verstehen

Der Zyklus unterscheidet sich von Frau zu Frau. Sie wissen nun, was bei einem gesunden Zyklus normal ist, und können auf dieser Grundlage Ihr persönliches Erleben erforschen.

Wenn wir überlegen, wie stark sich unsere Zyklushormone auf uns auswirken, ist es gut, sich ins Gedächtnis zu rufen, dass es sich um einen Fortpflanzungszyklus handelt. Hormone helfen Frauen nicht nur, schwanger zu werden und einen Embryo zu versorgen, sondern auch, sich so zu verhalten, dass es am wahrscheinlichsten ist, einen Partner zu finden, zum richtigen Zeitpunkt Sex zu haben und sich dann zurückzuziehen und zu entspannen, während das Baby wächst.

Natürlich wollen viele Frauen nicht jeden Monat schwanger werden, aber das heißt nicht, dass unsere Hormone uns nicht in dieser Richtung beeinflussen. Die gute Nachricht ist, dass es sich dabei um übertragbare Verhaltensweisen handelt – wenn Sie nicht aktiv versuchen, schwanger zu werden, können Sie Ihre Hormone trotzdem für die Produktivität bei der Arbeit und für Ihre Trainingsgewohnheiten nutzen.

Den Zyklus dokumentieren

Niemand kann Ihnen Ihre Zykluserfahrung vorhersagen. Sie ist bei jeder von uns einzigartig. Doch oft wissen Frauen nicht, an welcher Stelle im Zyklus sie sich befinden, und können nicht mit absoluter Sicherheit sagen, welche ihrer physischen oder emotionalen Symptome damit verbunden sind. Die Dokumentation Ihres

Zyklus, also zu registrieren, wann die Periode beginnt und endet, und Symptome zu notieren, ist der Schlüssel dazu, seine Wirkung auf Sie zu verstehen. Das kann viele Möglichkeiten eröffnen, Ihr Training, Ihre Arbeit oder andere Aspekte Ihres Lebens auf neue Art und Weise zu erleben. Indem Sie lernen, Ihren Körper zu lesen, zu spüren, wie er sich anfühlt, wenn alles in Ordnung ist (und wie, wenn nicht), was normal für Sie ist (und ob das überhaupt wirklich normal ist), können Sie beginnen, das Beste aus Ihrem Zyklus zu machen.

Eines der wichtigsten Dinge, die ein Zyklustagebuch ermöglicht: Sie wissen im Voraus, womit Sie rechnen können – im Guten wie im Schlechten. Wenn Sie Ihren Zyklus erst einmal für einige Monate verfolgt haben, werden Sie ein besseres Verständnis dafür haben, wie Sie sich körperlich und emotional zu verschiedenen Punkten innerhalb des Zyklus fühlen, und können durch das Ausschlussverfahren herausfinden, welche Empfindungen nichts mit dem Zyklus zu tun haben. Wenn Sie nicht mehr überrascht werden von dem, was auf Sie zukommt, versetzt Sie das in die Lage, das Ruder selbst in die Hand zu nehmen, statt sich von Ihrem Zyklus kontrollieren zu lassen. Das ist eine große Verschiebung der Macht, und das allein empfinden viele Frauen als befreiend.

Zu wissen, was einen erwartet, ist anerkanntermaßen ein Schlüsselfaktor beim Aufbau von Resilienz. Resilienz ist die Fähigkeit, auf das zu reagieren, was geschieht, indem Sie Ihre Herangehensweise ändern oder etwas umstellen. Resilienz im Hinblick auf den Monatszyklus zu entwickeln, ist eine der besten Fähigkeiten, die Sie als Frau erwerben können. Es geht darum, Klarheit darüber zu haben, was Sie brauchen und wann Sie es brauchen, damit Ihr Zyklus so angenehm wie möglich ist und Sie Ihr Leben ganz ausschöpfen können.

Emma

Nachdem ich mein erstes Kind bekommen hatte, litt ich immer wieder an merkwürdiger wiederkehrender Übelkeit, Durchfall und einer überwältigenden Erschöpfung. Mein Arzt war ratlos, was diese Symptome verursachen könnte, und überwies mich schließlich an eine Klinik für Tropenkrankheiten. Die erste Frage, die mir dort gestellt wurde, war, wo ich mir denn die vermeintliche Tropenkrankheit geholt hätte. Äh … nirgendwo. Ich hatte neun Monate zuvor ein Baby bekommen, hatte mich seitdem kaum angezogen, geschweige denn eine Reise in die Tropen unternommen! Als die Klinik mich wieder wegschickte, war ich – wenig überraschend – kein bisschen schlauer als zuvor. Nachdem die Beschwerden immer wieder auftraten, ging ich zu einer Ärztin. Sie war die erste Frau, die ich konsultierte, und ich weiß nicht, ob dies dazu beigetragen hat, dass sie in der Lage war, eine Diagnose zu treffen. Aber sie hat meine Symptome und die Regelmäßigkeit, mit der sie auftraten, schnell mit einer potenziellen Zyklusstörung in Verbindung gebracht. Ich begann, meinen Zyklus zu dokumentieren, und es wurde sofort deutlich, dass sie recht hatte. Wie sich herausstellte, litt ich unter schweren prämenstruellen Symptomen, die am Tag vor Beginn meiner Periode aufflackerten. Die gute Nachricht war, dass man etwas dagegen unternehmen konnte. (In meinem Fall gab es zuerst nicht steroidale Antirheumatika (NSAR), also Entzündungshemmer, die ein wenig halfen, dann für einige Jahre eine östrogenfreie Pille, wodurch die Symptome vollständig verschwanden. Was noch besser war: Als ich sie absetzte, kamen die Beschwerden auch nicht wieder.) Was mich an dieser Erfahrung am wütendsten macht, ist, dass der erste Arzt eher an eine Tropenkrankheit gedacht hat als an das prämenstruelle Syndrom (PMS). Lange Zeit wurden meine Beschwerden auch gar nicht ernst genommen, sondern entweder als Kopfsache oder als vermeintlich normal abgetan.

In Bezug auf unseren Zyklus kann es sehr leicht passieren, dass wir eigentlich recht offensichtliche Zusammenhänge übersehen. Die Chancen stehen schlecht, dass Ihr Arzt oder Ihre Ärztin irgendetwas mit Ihrem Zyklus in Verbindung bringt, es sei denn, Sie gehen mit Ihrem Zyklustagebuch dorthin.[36] Ihren Zyklus zu beobachten, hilft Ihnen nicht nur, die eigene Zykluserfahrung zu gestalten, sondern auch, die beste Botschafterin für Ihre Gesundheit in diesem Bereich zu sein.

Möglicherweise erscheint Ihnen das Zyklustracking bloß wie eine weitere Aufgabe oder etwas, was Sie vergessen werden, um sich dann über sich selbst zu ärgern. Vielleicht zweifeln Sie, ob es Ihnen überhaupt irgendwie weiterhilft. Aus diesem Grund ist es sehr wichtig, dass Sie eine Methode finden, die zu Ihnen passt. Zyklustracking ist eine bewusste Investition in Ihre menstruelle, physische und emotionale Gesundheit, und, ja, es nimmt etwas Zeit und Mühe in Anspruch. Aber wenn Sie es mit der richtigen Einstellung angehen – hoffnungsvoll und neugierig auf das, was es Ihnen eröffnen wird, und voller Vorfreude darauf, wie Sie durch diese Erkenntnisse Ihr Wohlergehen leichter selbst in die Hand nehmen können –, werden die Ergebnisse Sie positiv überraschen.

Machen Sie es nicht zu kompliziert

Der Aufbau des Zyklustagebuchs kann ganz einfach sein. Die Hauptsache ist, dass Sie verstehen und wertschätzen, warum Sie es führen, sonst wird es wahrscheinlich nicht zur bleibenden Gewohnheit. Wenn Sie damit beginnen, werden Sie es an manchen Tagen vergessen oder nur daran denken, Ihre Periode aufzuschreiben oder Ihre Symptome in den Tagen vorher. Das ist in Ordnung. Es wird einfacher, je länger Sie dranbleiben, und je mehr Ihnen die Aufzeichnungen über Ihren Zyklus verraten, desto motivierter werden Sie sein, kontinuierlich alles festzuhalten. Selbst wenn Sie nur jedes Mal notieren, wann Ihre Periode beginnt, bekommen Sie eine Vorstellung von der Länge Ihres Zyklus und seinem Rhythmus im Laufe der Monate.

Denken Sie daran, dass ein regelmäßiger Zyklus ein guter Indikator für lebenslange Gesundheit ist. Sie können überlegen, ob irgendetwas die Regelmäßigkeit Ihres Zyklus beeinflusst, und, falls ja, was. Sammeln Sie Informationen, die für Sie wichtig sind, und machen Sie es sich so leicht wie möglich. Sie könnten beispielsweise jeden Tag nur ein Wort aufschreiben, sich etwas in Ihren Kalender notieren oder die Symptome auf einer Skala von eins bis fünf bewerten. Was auch immer Sie tun, erlauben Sie sich durchzuatmen, 20 Sekunden lang innezuhalten und sich einzufühlen – in sich selbst, in Ihren Körper und in Ihr Befinden an jedem einzelnen Tag. Wenn Sie mit der Dokumentation beginnen, wird es Sie überraschen, wie Sie, statt zu übergehen, wie Sie sich fühlen, mehr darüber wissen wollen. Sie werden herausfinden wollen, ob Ihr Befinden möglicherweise etwas mit Ihrem Zyklus zu tun hat. Das kann ein wirklich aufschlussreicher Prozess sein! Zu Beginn dauert es etwa drei Monate, bis Sie Muster erkennen und verstehen, was sich wiederholt.

Gibt es dafür eine App?

Viele Frauen tracken Ihren Zyklus mit einer App. Mittlerweile existieren Hunderte Anwendungen für diesen Zweck, und wir werden häufig gefragt, welche wir empfehlen können. Unsere Antwort ist weniger eine Empfehlung als »Dinge, an die Sie denken sollten, wenn Sie die App suchen, die am besten zu Ihnen passt«.

Wir halten drei Punkte für wichtig bei der Auswahl und Nutzung von Zyklusdokumentations-Apps.

1. Geschichte

Ermöglicht die App problemlos, Ihre Erfahrungen der vergangenen Monate zu überblicken, sodass Sie über ein, zwei oder drei Monate Muster erkennen können? Das ist sehr wichtig, um zu verstehen, welche der physischen und emotionalen Symptome Teil Ihres Zyklus sind, und um Verbindungen zu dem herzustellen, was in Ihrem Leben passiert.

2. Rat

Versucht die App, Ihnen Ratschläge zu erteilen? Apps können großartig sein, um Ihr Verständnis des Zyklus zu verbessern, und sie können gute Wege vorschlagen, wie Sie die Symptome lindern können. Doch bevor Sie diese Vorschläge befolgen, überprüfen Sie, ob die App, die Sie verwenden, von Expert:innen entwickelt oder empfohlen wurde. Selbst wenn die App behauptet, ihre KI würde von Ihren Daten »lernen«, ist das nicht unbedingt zuverlässig. Die App lernt nur aus den Daten, mit der Sie sie füttern; sie kann sie nicht in den Kontext dessen stellen, was in Ihrem Körper geschieht. Sie muss also selbst herausfiltern, wie Sie sich aufgrund Ihres Zyklus und Ihrer Lebensumstände fühlen. Dies bedeutet, dass der Algorithmus der App nicht wirklich individuell auf Sie, insbesondere auf Ihren Monatszyklus, zugeschnitten sein kann. Achten Sie darauf, dass Sie die Signale Ihres Körpers oder Ihre Intuition im Hinblick darauf, was Ihr Körper braucht, nicht zugunsten der Ratschläge der App übergehen. Sie sind die Expertin für sich selbst.

3. Hindernis

Hindert Sie die App daran, wichtige Gespräche zu führen? Apps, die Ihnen ermöglichen, Ihre Daten mit Ihrer Trainerin, Ihrem Trainer oder Ihrer Partnerin/Ihrem Partner zu teilen, wirken erst einmal wie eine gute Idee, aber die Frage ist, ob sie in Wirklichkeit nicht eher eine Ausrede dafür liefern, dass Sie nicht über Ihren Zyklus sprechen. Dabei ist das essenziell, um Ihr physisches und geistiges Wohlbefinden zu enträtseln.

Sollte ich die Ergebnisse teilen?

Die Daten aus Ihrem menstruellen Zyklus können sich erst einmal wie private, intime Informationen anfühlen, und Sie können sie natürlich für sich behalten, wenn Sie das wollen. Sensibel für den eigenen Zyklus zu werden, ist sehr wertvoll und hilft dabei, Ihr Körperbewusstsein zu verbessern. Es wird Ihnen Selbstvertrauen schenken, Ihre psychische Gesundheit stärken und Ängste reduzieren. Dennoch ist es oft empfehlenswert, diese Informationen zu teilen. Es gibt den Menschen in Ihrem engeren Umkreis, z.B. Ihrem Partner oder Ihrer Partnerin, nützliche Hinweise darauf, wie Sie sich fühlen. So müssen Sie nicht damit umgehen, dass Sie gefragt werden, warum Sie so launisch, müde oder still sind, sondern Ihre Lieben werden verstehen, dass Sie sich an dem Punkt in Ihrem Zyklus befinden, an dem Sie etwas mehr Raum und Rücksicht brauchen.

Auch wenn Sie zur Massage gehen, könnte es sinnvoll sein zu erwähnen, wenn Sie Ihre Periode haben und – falls das bei Ihnen der Fall ist – dass Sie in dieser Zeit etwas sensibler auf Berührungen reagieren und schmerzempfindlicher sind. Auch bei der Physiotherapie könnten Sie sagen, an welchem Punkt in Ihrem Zyklus Sie sind, und darum bitten, diese Information in Ihre Akte aufzunehmen, denn der Zyklus kann Ursache für Gelenkschmerzen oder Muskelverspannungen sein. Vielleicht möchten Sie Ihre Teammitglieder beim CrossFit bitten, Sie etwas mehr anzufeuern, wenn Sie nicht ganz auf der Höhe sind, oder im Gegenteil die Führung in der Laufgruppe übernehmen, weil Sie sich gerade in Ihrem Zyklus an dem Punkt befinden, an dem Sie sich großartig fühlen.

Tracking kann auch Ihrem Arzt oder Ihrer Ärztin bei der Diagnose helfen. Je mehr Informationen Sie liefern können, desto besser; beispielsweise, wann Symptome schlimmer werden und wieder zurückgehen, was Sie in dieser Zeit getan und gegessen haben und worüber Sie sich Sorgen gemacht haben. Der Zeitpunkt im Zyklus, die Jahreszeit – all das kann zur schnelleren und effizienteren Identifikation und Behandlung der zugrunde liegenden Ursache Ihrer gesundheitlichen Probleme beitragen.

Zyklusdokumentation für Profis

Wir hoffen, Sie mittlerweile davon überzeugt zu haben, dass ein Zyklustagebuch ein wirklich wichtiges Werkzeug ist. Es hilft Ihnen, darauf zu hören, was Ihnen Ihr Körper sagt, sodass Sie leichter das Beste aus Ihrem aktiven Leben herausholen können. Wenn Sie große Schwierigkeiten haben, Ihren Zyklus zu verstehen oder nachzuvollziehen, warum Sie ausgeprägte Zyklusbeschwerden haben, kann ein »Blick unter die Haube« sehr aufschlussreich sein. Für die meisten Frauen ist ein tiefergehendes Tracking nicht nötig, aber es kann Zeiten geben, in denen Ihr Zyklus sich besonders bemerkbar macht und Sie wirklich mehr wissen wollen. Ob Sie schwere Symptome oder starke Blutungen haben, versuchen, schwanger zu werden, überhaupt keinen Zyklus mehr haben oder vermuten, dass Sie in die Wechseljahre eingetreten sind – in all diesen Fällen kann die Zyklusdokumentation Ihnen und Ihrem Arzt oder Ihrer Ärztin helfen, herauszufinden, was los ist.

Zu einer umfassenden Zyklusbeobachtung kann beispielsweise das Messen der Körpertemperatur gehören.[37] Korrekt durchgeführt, kann das Erfassen der Temperatur jeden Morgen direkt nach dem Aufwachen gute Einblicke in die Länge der einzelnen Zyklusphasen geben und darauf hinweisen, wenn Ihr Eisprung stattgefunden hat. Sollten Sie wissen wollen, zu welchem Zeitpunkt im Zyklus das bei Ihnen der Fall ist, können Sie auch Ovulationstests verwenden. Ungefähr eine Woche nach Zyklusbeginn urinieren Sie auf diese Teststreifen, und der Test registriert eine höhere Konzentration des Gelbkörperhormons (Progesteron), die sich unmittelbar vor dem Eisprung einstellt. Es gibt Ovulationstests, die mit einfachen Farb- oder Strichmarkierungen arbeiten, wenn die Progesteronkonzentration hoch ist, aber auch digitale, die eine etwas komplexere Anzeige haben.

Eine spannende neue Technologie, mit der wir gern arbeiten, ist die Kontrolle von Hormonwerten durch Speichelproben, die Sie zu Hause nehmen können.[38] Wir sind sehr froh über diese Option, denn dies bedeutet, dass Frauen problemlos regelmäßige Proben nehmen können, anhand derer eine individuelle Verfolgung der Hormonspiegel über den gesamten Zyklus hinweg möglich sind. Dieser detaillierte Service kann entscheidend sein, um Zyklusbeschwerden oder zugrundeliegende Störungen des Zyklus zu entschlüsseln, denn wenn Sie die Konzentration und das Verhältnis der Hormone zueinander über den gesamten Zyklus hinweg kennen, kann das helfen, für einen gesunden Zyklus mit beherrschbaren Symptomen zu sorgen. Diese Methode eignet sich auch, um nachzuvollziehen, warum die Periode ausbleibt, sofern man zusätzlich Informationen über Training und Ernährung berücksichtigt. Dadurch können Sie feststellen, ob der Grund Energiemangel ist oder anderer physischer oder emotionaler Stress. Und, besonders wichtig, so können Sie auch sehen, ob das, was Sie tun, um Ihren Zyklus wieder in Gang zu bringen, erfolgreich ist. Dass die Periode wieder einsetzt, heißt ja nicht unbedingt, dass der ganze Zyklus gesund ist. Sie können unfruchtbare oder dysfunktionale Zyklen haben, selbst wenn die Blutungen wieder beginnen, da zu einem wirklich gesunden Zyklus sowohl die Menstruation als auch der Eisprung gehören. Beides zusammen ist dafür verantwortlich, dass die Zyklushormone in vorhersehbarer Weise ansteigen und absinken. Diese Art von Erkenntnissen bekommen Sie nur anhand Ihrer Hormonwerte.

Der Punkt bei diesem tiefergehenden Zyklustracking ist, dass Sie Expert:innen dadurch in die Lage versetzen, zu interpretieren, was Sie ermitteln, und Sie entsprechend zu beraten.

Was Sie herausfinden können

Wenn Sie mit der Dokumentation beginnen, wird es spannend sein, Ihr physisches und emotionales Wohlbefinden im Kontext des Zyklus zu beobachten. Vielleicht können Sie bald genau nachzuvollziehen, was im Laufe des Zyklus auf dieser großartigen hormonellen Achterbahn geschieht.

Der Anstieg des wunderbaren Östrogens

Mit dem ersten Tag Ihrer Periode beginnt die Follikelphase, und die Östrogenproduktion steigt an. Östrogen verfügt über Superkräfte für aktive Frauen. Rezeptoren für dieses Hormon finden sich überall im Gehirn, nicht nur in Bereichen, die mit Fortpflanzung assoziiert sind, sondern auch mit Kognition und Emotion.

Östrogen beeinflusst die Produktion von Serotonin, dem »Gute-Laune-Hormon«. Eine positive Haltung, Motivation und Energie sind in der zweiten Zykluswoche besonders ausgeprägt. Möglicherweise stellen Sie also fest, dass Ihr Antrieb, aktiv zu werden, in der ersten Zyklushälfte zunimmt. Die Forschung hat gezeigt, dass die Trainingsmotivation rund um den Eisprung am stärksten ist,[39] also dann, wenn die Östrogenkonzentration ihren Höhepunkt erreicht.[40]

Einige wirklich interessante Studien – allerdings an Nagetieren, nicht an Menschen –, haben ergeben, dass Östrogen den Bewegungsdrang beeinflusst.[41] Mäuse, die darauf gezüchtet wurden, kein Östrogen zu produzieren, waren träge. Wenn ihnen Östrogen zugeführt wurde, bewirkte dieses Superhormon, dass sie die Gegend erkundeten, spielten und größere Strecken zurücklegten als zuvor. Auch wenn diese Studien nicht an Menschen durchgeführt wurden, kann man davon ausgehen, dass die Wirkung bei Menschen vergleichbar ist, denn der Mechanismus für diese Verhaltensänderung unter dem Einfluss von Östrogen betrifft einen uralten Teil des Gehirns aller Säugetiere.

Da Östrogen mehr Lust auf soziale Kontakte macht, arbeiten Sie in Phasen hoher Östrogenproduktion vielleicht gern in Gruppen oder haben den Eindruck, leichter in die Teamdynamik hineinzufinden. In dieser Zyklusphase verfügen wir auch tendenziell über mehr emotionale Widerstandskraft. Vielleicht sind Sie in dieser Zeit etwas geduldiger, wenn Ihr Partner oder Ihre Partnerin oder ein schwieriger Vorgesetzter oder eine Vorgesetzte Ihnen auf die Nerven geht. Möglicherweise sind Sie auch empfänglicher für konstruktive Kritik, besser in der Lage, schwierige Gespräche zu führen oder mit der psychischen Belastung umzugehen, die Frauen häufig vermehrt trifft.

Östrogen kann auch bewirken, dass Sie selbstbewusster, wettbewerbsorientierter,[42] impulsiver[43] oder stärker durch Belohnungen motiviert sind. Wir haben einmal von einer Mountainbikerin gehört, der es in dieser Zyklusphase viel leichter fiel, sich einen steilen Hang hinabzustürzen, während sie zu einem späteren Zeitpunkt im Zyklus deutlich vorsichtiger war. Sich mutig zu fühlen, ist etwas, was Sie wunderbar für sich nutzen können, sei es im Sport, bei der Arbeit oder dabei, neue Herausforderungen im Leben zu planen und anzugehen.

Progesteron, das Schutzhormon

Nach dem Eisprung kommen Sie in die Gelbkörper- oder Lutealphase, die zweite Zyklushälfte. Die Progesteronproduktion steigt während dieser Zeit, und wenn Östrogen das Steh-auf-geh-raus-und-erobere-die-Welt-Hormon ist, bildet Progesteron den Chill-Gegenpart. Es unterstützt die frühe Phase einer Schwangerschaft, und das von ihm bezweckte Verhalten dient dem Schutz des frisch eingenisteten Embryos – bloß dass meistens keiner da ist, da wir nicht schwanger geworden sind.

Doch genau wie Östrogen hat Progesteron noch viel mehr zu bieten, als uns dabei zu unterstützen, schwanger zu werden und zu bleiben. Unter anderem beruhigt Progesteron unser zentrales Nervensystem – es dient also praktisch als natürliches Psychopharmakon gegen Ängste.[44] Progesteron beeinflusst die Neurotransmitter im Gehirn, die Gelassenheit, gute Stimmung und Schlaf fördern. Manchmal runzeln aktive Frauen die Stirn, wenn wir Ihnen von Progesteron erzählen, denn ruhig und schläfrig ist nicht der Zustand, den sie sich wünschen. Aber Progesteron ist kein Betäubungsmittel: Sein Einfluss auf das Gehirn ist positiv, da es hilft, die Schaltkreise herunterzuregulieren, die Angstzustände auslösen können – was ja niemand gebrauchen kann. Außerdem hat man festgestellt, dass es das Schmerzempfinden reduziert.[45]

Heiß, heiß, heiß

Eines der hervorstechendsten Merkmale der zweiten Zyklushälfte nach der Ovulation ist eine Zunahme des Grundumsatzes, also der Menge an Energie, die Sie täglich verbrauchen. Das wiederum erhöht die Körpertemperatur bis zu einem halben Grad. Wenn Sie jeden Morgen möglichst exakt Ihre Temperatur messen, können Sie diesen Temperaturanstieg unmittelbar nach dem Eisprung und in der zweiten Zyklushälfte beobachten. Auf diese Weise tracken manche Frauen, die schwanger werden wollen, ihren Zyklus und stellen fest, wann sie ihre fruchtbaren Tage haben. Ein halbes Grad Unterschied bei der Körpertemperatur klingt nach nicht viel, aber sie ist äußerst fein austariert. Wenn wir zittern oder schwitzen, achtet unser Körper darauf, die Kerntemperatur innerhalb einer engen Spanne zu halten, damit unsere Systeme gut arbeiten. Der Temperaturanstieg in der zweiten Zyklushälfte lässt uns stärker schwitzen, damit der Körper innerhalb des regulären Spektrums bleibt, besonders beim Sport.[46] Es ist immer wichtig, genügend zu trinken, aber das gilt deshalb besonders in dieser zweiten Phase des Zyklus.

Der höhere Grundumsatz hat auch zur Folge, dass Sie in dieser Zeit mehr Kalorien verbrennen – ungefähr 150 Kalorien extra pro Tag. Die Forschung hat gezeigt, dass Frauen in dieser Zyklusphase etwas mehr essen, um die zusätzlich verbrannten Kalorien auszugleichen.[47] Aber bevor Sie sich jetzt voller Vorfreude ausmalen, was Sie sich alles Leckeres gönnen könnten – Sie müssen nicht bewusst mehr Nahrung zu sich nehmen, Ihr Gehirn sorgt bereits selbstständig dafür, dass Sie das tun.

Hormonkater

Haben Progesteron und Östrogen ihre Glanzzeit im Zyklus hinter sich, dann sinkt die Produktion beider Hormone zum Ende hin ab. Das geschieht in der sogenannten prämenstruellen Phase, also in den Tagen vor Beginn der nächsten Periode. Wurde die beim Eisprung freigesetzte Eizelle nicht durch ein Spermium befruchtet, endet dieser – was eine Schwangerschaft betrifft – »erfolglose« Zyklus. Und obwohl man Frauen gerade in dieser Zeit häufig unterstellt, »hormonell gesteuert« zu sein, passiert in Wahrheit genau das Gegenteil: Sie erleiden einen Entzug dieser wunderbaren Hormone, deren Konzentration in den vorausgegangenen Zyklusphasen so hoch war. Es ist praktisch wie ein hormoneller Kater: Zuvor wurde man von dem herrlichen Östrogen und seiner Gute-Laune-Wirkung überspült, dann von dem beruhigenden Anti-Angst-Hormon Progesteron, und plötzlich verschwinden beide. Dies löst die 150 von Frauen in der prämenstruellen Zyklusphase beschriebenen negativen Symptome aus.

Stark, schlau und strahlend durch Zyklushormone

Natürlich geht es beim Verständnis des Zyklus darum, wie Östrogen und Progesteron sich Tag für Tag und Woche für Woche auf unser körperliches und emotionales Wohlbefinden auswirken. Wir wollen aber nicht verschweigen, wie wichtig diese Hormone darüber hinaus für unsere allgemeine und langfristige Gesundheit sind. Jedes Mal, wenn ihre Produktion im Laufe des Zyklus zunimmt, ist das wie eine Einzahlung auf unser Gesundheitskonto. Östrogen beispielsweise trägt wesentlich zur Knochendichte bei, zur Herz-Kreislauf-Gesundheit, stärkt unsere Immunfunktion und hilft unseren Muskeln, zu regenerieren und zu wachsen (sofern wir sie nutzen!). Die gesundheitlichen Vorteile von Progesteron erstrecken sich auf die Brust, das Herz-Kreislauf- und das Nervensystem sowie auf die kognitiven Funktionen.[48] Aufgrund der Spannbreite von Aufgaben, die unsere Zyklushormone über die Fortpflanzungsfähigkeit hinaus erfüllen, haben sie in allen Lebensbereichen einen gewaltigen Einfluss auf unsere Gesundheit und unser Wohlbefinden.

Schritt 3: Beschwerden und was Sie dagegen unternehmen können

Den Zyklus des Leidens durchbrechen

In einer Umfrage der Online-Trainingsplattform Strava und der Zyklusapp FitrWoman unter 14 000 aktiven Frauen gaben 88 Prozent der Teilnehmerinnen an, dass sich ihre Zyklussymptome an irgendeinem Punkt ihres Zyklus negativ auf ihr Training auswirken.[49] Und egal, mit welcher Gruppe von Frauen wir arbeiten, von

15-jährigen Schülerinnen über Profifußballerinnen bis hin zu Laufclubmitgliedern mittleren Alters, das Ergebnis ist immer dasselbe: Die meisten von ihnen bestätigen, dass sie an einigen Tagen (bei manchen sind es Wochen) ihres Zyklus nicht ganz sie selbst sind, weil ihre Zyklusbeschwerden sie ausbremsen.

Als roter Faden zieht sich bei all diesen Frauen nicht nur durch, dass der Zyklus ihr Leben und ihre Möglichkeiten beeinflusst, sich sportlich zu betätigen, sondern dass sie dies einfach als Tatsache akzeptiert haben. Viele nehmen hin, dass ihre Beschwerden »zum Frausein dazugehören«, und versuchen nicht, etwas gegen sie zu unternehmen. Andere haben ein paar Dinge probiert, doch dann war ihnen ein erneuter Arztbesuch oder ein Wechsel der Praxis zu peinlich, weil sie nicht als empfindlich oder jammernd wahrgenommen werden wollten.

Würden wir das Szenario umschreiben und Probleme mit dem Menstruationszyklus durch Schmerzen im unteren Rücken ersetzen, die regelmäßig wieder aufflammen, Ihre Arbeit, Ihre Motivation und Ihre Fähigkeit zu trainieren beeinträchtigen und an besonders schlimmen Tagen sogar einen negativen Einfluss auf ihre Beziehungen haben, dann wäre das Ergebnis sicher ein anderes. Wahrscheinlich hätten Sie bereits mit mehreren Menschen über Ihre Rückenschmerzen gesprochen. Sie hätten versucht herauszufinden, welche Behandlung Sie benötigen, damit sie nicht immer wiederkehren, und was Sie tun können, wenn es doch geschieht. Wahrscheinlich wären Sie zum Arzt oder zur Ärztin gegangen, zur Physiotherapie oder zu anderen Expert:innen, um den richtigen Ansatz zu finden, und hätten eifrig alle vorgeschlagenen Strategien getestet, damit Ihr Rückenschmerz Sie auf lange Sicht nicht mehr so häufig behelligt. Und für den Fall, dass er es doch tut, wären Sie mit Dehn- und Verbandstechniken und Salbe zur Schmerzlinderung ausgestattet, um das Unwohlsein so minimal wie möglich zu halten und damit der Rücken keinen weiteren Schaden erleidet.

Genauso sollten wir mit dem Monatszyklus umgehen. Wir sollten sorgfältig viele Strategien ausprobieren, bis wir die richtige gefunden haben. Allzu oft ist unsere Haltung und Aufmerksamkeit in Bezug auf Frauengesundheit nicht dieselbe wie bei weniger intimen Angelegenheiten.

Die Säulen der Gesundheit

Bevor wir detailliert auf evidenzbasierte Strategien eingehen, um unsere Zyklusprobleme in den Griff zu bekommen, möchten wir betonen, dass es bei allen zyklusbedingten Leiden hilft, wenn die grundsätzlichen Säulen der Gesundheit stark sind. Diese sind Schlaf, Bewegung, Ernährung und Stressmanagement. Zahlreiche Studien bestätigen, dass die Gesundheit insgesamt davon profitiert, wenn man genügend Schlaf bekommt, die Ernährung ausgewogen und nährstoffreich ist und dem Körper zu den richtigen Zeitpunkten zugeführt wird, man sich regelmäßig bewegt und für sich funktionierende Wege findet, mit Stress umzugehen.

Das alles gilt auch für Ihre hormonelle Gesundheit, und diese ist von grundlegender Bedeutung für einen gesunden Zyklus – einen, der nicht schmerzhaft ist oder andere schwer erträgliche Symptome mit sich bringt. Wir möchten Sie ermuntern, sich zunächst diese vier Säulen anzuschauen. Vielleicht gibt es etwas in Ihrer Ernährung oder in Ihrem Lebensstil, von dem Sie wissen, dass es Ihre Beschwerden auslöst oder verschlechtert, oder vielleicht hat sich irgendetwas an Ihrem Sportprogramm oder bei der Arbeit geändert, dass Ihre Symptome diesmal nicht so stark sind. Zyklusdokumentation ist eine wirklich sinnvolle Maßnahme, um diese Verbindungen herzustellen.

Bella

Häufig werden Medikamente als schnelle Lösung für etwas herangezogen, was durch die Ernährung und den Lebensstil verbessert werden kann und sollte. Was die menstruelle Gesundheit anbelangt, ist es für Ärzt:innen wie mich leicht, irgendeine Pille zu verschreiben, dabei könnten einige Patientinnen bestimmte Faktoren in ihrem Lebensstil verändern und auf diese Weise dieselbe Verbesserung von Zyklusbeschwerden erreichen. Zweifellos ist das mühsamer, aber oft brauchen die Frauen bloß einen Stupser in die richtige Richtung, jemanden, der oder die die Aufmerksamkeit darauf lenkt, wie hoch ihr Stresslevel ohne ausreichend Selbstfürsorge zum Ausgleich ist, oder auf ihr etwas zu obsessives Verhältnis zu Alkohol oder Sport. Mit der richtigen Unterstützung und den richtigen Hinweisen können einige unkomplizierte (aber nicht immer einfach umzusetzende!) Veränderungen unserer Lebensführung tiefgreifende Auswirkungen auf unsere Gesundheit und unser Wohlbefinden haben.

Zyklen in der Pandemie

Für uns ist es leicht zu sagen, dass der Lebensstil, die Ernährung, die sportliche Betätigung und Stress eine große Rolle in Ihrem Zykluserleben spielen, aber für Sie ist es natürlich schwieriger, als Bestandteil Ihrer Zyklusstrategie an diesen Stellschrauben zu drehen. Manchmal wollen Frauen wissen, welches magische Nahrungsergänzungsmittel sie nehmen können, ohne sich mit ihrer nicht sonderlich ausgewogenen Ernährung oder dem Mangel an Selbstfürsorge zu beschäftigen, der hohe Stresslevel unterstützt. Etwas, was uns die Coronapandemie geschenkt hat (inmitten all dessen, was sie uns genommen hat), war ein perfektes Experiment, anhand dessen wir sehen konnten, dass all diese Dinge tatsächlich Folgen für den Menstruationszyklus haben.

Eine Studie mit australischen Olympia-Athletinnen von 2020 zeigt, wie ihre Monatszyklen davon beeinflusst wurden, dass sie weniger intensiv und mit weniger Druck zu Hause trainierten, ohne die übliche Routine mit Wettbewerben und Olympischen Spielen.[50] In gewisser Weise war diese Zeit für Spitzensportler:innen einerseits entspannter, andererseits mit hohem Stress verbunden aufgrund der Unsicherheit, die wir alle währenddessen erlebt haben. In der Studie legten die Sportlerinnen offen, wie sich ihre Zyklen unter diesen Umständen veränderten – darunter waren stärkere Blutungen, unregelmäßigere Perioden oder nach einer Pause neu auftretende Perioden. Dieses natürliche Experiment hat deutlich gemacht, wie Abweichungen in der Ernährung, im Training, bei der Erholung oder dem Stresslevel Menstruation und Zyklus beeinflussen.

2015 empfahl das American College of Obstetricians and Gynaecologists, dass Frauen bei jedem Arztbesuch nach ihrem Zyklus gefragt werden sollten. Der Grund dafür: Wenn eine Frau generell gesund ist, verläuft ihr Zyklus unauffällig, enthält sowohl Eisprung als auch Periode, und bei Letzterer kommt es zu sehr wenigen oder zumindest beherrschbaren Beschwerden. Ist sie in irgendeiner Art und Weise nicht gesund, wird sich das mit großer Wahrscheinlichkeit in ihrem Zyklus widerspiegeln. Eine jüngere Forschungsarbeit mit fast 80 000 Teilnehmerinnen hat gezeigt, dass ein unregelmäßiger und langer menstrueller Zyklus mit einem höheren Sterberisiko (in diesem Fall definiert als Versterben vor dem 70. Lebensjahr) assoziiert war.[51] Da Ihr Lebensstil das Potenzial hat, Ihre Zyklushormone zu beeinflussen, zeigt es sich an den Charakteristika Ihres Zyklus, wenn Sie sich ungesund ernähren, zu viel Stress haben, nicht genug schlafen, rauchen, unter- oder übergewichtig sind, zu wenig oder zu viel Sport treiben.

Zyklusbeschwerden beheben

Stören Ihre Zyklussymptome Sie im Alltag, dann fangen Sie an, sich Gedanken zu machen, was die Situation verbessern könnte. Frauen, deren Symptome sie wirklich stark behindern, könnten außerdem mehr Unterstützung aus dem Gesundheitswesen bekommen. Schmerz oder andere nicht harmlose und leicht in den Griff zu bekommende Leiden sollten nicht als Teil eines gesunden Zyklus betrachtet werden, und es ist wichtig, sich professionelle Hilfe zu suchen und gründlich Strategien und Lösungen zu erforschen, bis Sie etwas finden, das bei Ihnen funktioniert.

Periodenschmerzen

Regelschmerzen sind weit verbreitet und werden im Allgemeinen als Krämpfe erlebt, die in jedem Zyklus kurz vor oder zu Beginn der Blutungen wiederkehren. Diese Krämpfe dauern im Allgemeinen ein bis drei Tage. Sie können sehr stark anfangen und im Laufe der Stunden abnehmen oder willkürlicher kommen und gehen. Noch einmal: Das Schmerzerleben unterscheidet sich von Frau zu Frau, und die Krämpfe können von kaum spürbar bis sehr intensiv reichen. Bei jüngeren Frauen kann die Periode in den ersten Jahren nach Beginn der Menstruation mit stärkeren Schmerzen verbunden sein. Nach dem 20. Lebensjahr lassen sie aber im Normalfall nach.

Emma

An ihrem 90. Geburtstag besuchte ich meine Schwiegeroma, und wir unterhielten uns über den Wandel vieler Dinge im Laufe ihrer Lebenszeit. Sie sagte, als junge Frau habe sie sehr schmerzhafte Perioden gehabt, aber damals hätten einem Ärzte – sofern man überhaupt hinging, was die meisten Frauen ja gar nicht taten – nur gesagt, das sei normal und man solle sich damit abfinden. Auch wenn sich seit den 1940er-Jahren, in denen sie eine junge Frau war, für Frauen und ihre Gesundheit eine Menge verändert hat, ist nach wie vor noch nicht alles so gut, wie wir es uns wünschen würden.

In derselben Woche sprach ich nach einem Workshop über den Monatszyklus mit einer Frau, die viel Sport treibt und bei Wettkämpfen antritt, deren Regelschmerzen sie aber Monat für Monat umhauen. Und das meinte sie wörtlich – sie liegt dann bei der Arbeit unter dem Schreibtisch. Als ich sie fragte, ob ihr Zustand dort irgendjemandem aufgefallen sei, antwortete sie: »Ich lag ja versteckt unter dem Schreibtisch, also hat es niemand bemerkt.«
Später wollte ich wissen, was sie bisher getan hatte, um die Symptome zu lindern, und sie sagte, sie sei bei ein paar Ärzt:innen gewesen, wo ihr entweder gesagt wurde, das sei nichts Ungewöhnliches, oder man ihr als einzige Option die Pille anbot. Am Ende sei sie keinen Schritt weitergekommen, was die Linderung ihrer Beschwerden anging. Mit anderen Worten: Eine junge Frau im Jahr 2020 erlebt eine ähnliche Situation wie meine angeheiratete Großmutter 1945. Zwar gibt es bei Regelschmerzen nicht die eine schnelle Lösung für alle, aber starke Schmerzen sind nicht normal, und es gibt viele Möglichkeiten, ihnen zu begegnen (siehe unten).

Vorausschauende Schmerzbehandlung

Regelschmerzen werden meist durch Prostaglandine hervorgerufen, chemische Verbindungen, die der Körper für eine gesunde Menstruation produziert. Diese entzündlich wirkenden Verbindungen sind ein notwendiger Teil des Prozesses, aber sie können dazu führen, dass die Blutgefäße und Muskeln in der Gebärmutter zu stark kontrahieren, was Schmerzen verursacht. Außerdem sind sie häufig die Ursache für den verstimmten Magen, den manche Frauen in der Zeit ihrer Periode haben. Die Prostaglandinkonzentration ist oft am ersten Tag der Periode am höchsten, das heißt, Schmerzen und Magenverstimmung können dann ebenfalls besonders stark sein.

Um Regelschmerzen in den Griff zu bekommen, kann man Ibuprofen oder andere NSAR wie Aspirin nehmen, die einer Überproduktion von Prostaglandinen entgegenwirken.[52] Der Schlüssel hier ist, mit der Einnahme nicht zu warten, bis Sie sich vor Schmerzen krümmen. Beginnen Sie mit der empfohlenen Dosis, bevor die Schmerzen auftreten, aber sobald Sie ahnen, dass sie nahen – entweder durch Ihre Zyklusaufzeichnungen oder durch ein Ziehen im Bauch. Nehmen Sie das Mittel in der empfohlenen Häufigkeit die ganze Zeit während der Phase, in der Sie meist Schmerzen empfinden. Falls Sie vorher schon einmal erfolglos Schmerzmittel probiert haben, funktioniert dieser proaktive Ansatz vielleicht. Ibuprofen und andere NSAR können außerdem deutlich den Blutfluss verringern und die Periode damit leichter handhabbar machen, wenn sie bei Ihnen normalerweise sehr stark ist.[53]

Wunderbare Wärme

Wärme wirkt sehr erleichternd bei Regelschmerzen, und es gibt Forschung, die belegt, dass sie bei manchen Frauen Regelschmerzen genauso wirkungsvoll reduziert wie Schmerzmittel, besonders wenn sie in Kombination mit Schmerzmitteln eingesetzt wird. Ob Sie sich bei der Fahrt ins Fitnessstudio eine Wärmflasche auf den Bauch legen oder für das Pendeln zur Arbeit ein Wärmepflaster unter das Hemd kleben – Wärme ist eine vielseitig und einfach anwendbare Strategie.

Uralte Schmerzstiller

Yoga hat sich als wirksam gegen Periodenschmerzen erwiesen, wenn es den gesamten Zyklus über regelmäßig zweimal wöchentlich eine halbe Stunde und dazu noch im akuten Fall praktiziert wird.[54] Yogahaltungen können dazu beitragen, den Blutstrom zum Bauch zu verbessern und dem stockenden Blutfluss entgegenzuwirken, der durch die Gebärmutterkontraktionen entsteht. Yoga kann die Beschwerden so sehr lindern, dass Sie Ihr gewohntes Training genießen können, und es kann bei der Schmerzlinderung vor dem

Schlafengehen nützlich sein. Yoga hat aber auch noch weitere Vorteile; beispielsweise hilft es beim Umgang mit Stress, was sich wiederum auf Ihre hormonelle Gesundheit auswirken kann.

Viele aktive Menschen nutzen Akupunktur zur Schmerzbekämpfung, und dieser Ansatz lässt sich auf Regelschmerzen ausweiten. Studien haben gezeigt, dass Akupunktur Entzündungen reduzieren kann,[55] was eine gute Nachricht für alle ist, die mit Zyklusproblemen zu tun haben – diese können nämlich durch Entzündungen verstärkt werden.

Mikronährstoffe

Einige wichtige Mikronährstoffe in unseren Lebensmitteln lindern offenbar Regelschmerzen. Sie können also Ihre Ernährung auf eine der folgenden Arten als wirksame Methode nutzen, um die Beschwerden abzumildern:

- Essen Sie kurz vor und während Ihrer Periode Lebensmittel, die reich an Magnesium und Zink sind. Eigentlich sollten Sie sie immer essen, wenn man bedenkt, wie großartig diese Nährstoffe sind, aber achten Sie in dieser Zeit besonders darauf. Die Mineralien helfen erwiesenermaßen, die Prostaglandinproduktion zu senken und die damit einhergehenden Nebenwirkungen wie Schmerzen und Krämpfe zu verringern.[56] Da Magnesium so schnell wirkt, können Sie auch probieren, es nur während der Periode einzunehmen.[57]
- Integrieren Sie mehr fetten Fisch in Ihre Ernährung oder nehmen Sie Nahrungsergänzungsmittel mit Fischöl ein. Fischöl reduziert Periodenschmerzen um 30 Prozent, wenn es mindestens zwei Monate lang genommen wurde.[58] Die wunderbaren Omega-3-Fettsäuren im Fischöl haben eine antientzündliche Wirkung und senken die Prostaglandinkonzentration.
- Erwägen Sie, Milchprodukte von Ihrer Speisekarte zu streichen. Es existiert noch keine belastbare Forschung, die das unterstützt, aber im Frauengesundheitswesen hat man beobachtet, dass diese

Strategie bei vielen Patientinnen wirkt. Es lohnt sich also, darüber nachzudenken. Das Problem an Milchprodukten ist, dass ein Protein namens Kasein bei manchen Menschen im Körper eine Entzündungsreaktion hervorrufen kann, bei der das Immunsystem überreagiert.[59] Das kann Symptome wie Heuschnupfen, Nebenhöhlenentzündungen, Ekzeme und Asthma verursachen. Frauen mit einer Kasein-Unverträglichkeit leiden darüber hinaus unter Zyklusbeschwerden wie Regelschmerzen, Akne, PMS und starken Blutungen. Falls Sie vermuten, dass Sie Kuhmilch nicht vertragen, meiden Sie sie für etwa drei Monate, um zu schauen, ob Ihr Verdacht zutrifft. Die Milch lässt sich durch vegane Alternativen wie Mandel-, Hafer-, Soja-, Reis- oder Kokosnussmilch ersetzen. Sie können außerdem weiterhin Schafs- oder Ziegenmilch zu sich nehmen, sofern diese kein Kasein enthält. Denken Sie daran, dass die Gefahr von Kalziummangel besteht, wenn Sie auf Milchprodukte verzichten. Also achten Sie darauf, dass Sie genug von diesem wichtigen Mikronährstoff bekommen.

- Trinken Sie ausreichend. Kein revolutionärer Gedanke, aber sehr wichtig – besonders während der Periode, wenn der Blutverlust zum Flüssigkeitsmangel beiträgt, was wiederum Kopfschmerzen bewirken kann. Versuchen Sie, regelmäßig über den Tag verteilt Wasser zu trinken. Ihr Urin sollte blassgelb sein. Ist er sehr dunkel, trinken Sie mehr Wasser – aber nicht ein Riesenglas auf einmal, denn das ist nicht besonders effektiv, da so der Großteil der Flüssigkeit wieder ausgeschieden statt aufgenommen wird.
- Probieren Sie Kurkuma: Das darin enthaltene Kurkumin hilft wirksam gegen Entzündungen und deshalb bei Regelschmerzen[60] und Endometriose.[61] Machen Sie es entweder zum Bestandteil Ihrer Ernährung (es eignet sich beispielsweise hervorragend für Currys) oder nehmen Sie es als Nahrungsergänzung nach dem Essen ein, denn dann kann der Körper es am besten aufnehmen.

Eine mächtige Pille

Wir können nicht über die Linderung von Zyklussymptomen sprechen, ohne auf hormonelle Verhütung einzugehen. Sie ist nämlich eine der am häufigsten empfohlenen Lösungen für aktive Frauen mit Regelschmerzen und anderen zyklusbedingten Leiden, die den Lebensstil einschränken. Klinische Studien zeigen, dass bei bis zu 80 Prozent der Frauen starke Regelschmerzen mit der Pille abgemildert werden konnten.[62]

Alternativ können Sie sich eine Hormonspirale in die Gebärmutter einsetzen lassen. Sie gibt über einen Zeitraum von fünf Jahren Hormone ab. Diese wirken empfängnisverhütend, werden aber häufig auch verschrieben, um sowohl starke Blutungen zu reduzieren als auch Periodenschmerzen in den Griff zu bekommen, besonders die schwere Form im Zusammenhang mit einer Endometriose.

Prämenstruelles Syndrom (PMS)

Viele verschiedene Symptome lassen sich auf PMS zurückführen, am häufigsten sind jedoch Kopf- und Brustschmerzen, Magen-Darm-Probleme, Angstzustände, Benommenheit und Schlafschwierigkeiten.[63] Für viele Frauen sind emotionale, körperliche und verhaltensbezogene prämenstruelle Symptome ein normaler Bestandteil des Zyklus, und die meisten kommen damit einigermaßen zurecht. Bei manchen Frauen sind diese Symptome jedoch so stark, dass sie ihren Alltag beeinträchtigen.

Sollte das bei Ihnen der Fall sein, leiden Sie möglicherweise unter dem prämenstruellen Syndrom (PMS)[64] oder einer prämenstruellen dysphorischen Störung (PMDS),[65] was zwei unterschiedliche ärztliche Diagnosen sind. Ungefähr acht von zehn Frauen sagen, dass sie bei sich ein oder mehrere prämenstruelle Symptome beobachten. Bei etwa drei von zehn Frauen sind diese so stark, dass eine klinische PMS-Diagnose angemessen erscheint, und ungefähr acht Prozent von ihnen haben PMDS, was sich als schwere, mit psychischen Symptomen einhergehende PMS äußert.[66]

Traurigerweise leiden viel zu viele Frauen im Stillen und nehmen die Beschwerden in den Tagen vor den Tagen einfach hin, selbst wenn sie stark betroffen sind. Ob Sie die medizinische Diagnose PMS haben oder nur für sich vor Eintreten der Menstruation körperliche oder emotionale Veränderungen registrieren – es ist gut möglich, dass es Dinge gibt, die Ihnen helfen können.

Der erste Schritt, um PMS in den Griff zu bekommen, ist die Zyklusdokumentation. Beispielsweise kann es Auslöser in Ihrer Ernährung wie Koffein, Alkohol oder hochgradig industriell verarbeitete Lebensmittel geben, die Ihre Beschwerden verstärken. Durch ein Zyklustagebuch können Sie herausfinden, was Ihre Symptome eskalieren lässt. Wie erwähnt gibt es auch Lebensmittel mit antientzündlichen Eigenschaften oder solche, die ein gesundes hormonelles Gleichgewicht fördern. Darauf gehen wir in Kapitel 8 über die weibliche Ernährung näher ein.

Sportliche Betätigung kann prämenstruelle Beschwerden ebenfalls lindern: kurzfristig, weil die dabei frei werdenden Endorphine natürliche Stimmungsaufheller und Schmerzmittel sind, und langfristig – Frauen, die regelmäßig Sport treiben haben insgesamt weniger Probleme mit dem Zyklus.[67] Selbst wenn Ihnen nicht danach zumute ist, wenn Ihre Beschwerden am schlimmsten sind – finden Sie irgendeine Art von Bewegung, die für Sie machbar ist, und sei es bloß Spazierengehen, denn das hilft mit großer Sicherheit gegen Ihre körperlichen und emotionalen Leiden in dieser Phase. Wichtig ist, herauszufinden, was zu Ihnen passt.

Warnung: emotional sensibler Inhalt

Prämenstruelle Symptome betreffen häufig Stimmung und Gefühle. Selbst wenn sie nur leicht sind und im Gegensatz zu einer klinischen PMS keine Behandlung erfordern, können sie dennoch Ihren aktiven Lebensstil beeinträchtigen. Von einem reduzierten Selbstvertrauen über das Verhältnis zu Ihrem Trainer oder Ihrer Trainerin, den Kolleg:innen, der Partnerin oder dem Partner oder Ihrer Familie – sind Sie in dieser Zeit emotional labil, ist es wichtig, das anzuerkennen und einen Umgang damit zu finden. Dieser sollte ganz individuell auf Sie und Ihre Bedürfnisse zugeschnitten sein. Vielleicht treiben Sie an diesen Tagen anderen Sport, der besser zu Ihrer Stimmung passt. Sind Sie beispielsweise wütend und frustriert, helfen vielleicht einige schweißtreibende Einheiten. Welche Art von Bewegung oder Training hebt Ihre Laune, wenn Sie eher schwermütig sind?[68] Welche Musik könnten Sie hören? Studien haben gezeigt, dass sportliche Betätigung, Musikhören, soziale Unterstützung und positive Selbstgespräche dazu beitragen können, Niedergeschlagenheit zu reduzieren.[69]

In einer Team- oder Gruppenkonstellation, ob bei der Arbeit oder beim Sport, ist es wichtig zu wissen, dass sich Ihre Stimmung und Gefühle in der prämenstruellen Phase verändern können, und darüber zu sprechen. Wir haben schon schwerwiegende Auswirkungen auf Gruppendynamiken erlebt, weil eine Frau in der Mannschaft unter PMS litt und sie die anderen weniger gut ertrug. Doch da weder sie noch sonst irgendjemand etwas sagte, wurde das Team Monat für Monat ein paar Tage lang zur Gefahrenzone – die anderen Mitglieder schlichen auf Zehenspitzen um diese Frau herum, waren frustriert von ihr, weil sie frustriert von ihnen war, und die gesamte Atmosphäre war angespannt. So talentiert die Mannschaft auch war, der mangelnde Zusammenhalt und die fehlende Verbindung zwischen den einzelnen Frauen beeinträchtigte ihre Leistung.

Was die Emotionen vor der Menstruation angeht, so ist das Timing entscheidend. Wenn Sie stimmungsbezogene Symptome zeigen, sollten Sie nicht versuchen, in der Hitze des Augenblicks darüber zu sprechen. Meist ist es sinnvoller, etwa eine Woche zu warten, bis Sie wieder in der Hurra-Phase Ihres Zyklus und emotional resilienter sind, und dann ein Gespräch darüber führen, womit in der prämenstruellen Phase bei Ihnen zu rechnen ist und was helfen würde. Dass Sie in dieser Hochphase nicht so sehr in Ihren Gefühlen gefangen sind, erhöht die Chancen, dass Sie mit Ihrem Team, Ihrem Trainer oder Ihrer Trainerin, Ihrem Chef oder Ihrer Chefin oder den Kolleg:innen Strategien entwickeln können.

Beispielsweise könnte man in diesen Phasen den Kommunikationsstil anpassen, darunter die Art und Weise, wie Feedback gegeben wird, aber es kann auch genügen, dass alle wissen, was los ist, damit Ihr Umfeld Sie effektiver unterstützen kann.

Vermeiden Sie die Blutzuckerachterbahn

Es gibt Belege dafür, dass wir in der zweiten Zyklushälfte, wenn die Progesteronkonzentration im Blut steigt, etwas insulinresistenter werden.[70] Dies bedeutet, dass wir weniger gut auf das für die Stabilität unseres Blutzuckerspiegels verantwortliche Insulin ansprechen. Das kann zu Blutzuckerspitzen und -tiefs führen, was nicht besonders angenehm ist. Instabile Blutzuckerwerte können Heißhungerattacken und Phasen mangelnder Energie bewirken. Es lohnt sich, anhand eines Zyklustagebuchs nachzuvollziehen, ob es bestimmte Zeitpunkte im Zyklus gibt, an denen es Ihnen schwerer fällt, Ihre Energie und Ihren Appetit zu managen. In der zweiten Zyklushälfte kann es notwendig sein, verstärkt Lebensmittel mit einem niedrigen glykämischen Index wie Gemüse, Bohnen und Linsen anstelle von Pasta oder Brot zu sich zu nehmen. Bei den genannten Lebensmitteln wird die Energie langsamer freigesetzt, und so vermeiden Sie Blutzuckerspitzen. Es ist zudem sinnvoll, regelmäßig zu essen und zwischen den Mahlzeiten und Snacks nicht zu viel Zeit verstreichen zu lassen. Diese Strategie, Ihre Speicher aufzufüllen, kann Ihnen dabei helfen, den Tag über ein gleichmäßiges Energielevel zu halten, sich bei der Arbeit zu konzentrieren oder das Workout hinzubekommen.

Bauchgrummeln

Magen-Darm-Probleme können für Frauen in der prämenstruellen Phase oder zu Beginn der Periode ein großes Problem sein. Zu Verstopfung kann es kommen, weil die hohe Progesteronkonzentration in der zweiten Zyklushälfte die Bewegung der Nahrung durch den Verdauungstrakt verlangsamt. Dadurch hat Ihr Körper mehr Zeit, dem Kot Wasser zu entziehen, und das führt zu hartem Stuhl.

Wenn Sie unter Blähungen oder Verstopfung leiden, achten Sie besonders auf eine ballaststoffreiche Ernährung und darauf, ausreichend zu trinken.

Am anderen Ende dieses gastrointestinalen Spektrums stehen die Frauen, die rund um ihre Periode unter Durchfall leiden. Dieselben chemischen Verbindungen – Prostaglandine –, die für Regelschmerzen verantwortlich sind, bewirken häufig auch, dass der Magen grummelt. In diesen Fällen helfen Aspirin und Ibuprofen genau wie gegen Periodenschmerzen, da sie die Prostaglandinproduktion hemmen und die Konzentration dieser Stoffe im Blut senken. Das lindert auch die Magen-Darm-Symptome.[71] Da beides den Verdauungstrakt reizen kann (Aspirin stärker als Ibuprofen), lohnt es sich, Tabletten mit einem magensaftresistenten Überzug zu finden, die etwas magenfreundlicher sind.

Starke Blutungen

Es gibt zwar eine medizinische Definition für starke Menstruationsblutungen – der Verlust von mehr als 80 Millilitern Blut während einer Periode –, aber wer misst schon die Menge der eigenen Blutung? Soweit wir wissen, niemand. Ob sie ihre Blutungen als stark empfinden oder nicht, hängt für die meisten Frauen davon ab, wie gut sie mit der Regelblutung praktisch zurechtkommen. Wenn Sie Ihre Periodenprodukte alle zwei Stunden oder häufiger wechseln müssen, haben Sie wahrscheinlich starke Blutungen. Als stark bezeichnet man auch normale Blutungen, die ungewöhnlich lang andauern – acht Tage oder länger.

Ungefähr 40 Prozent der Frauen haben eine starke Menstruation.[72] Die meisten von ihnen lernen einfach, damit umzugehen. Besonders ausgeprägte Blutungen bringen aber physische und emotionale Herausforderungen mit sich. Die Handhabung der Periode bereitet vermehrten Stress – man ist nervös, dass etwas auslaufen könnte, und macht sich ständig Gedanken darüber, wo die nächste Toilette ist. Aus gesundheitlicher Perspektive können starke Regelblutungen zu Eisenmangelanämie führen. Sind Sie sehr sportlich, kann der Blutverlust auch Ihre Leistung beeinträchtigen: Eine Studie hat gezeigt, dass Marathonläuferinnen mit starken Blutungen schlechtere Zeiten liefen.[73] Die Studie schließt andere mögliche Einflussfaktoren für die Leistungsschwankungen nicht aus, doch die Autor:innen schreiben, dass Eisenmangel der Grund sein könnte.

Aktive Frauen haben von Natur aus ein größeres Risiko für Eisenmangel. Das liegt daran, dass bei High-Impact-Sportarten wie Laufen rote Blutkörperchen in den Füßen platzen, die das Eisen enthalten (der vornehme Begriff dafür ist mechanische Hämolyse).[74] Zusätzlich reduzieren durch sportliche Bestätigung verursachte Entzündungen (Teil des normalen Erholungsprozesses nach dem Training) die Menge an Eisen, die wir mit der Nahrung aufnehmen können. Denken Sie sich nun starke Menstruationsblutungen dazu, die ja ebenfalls einen Verlust von Eisen über das Blut bedeuten, sowie erhöhte Entzündungswerte wegen der Periode, und Sie sehen, warum aktive Frauen mit starken Blutungen Gefahr laufen, unter Eisenmangel zu leiden – sie sind vierfach gefährdet.

Zu den Symptomen von Eisenmangel gehören Erschöpfung, Kurzatmigkeit und Benommenheit. Wenn Sie den Verdacht haben, dass Sie zu wenig Eisen im Blut haben könnten, lassen Sie zuerst Ihre Blutwerte überprüfen, bevor Sie zu Eisenpräparaten greifen. Ohne Indikation eingenommen, können diese Mittel unangenehme Nebenwirkungen wie Verstopfung, Übelkeit und Magenschmerzen haben (Eisenpräparate in flüssiger Form sind häufig leichter verträglich für den Verdauungsapparat). Dr. Bella rät Patientinnen häufig, Eisenpräparate mit einem Glas Orangensaft zu schlucken, da Vitamin C die Eisenaufnahme verbessert.

Eine weniger blutige Angelegenheit

Starken Blutungen liegt oft ein hormonelles Ungleichgewicht zugrunde (insbesondere ein hoher Östrogen- und/oder ein niedriger Progesteronspiegel). Das kann durch verschiedene Dinge entstehen, darunter Mangelernährung, zu wenig Schlaf oder Stress. Ein gesunder Darm ist der Schlüssel zur Vermeidung einer zu hohen Östrogenkonzentration, weil gesunde Darmbakterien das Östrogen sicher aus dem Körper hinausbegleiten, während nicht gesunde Darmbakterien Östrogen reaktivieren und dafür sorgen können, dass es vom Körper wieder aufgenommen wird. Sportliche Betätigung im Allgemeinen ist gut für die Darmgesundheit und führt außerdem dazu, dass überschüssiges Östrogen vom Körper ausgeschwitzt wird. Ibuprofen und andere nicht steroidale Antirheumatika (NSAR) oder die Hormonspirale können ebenfalls für leichtere Blutungen sorgen.

Nicht die beste Zeit für Brüste

In jedem Zyklus können Ihre Brüste unmittelbar vor der Menstruation anschwellen und schmerzen.[75] Außerdem ist es möglich, dass vorübergehend Verdickungen im Gewebe auftreten. Sie sollten sich also mit ihrem Normalzustand vertraut machen, damit Sie abnorme Klumpen und Knötchen entdecken können. Von den 70 Prozent aller Frauen, die als Teil ihres Menstruationszyklus unter Brustschmerzen leiden, beschreiben 20 Prozent die Schmerzen als moderat bis extrem.[76] Emmas Forschung an Sportlerinnen hat gezeigt, dass von allen Frauen, die über Brustschmerzen klagten, 70 Prozent sagten, diese stünden in Zusammenhang mit ihrem Zyklus. Doch selbst wenn sich ihre Brüste in Größe oder Form verändern, tragen die meisten Frauen in dieser Zeit keinen anderen BH. Passen Sie Ihren gewohnten BH daher in diesen Tagen entsprechend an. Wir haben das gesamte Kapitel 6 der Kunst und Wissenschaft der Brustunterstützung gewidmet, aber – Achtung, Spoiler! – ein gut sitzender BH kann Schmerzen und Unwohlsein in ähnlicher Weise lindern, wie wenn Sie nach einem üppigen Weihnachtsessen den Gürtel etwas weiter stellen! Haben die Veränderungen Ihrer Brüste im Laufe des Zyklus signifikante Auswirkungen darauf, wie gut Ihr üblicher BH sitzt, dann lohnt es sich vielleicht sogar, sich eigens einen zuzulegen für die Zyklustage, in denen alles anders ist.

Prämenstruelle Verstärkung anderer Symptome

Einige Beschwerden sind im Grunde gar nicht zyklusbedingt, sondern eine Verschlechterung von Symptomen, die eine andere Ursache haben und im Allgemeinen gegen Ende des Zyklus auftreten.[77] Vor allem Kopfschmerz, insbesondere Migräne, ist mit dieser Zyklusphase assoziiert: 50 Prozent der Frauen, die unter Migräne leiden, haben kurz vor der Periode besonders schlimme Anfälle.[78] Aber auch Leiden wie das Reizdarmsyndrom,[79] affektive Störungen[80] oder Akne können sich zu diesem Zeitpunkt verstärken.[81] Sie sollten in diesen Fällen die zugrunde liegenden Erkrankungen behandeln und sie nicht als PMS-Symptome betrachten.

Emma

Ich habe persönlich Erfahrung mit prämenstrueller Symptomverstärkung. Ich leide am Reizdarmsyndrom und bin mit seinen Symptomen vertraut, habe aber nie ihre Auslöser verstanden. Ewig habe ich versucht herauszufinden, was die schmerzhaften Krämpfe und die unerträglichen Blähungen hervorrief, damit ich die entsprechenden Lebensmittel aus meinem Speiseplan streichen konnte. Als ich begann, ein Zyklustagebuch zu schreiben, ergab auf einmal alles Sinn: Zu bestimmten Zeiten in meinem Zyklus, insbesondere in der prämenstruellen Phase, hatte ich einen besonders gereizten Darm und vertrug auch Dinge nicht, die sonst kein Problem waren. Mit diesem Wissen konnte ich darauf achten, in der entsprechenden Zeit nichts zu tun, was die Reizdarmsymptome hervorrufen könnte, z.B. zu lange Pausen zwischen den Mahlzeiten oder zu viel Koffein.

Der Zyklus als Stichwortgeber

Verschiedene Anzeichen ermöglichen Ihnen zu erkennen, wenn ein bestimmter Teil Ihres Zyklus beginnt, und zu wissen, was Sie erwartet. Vielleicht spüren Sie es körperlich oder emotional oder wissen aufgrund Ihrer Zyklusdokumentation, womit Sie rechnen können. Das ist ihr Stichwort, alles zu tun, was Ihnen hilft, um die kommenden Stunden oder Tage bestmöglich zu gestalten. Es kann sein, dass Ihnen Ihre prämenstruellen Symptome als Hinweis dafür dienen, sich proaktiv um Ihre Schmerzregulierung zu kümmern, weil Sie andernfalls unter starken Regelschmerzen leiden würden. Oder vielleicht fühlen Sie sich in der Woche nach Ihrer Periode immer besonders gut, und somit ist das der Zeitpunkt, an dem Sie bewusst rausgehen und Ihre wunderbare, vor Östrogen berstende Physiologie zu Ihren Gunsten nutzen sollten.

Zu wissen, wie sich Ihr Zyklus anfühlt, kann Ihnen helfen, einen Energieplan für den gesamten Monat zu erstellen. Wann sind die Zeiten, in denen Sie Dinge tun sollten, die Ihnen Energie geben und dafür sorgen, dass Sie sich besser fühlen? Das kann eine entspannte Art der Bewegung wie Yoga sein, aber auch Backen oder bestimmte Musik hören. Vorwegzunehmen, was Ihr Zyklus mit sich bringt, und sich in die Lage zu versetzen, damit proaktiv umzugehen, wird Ihre Zyklusresilienz stärken. Achten Sie auf die Hinweise, die Ihnen Ihr Körper gibt, damit Sie mit etwas beginnen oder aufhören, das Auftreten von Beschwerden vermeiden oder die positiven Aspekte Ihres Zyklus bewusst nutzen können.

Leiden Sie nicht im Stillen

Mit Ihrem Zyklus verbundene Symptome sind manchmal auf Grunderkrankungen wie Endometriose zurückzuführen, ein Leiden, das durch starke Entzündungen und Schmerzen während der Periode charakterisiert ist. Diese Symptome können Ihre physische, sexuelle und geistige Gesundheit beeinträchtigen. Schockierenderweise dauert es bei einigen Frauen bis zu acht Jahre, bis sie eine Diagnose erhalten.[82]

Eine der Zyklusbeschwerden, die uns am meisten begegnen, ist das Polyzystische Ovarialsyndrom (PCOS). Es ist tatsächlich die am häufigsten auftretende endokrine Störung und betrifft sieben Prozent der Frauen im gebärfähigen Alter.[83] Bei PCOS handelt es sich nicht nur um ein Symptom, wie beispielsweise bei Eierstockzysten, sondern um ein ganzes Bündel an Symptomen. Dazu gehören ein anovulatorischer Zyklus (das heißt, während des Monatszyklus findet kein Eisprung statt) und ein Überschuss an androgenen Hormonen (wie Testosteron), der Akne, vermehrte Körperbehaarung, Haarausfall und Gewichtszunahme hervorrufen kann.[84]

Ob sie eine Grunderkrankung haben oder nicht: Frauen berichten uns sehr oft, dass sie nicht die notwendige Unterstützung für ihre mit dem Zyklus verknüpften körperlichen oder emotionalen Leiden erhalten. Sorgen Sie dafür, dass Sie bestmöglich aufgestellt sind, um die richtige Hilfe zu bekommen, indem Sie ein Zyklustagebuch führen und sich mit so viel Wissen wie möglich darüber versorgen, was mit Ihrem Körper geschieht. Fazit: Beeinträchtigen Ihre Zyklussymptome Ihren Alltag, dann sollten Sie sich nicht scheuen, Hilfe bei Ihrem Arzt oder Ihrer Ärztin zu suchen. Wenn Sie den Eindruck haben, dass Ihre Symptome nicht ausreichend ernst genommen oder dass Sie abgewimmelt werden, geben Sie nicht auf, sondern wechseln Sie die Praxis.

Schritt 4: Training rund um den Zyklus

Eines der ermutigendsten Dinge, die wir Ihnen verraten können: Ihre Leistungsfähigkeit ist bei einem gesunden Zyklus durch das Kommen und Gehen Ihres hormonellen Rhythmus nicht eingeschränkt. Es gibt Belege dafür, dass Fitness- und Performance-Kennzahlen wie Grundlagenausdauer, Kraft, Leistung oder Geschwindigkeit nicht vom hormonellen Auf und Ab beeinflusst werden,[85] und dasselbe gilt auch für Ihre kognitiven Fähigkeiten und Ihre Intelligenz.[86]

Doch dass Ihr Körper in der Lage ist, Leistung zu erbringen, bedeutet nicht unbedingt, dass Sie das immer so empfinden oder dass Ihr Zyklus Ihnen keine Herausforderungen vor die Füße wirft und Sie aus der Bahn bringt. Es nützt Ihnen nichts, in der Form Ihres Lebens zu sein, um Ihre persönliche Bestleistung beim Parkrun zu laufen, wenn Sie sich vor Regelschmerzen krümmen. Sie können auch nicht erwarten, dasselbe Tempo und dieselbe Energie aufzubringen, zu denen Sie normalerweise fähig wären, wenn Sie sich aufgebläht und träge fühlen. Aufgrund der Art und Weise, wie Hormone Faktoren wie die Stimmung, den Stoffwechsel und die Motivation beeinflussen, müssen die Strategien, die Sie sich angewöhnen sollten, um das Beste aus sich herauszuholen, an verschiedenen Tagen des Zyklus unterschiedlich aussehen. Was oder wann Sie essen, wie viel Schlaf Sie benötigen, wie Sie mit Ängsten umgehen, wie Sie sich auf das Training vorbereiten oder davon erholen – all das kann entsprechend der über den Zyklus hinweg wechselnden Physiologie von Tag zu Tag variieren. Wenn Sie sich auf Ihr Zykluserleben einlassen und erkennen, was für eine Superkraft darin steckt und was Sie tun können, um mit herausfordernden Symptomen umzugehen, kann jeder Tag auf dem Siegertreppchen enden. Statt eine sich selbst erfüllende Prophezeiung heraufzubeschwören – »Während dieser Zyklusphase versemmle ich immer meine Torschüsse.« Oder: »Mein Zyklus beeinträchtigt meine Koordination« –, könnten Sie die Erzählung umschreiben: »Was muss ich anders machen, um mich an den Tagen in meinem Zyklus auf Torschüsse vorzubereiten, an denen ich ein bisschen ungeschickter bin als sonst?« Oder: »Wie kann ich freundlicher zu mir sein, wenn ich an diesen Tagen nicht so gut spiele? Denn ich weiß, dass ich normalerweise ziemlich gut bin, und ich bin stolz darauf, dass ich angetreten bin und mein Bestes gegeben habe.«

Eine universelle Trainingsvorlage?

Eines der ersten Dinge, die Sportlerinnen und Trainer:innen uns fragen: Wie sie das Training rund um den Zyklus gestalten sollen. Uns ist bewusst, dass sie erwarten, nun »den Plan« in die Hand gedrückt zu bekommen. An diesem Punkt müssen wir Ihre Erwartungen jedoch erst einmal enttäuschen und erklären, dass jede Frau ihren Zyklus anders erlebt und dass der »Plan« von daher individuell auf sie zugeschnitten sein muss. Zweitens liegt die Basis von Gesundheit, Fitness und Spitzenleistungen darin, die ersten drei Schritte in diesem Kapitel gut zu befolgen: sich Wissen aneignen, den Zyklus dokumentieren und verstehen und die Symptome regulieren. Training im Einklang mit Ihrem Zyklus ist die Kirsche auf der Sahne – nicht das A und O und ganz bestimmt nichts, was man bis zur Besessenheit verfolgen müsste. Doch es kann natürlich eine hervorragende Methode sein, um das Gefühl zu bekommen, mit dem eigenen Körper zu arbeiten, nicht gegen ihn.

Östrogen ist ein Fan von HIT

Mithilfe von Stoffwechselprozessen verwandelt unser Körper das, was wir essen und trinken, in die Energie, die wir zum Funktionieren benötigen. Der Stoffwechsel wird durch die Zyklusphasen beeinflusst, und Studien legen nahe, dass unser Körper in bestimmten Phasen Kohlenhydrate oder Fette leichter verstoffwechselt, um uns für unser Training fit zu machen.[87]

In der Follikelphase, also im Allgemeinen in der zweiten Zykluswoche, wenn der Östrogenspiegel hoch ist, wird mehr Glukose (ein Kohlenhydrat) als Energielieferant in unsere Muskelfasern transportiert. Es gibt Studienergebnisse, die darauf hindeuten, dass dies unsere Fähigkeit verbessern kann, hochintensives Training zu absolvieren. Ein solches Training verlangt nämlich als Hauptbrennstoff Kohlenhydrate, von denen wir schnell Energie bekommen.[88] Für manche Frauen kann sich hochintensives Training in dieser Zyklusphase richtig gut anfühlen. Bei Fett dauert es länger, bis es in Energie umgewandelt wird, daher können wir die Energie für das

HIT also nicht nehmen. Die größeren Fettreserven von Frauen bedeuten, dass unsere Körper sehr gut für weniger intensive, dafür länger andauernde sportliche Aktivitäten geeignet sind.

Da der Körper in der ersten Zyklushälfte besonders gut darin ist, Kohlenhydrate zu verwerten, sie also schnell verbrennt, müssen Sie bei längeren Trainingseinheiten bewusst dafür sorgen, dass Ihr Energielevel nicht absinkt. Sie sollten das Training bereits ausreichend versorgt beginnen, indem Sie etwa eine Stunde davor eine kohlenhydratreiche Haupt- oder Zwischenmahlzeit zu sich nehmen und auch währenddessen zu einem geeigneten Zeitpunkt mit einem Snack Ihre Reserven auffüllen.

Die perfekte Erholung

Östrogen ist wieder am Start, wenn es um die Erholung geht: Dann ist es unser Freund mit gewissen Vorzügen. Es verbessert die Regenerationsfähigkeit der Muskeln durch die Aktivierung und Vermehrung von Satellitenzellen – Zellen, die sich zu Skelettmuskelzellen entwickeln können. Diese helfen im Grunde, die Muskeln bei Mikrotraumata – unvermeidliche winzige Verletzungen durch hartes Training oder ungewohnte Bewegungen – zu reparieren. Östrogen hat außerdem eine antioxidative Wirkung, was die durch unsere Workouts verursachten Muskelschäden reduziert. All dies bedeutet, dass der Erholungsprozess nach dem Training in der ersten Zyklushälfte effizienter verläuft.

Muskelkater kennen Sie sicher gut – er setzt ein, wenn Sie ein neues oder herausforderndes Workout absolvieren. Der Schmerz in den beanspruchten Muskeln tritt am Folgetag auf und wird manchmal einen Tag darauf noch intensiver. Er weist auf beim Training in Ihren Muskeln entstandene Mikrotraumata hin. Auch wenn er sich nicht toll anfühlt, ist er ein Zeichen dafür, dass sich Ihr Körper von dieser Erfahrung erholt und an Ihr Training anpasst, also stärker und fitter wird. Wissenschaftler:innen haben herausgefunden, dass Östrogen uns möglicherweise vor solchen Miniverletzungen der Muskeln nach dem Training schützt. Als ein Marker im Blut für

Muskelverletzungen gemessen wurde, war dessen Konzentration in den Zyklusphasen, in denen am meisten Östrogen produziert wird, geringer.[89] In der ersten Phase, der Follikelphase, unterstützen also die großartigen Eigenschaften des Östrogens Ihre Muskeln bei der Erholung.

Den Zyklus bewusst wahrzunehmen, kann Ihnen helfen zu registrieren, wie Ihr Körper zu gewissen Zeiten auf Workouts reagiert. Regenerieren Sie schneller zu bestimmten Zeitpunkten im Zyklus, oder haben Sie weniger Muskelschmerzen nach einer Trainingssession, sei es HIT oder ein langer Trainingslauf? Wenn Sie die Gründe dahinter verstehen, können Sie mehr aus Ihrem Training herausholen: In der ersten Zyklushälfte könnten Sie die Erholungsphasen zwischen fordernden Sessions verkürzen oder Einheiten entsprechend Ihrem Allgemeinbefinden legen. Beobachten Sie Ihren eigenen Zyklus und wie Sie sich fühlen; verlassen Sie sich nicht einfach darauf, was wir sagen. Ihr Körper wird Ihnen mitteilen, wie schnell er sich erholt und ob Sie für die nächste Trainingseinheit bereit sind. Hören Sie auf ihn – denn wenn Sie sich keine ausreichende Erholungspause erlauben und nicht genügend Energie für eine Trainingssession haben, kann das zu Krankheiten und Verletzungen führen.[90]

KRAFT – das Follikelphasentraining

Angesichts der förderlichen Wirkung, die Östrogen auf hochintensive Workouts und die Erholung danach hat, wollten einige Wissenschaftler:innen wissen, ob diese Effekte genutzt werden könnten, um unser Trainingsprogramm zu optimieren. Nur wenige aktuelle Studien sind dieser Frage gewidmet, aber ihre Ergebnisse sind einheitlich: Wenn Sie mehr Kraft- oder Resistenztrainings in der Follikelphase – der ersten Zyklushälfte – und weniger in der Lutealphase – der zweiten Zyklushälfte – absolvieren, erreichen Sie größere Zuwächse an Kraft und Muskelumfang, als wenn Sie dieselbe Anzahl von Einheiten über den gesamten Zyklus verteilen.[91] Wir drei nennen das »Kraftworkout richtig anstrengend – aka Follikeltraining«

(KRAFT). Es ist ziemlich revolutionär, mithilfe der Zyklusphysiologie die Trainingseffekte zu verstärken – allein schon den Zyklus zu dokumentieren und die daraus gewonnenen Erkenntnisse zu nutzen, um schlauer und besser zu trainieren, ist revolutionär, Punktum –, aber KRAFT legt noch einmal eine Schippe drauf.

Die Forschung dazu hat insbesondere gezeigt: Fanden die Krafttrainingseinheiten jeden zweiten Tag oder achtmal in der ersten Zyklushälfte statt sowie ein- oder zweimal wöchentlich in der zweiten Zyklushälfte, statt gleichmäßig über den gesamten Zyklus verteilt oder mit mehr Einheiten in der zweiten Zyklushälfte, waren die Zuwächse besonders hoch. Und wir reden nicht von kleinen Sprüngen: In einer Studie verbesserte sich die Maximalkraft um 40 Prozent, wenn häufiger in der Follikelphase und seltener in der Lutealphase trainiert wurde, verglichen mit 27 Prozent Kraftzunahme, wenn dieses Muster umgekehrt wurde.[92] In einer anderen Studie wurde das häufigere Training in der Follikelphase einem Training gegenübergestellt, das den ganzen Zyklus über alle drei Tage stattfand. Hier zeigte sich, dass sich die maximale Beinmuskelkraft um über 30 Prozent beim Follikelphasentraining im Vergleich zu 13 Prozent bei den gleichmäßig verteilten Einheiten verbesserte.[93] In beiden Studien nahm der Querschnitt der Muskeln – also ihre Dicke – in den KRAFT-Einheiten stärker zu. Wenn Sie also acht bis zwölf Einheiten Krafttraining pro Monat machen, sollten Sie einmal probeweise drei Viertel davon in die ersten zwei Wochen Ihres Zyklus legen und schauen, wie es für Sie läuft. Möglicherweise stellen Sie eine bessere Adaptation fest; im schlimmsten Fall machen sie den Studien zufolge bloß dieselben Fortschritte wie beim gleichmäßig verteilten Training. Falls Sie also flexibel sein können, lohnt es sich vielleicht, ein wenig mit dem Trainingsplan zu spielen, um zu schauen, ob dieser Ansatz etwas für Sie ist.

Natürlich muss das häufige HIT-Training in der ersten Zyklushälfte von ausreichenden Erholungspausen begleitet werden – das sind die Momente, in denen die magische Adaptation stattfindet –, und Sie sollten auf Ihre Ernährung achten, um die Heilung und das

Wachstum Ihres Körpers zu unterstützen. Als Frauen benötigen wir mehr Protein nach dem Training als Männer, und zwar in Kombination mit Kohlenhydraten innerhalb einer halben Stunde nach dem Ende des Workouts.[94] Dies ist das Zeitfenster, um sich Energie für die optimale Regeneration zuzuführen. In dieser Zeit können die Muskeln rasch die Nährstoffe aus der Nahrung absorbieren. Je länger Sie warten, desto weniger erfolgreich werden Sie Ihren müden Muskeln neue Energie liefern. Nehmen Sie also nach einem Workout Kohlenhydrate und Protein zu sich, und geben Sie Ihren Muskeln damit, was sie benötigen, um zu regenerieren, zu wachsen und Schäden zu begrenzen.[95] 30 Minuten sind nicht lang, wenn man noch kurz mit den anderen Teammitgliedern spricht, duscht und das Essen zubereitet. Die einzige Art und Weise, wie es Baz während ihrer aktiven Ruderzeit gelang, dieses Zeitfenster nicht zu verpassen, waren vorbereitete Mahlzeiten, die sie mit zum Training nahm und die auf sie warteten, wenn sie aus dem Wasser stieg. So schaffte sie es trotz der langen Besprechungen nach dem Training immer, ihre Speicher innerhalb einer halben Stunde aufzufüllen. Denken Sie daran: Wenn Sie es mit der Erholung und Ihrer Ernährung nicht so genau nehmen – besonders wenn Sie sich für KRAFT entscheiden –, riskieren Sie unter Umständen Verletzungen oder Krankheiten. Also sorgen Sie, wenn Sie mit Ihrem Trainingsplan experimentieren, dafür, dass Sie nicht nur einzelne Elemente berücksichtigen, sondern das Gesamtpaket.

Wie bei jedem Trainingsprogramm funktioniert KRAFT nicht bei allen Frauen gleich – es gibt dabei immer eine natürliche Verteilung verschiedener Reaktionen. Um den Mittelwert sammeln sich viele Menschen, die durchschnittliche Fortschritte erleben; bei manchen ist die Anpassung stärker, bei anderen geringer ausgeprägt. Wir wissen auch, dass nicht jede von uns die Möglichkeit hat, ihr Training flexibel nach ihrem Zyklus auszurichten. Dennoch finden wir es spannend zu wissen, dass die weibliche Physiologie in der ersten Zyklushälfte wirklich auf Ihrer Seite ist. Das sollte sich wie eine Superkraft anfühlen.

Machen Sie sich locker!

Östrogen hat bisher eine ziemlich gute Scorekarte – gute Stimmung, Trainingsmotivation und bessere Regeneration. Seine unterstützende Wirkung bei Muskelaufbau und -erholung schützt allerdings zwar vor Muskelverletzungen, aber es hat einen schädlichen Effekt auf Kollagen, den Hauptbestandteil von Bindegewebe wie Bändern und Sehnen. Es gibt Forschung, die darauf hindeutet, dass Östrogen das Kollagen elastischer werden lässt, was ein Risikofaktor für Gelenkverletzungen durch Instabilität sein kann.[96] Während die Dehnbarkeit des Bindegewebes bei Männern konstant bleibt, nimmt sie bei Frauen in der späten Follikelphase, wenn die Östrogenproduktion hoch ist, um etwa fünf Millimeter zu. Einigen Studien zufolge steigt aber das Risiko für Kreuzbandverletzungen pro 1,3 Millimeter zusätzlicher Elastizität um das Vierfache.[97]

Bevor Sie sich jetzt Knieschoner und Polsterfolie für diese Zykluswoche zulegen – das Verletzungsrisiko hat nicht nur mit einem hohen Östrogenspiegel zu tun. Frauen stürzen nicht in jedem Zyklus mit buchstäblich »weichen Knien«. Verletzungen sind komplex und entstehen durch ein Zusammenwirken mehrerer Risikofaktoren, von denen die schwankende Östrogenproduktion nur einer ist. Statt davon auszugehen, dass Ihre Verletzungsgefahr unmittelbar vor dem Eisprung größer ist, fragen Sie sich lieber, wie Ihre persönliche Zykluserfahrung aussieht. Wir haben mit Frauen gearbeitet, die mit wiederkehrenden Wehwehchen zu kämpfen haben wie Schmerzen im unteren Rücken oder verspannten Hamstrings (den Muskeln auf der Oberschenkelrückseite). Bei der Physiotherapie wird nach der muskuloskelettalen Ursache für die Verletzung gesucht. Gleicht man als Frau das Auftreten der Symptome aber mit seinen Zyklusaufzeichnungen ab, kann dies zeigen, dass die Beschwerden immer wieder in derselben Phase akut werden. Eine minimal ausgeprägtere Instabilität der Gelenke rund um das Becken kann eine leichte Kippung verursachen. Dadurch sind die Muskeln nicht mehr optimal ausgerichtet, und Rückenschmerzen oder Probleme mit den Hamstrings können wieder aufflammen, was sich nach ein paar Tagen aber auch wieder beruhigt. Haben Sie Beschwerden, die regelmäßig in dieser Zyklusphase in Erscheinung treten, dann ist das eine wertvolle Erkenntnis, die sie nutzen können, um damit vorausschauend umzugehen. Tapen Sie beispielsweise den Muskel oder das Gelenk in dieser Zeit sorgfältiger, lassen Sie sich mehr Massagen geben oder absolvieren Sie ein umfassenderes Aufwärmprogramm. Kennen Sie Ihren Zyklus, wissen Sie, was mit Ihnen geschieht, dann können Sie tun, was auch immer in Ihrem Fall nötig ist.

Calamity Jane

In der zweiten Zyklushälfte kann das Progesteron für eine leichte Einschränkung in der Geschicklichkeit und der Koordination verantwortlich sein. Emma erfuhr davon in einem Gespräch mit einem Hockeytrainer, der sagte, er wisse durch ihre Spielweise, wann sich Mitglieder seiner Mannschaft in dieser Zyklusphase befänden. Ihm war aufgefallen, dass bei manchen Frauen zeitweise die Geschicklichkeit unter Druck nachließ. Sie waren dann nicht ganz so gut darin, Spielbewegungen oder die Bewegungen anderer Spielerinnen zu antizipieren, und immer stellte sich heraus, dass sie sich in dieser Phase ihres Zyklus befanden. Eine andere Trainerin erwähnte, dass eine Bogenschützin in dieser Zeit immer ein wenig das Gefühl für den Bogen verlor.

Beide verwendeten dieselbe Formulierung, »ganz leicht daneben liegen« – es war also nichts Schlimmes, aber dennoch eine geringfügige Abweichung von einer ansonsten gleichbleibenden und fein abgestimmten Performance. Zum Einfluss von Progesteron auf die Leistung in Sportarten, bei denen es auf Geschicklichkeit ankommt, existiert kaum Forschung. Studien haben jedoch gezeigt, dass er mit der Wirkung des Hormons auf das Gehirn zusammenhängen könnte.[98] Das Wesentliche ist, sich bewusst zu machen, wie Ihr Zyklus Sie beeinflusst. Sind Sie zu bestimmten Zeiten im Monat ungeschickter oder stellen fest, dass Ihre Koordination schlechter ist, und das immer wieder, dann können Sie diesbezüglich etwas unternehmen.

Möglicherweise hilft ihnen Koffein,[99] da es Aufmerksamkeit und Kognition verbessern kann, oder Ausdauertraining, wodurch sich die Signalübertragung im Gehirn verbessert,[100] oder Sie fügen Ihrem Warm-up Bestandteile hinzu, die Ihrem neuromuskulären System einheizen. Aktivitäten, die starke Muskelkontraktionen beinhalten, Geschicklichkeit oder Mobilität erfordern, sind besonders sinnvoll.[101] Wenn Sie über den Einfluss des Zyklus auf Ihre Koordination Bescheid wissen und in dieser Zeit ein großes Turnier oder ein anderes Sportereignis vor Ihnen liegt, können Sie den Wettkampftag gezielt planen, den Snack vorher um etwas Koffeinhaltiges ergänzen und mehr Ausdauer sowie Übungen, die Ihr Nervensystem wach machen, in Ihr Aufwärmprogramm einbauen.

Mannschaftsziele

Wenn wir den Trainer:innen gesagt haben, dass es keine universelle Vorlage für zyklusorientiertes Training gibt, ist die nächste Frage: »Wie um Himmels willen soll ich das Training um den Zyklus herum organisieren, wenn ich es mit einem Team von 30 Frauen zu tun habe?« Es stimmt: Es ist unrealistisch zu glauben, dass es in einer Mannschaftskonstellation möglich sei, das Krafttraining in die erste Zyklushälfte zu legen und für jeden einzelnen Zyklus ein individuelles Programm auf die Beine zu stellen. Das wäre völliger Wahnsinn! In diesen Gruppensituationen haben wir beobachtet, dass Trainer:innen beim Krafttraining mit Ergänzungsmöglichkeiten für Frauen in der Follikelphase arbeiten, die das Gefühl haben, an diesem Punkt in ihrem Zyklus mehr leisten und sich gut erholen zu können.

Im Endeffekt ist die beste Methode, zyklusorientiertes Training in einem Teamsetting anzuwenden, alle Mitglieder zu ermuntern, die Erkenntnisse aus der Zyklusdokumentation anzuwenden und (a) die eigenen Symptome proaktiv anzugehen, sodass sie zum Training kommen und in der Lage sind, ihr Bestes zu geben, und (b) zu wissen, wann der richtige Zeitpunkt ist, um sich richtig zu verausgaben. Diese persönliche Erfahrung zu gewinnen und zu nutzen, um jeden Trainingstag bestmöglich zu gestalten, ist etwas, was jedes Teammitglied für sich selbst tun kann. Eine Sportlerin könnte beispielsweise zum Training erscheinen und vorher eine Viertelstunde Yogaübungen eingeschoben haben, weil sie für sich weiß, dass dies eine hervorragende Methode ist, ihre Regelschmerzen zu lindern. Eine andere hat vielleicht unterwegs Musik für mehr Power gehört, eine dritte könnte auf Koffein verzichtet haben, weil sie weiß, dass es ihre Beschwerden auslöst, während eine vierte vor dem Training einen Kaffee getrunken haben könnte, weil dies ihre Ungeschicklichkeit an diesem Punkt in ihrem Zyklus etwas auffängt. Die fünfte könnte darum bitten, die Fitnesseinheit für die Mannschaft anführen zu dürfen, weil sie sich hervorragend fühlt und ihre Energie dafür einsetzen möchte, andere zu motivieren. Wenn jede Einzelne auf ihren Zyklus achtet und mit ihm arbeitet, kann die gesamte Mannschaft profitieren.

Wie Sie Ihren Monatszyklus meistern

- Führen Sie ein Zyklustagebuch
  Daten sind das A und O, und je mehr Informationen Sie über Ihren Körper besitzen, desto besser.

- Seien Sie an jedem Zyklustag die beste Version Ihrer selbst
  Wir überlassen unseren Erfolg nicht mehr dem Zufall. Mittlerweile wissen wir so viel darüber, was Ihnen helfen kann, die Zyklusbeschwerden gut in den Griff zu bekommen, dass Sie jederzeit die optimalen Maßnahmen für sich ergreifen können.

- Sprechen Sie es an
  Falls das für Sie relevant ist, sprechen Sie mit anderen über Ihren Zyklus – mit Ihrem Partner oder Ihrer Partnerin, Ihren Kolleg:innen, Manager:innen, Trainer:innen oder Physiotherapeut:innen. Wenn Sie glauben, es könnte für diese Menschen hilfreich sein zu verstehen, was aufgrund Ihres Zyklus mit Ihnen geschieht, und ihnen helfen, Ihnen zu helfen, dann reden Sie mit ihnen darüber.

Kapitel 4

Ihr Körper und Empfängnisverhütung

»Hallo, ich bin die ...«

Ähnlich wie bei Zendaya, Rihanna und Adele wissen alle, wer oder was gemeint ist, wenn von *der Pille* die Rede ist. In der modernen Medizin sind Hunderttausende anderer Tabletten erhältlich, doch erwähnt man »die Pille«, ist sofort klar, um welche es geht. Das ist bemerkenswert. Seit ihrer Einführung in den 1950er-Jahren hat die Entwicklung der hormonellen Empfängnisverhütung große Veränderungen für die Selbstbestimmung der Frau bei der Familienplanung bewirkt. Anders als das Kondom, das vorrangig in der Hand der Männer lag, ermöglichte die Pille den Frauen die Kontrolle über diesen Aspekt ihres Körpers. Dank ihr konnte der Sex vollkommen vom Kinderzeugen abgekoppelt werden. Die Pille forderte soziale, politische und religiöse Ansichten über die Frau heraus.

Die Pille markierte auch den Beginn einer wahren Explosion hormoneller Verhütungsmittel. Durch ihre weitere Verbreitung erfuhren wir mehr über die möglichen Nebenwirkungen synthetischen Östrogens und Gestagens und darüber, welche Dosen für Frauen sicher, verträglich und wirksam waren. Mit Beginn der 1990er-Jahre wurden neue hormonelle Verhütungsmethoden eingeführt, von denen einige – anders als die Pille, die täglich eingenommen werden muss –, über einen längeren Zeitraum Hormone abgeben, wie Implantate oder Vorrichtungen, die in die Gebärmutter eingeführt werden.

Die Pille wurde bald nicht mehr ausschließlich für die Verhütung genutzt, sondern um den Menstruationszyklus vorhersehbarer zu machen und damit zusammenhängende Beschwerden oder starke Blutungen, die sich deutlich auf das Leben der Frauen auswirkten, abzumildern. Und sie wurde verschrieben, um andere medizinische Probleme wie Akne oder Endometriose zu behandeln.

Die Einführung hormoneller Verhütung an sich war eine Revolution, doch wir glauben, dass eine weitere Revolution noch aussteht: Dahin gehend, wie und ob jede einzelne Frau sie für sich nutzt, und falls sie sich dafür entscheidet, welches die richtige für sie ist. Wie bei den meisten verschreibungspflichtigen Medikamenten sind Frauen oft auf die Person angewiesen, die Ihnen das Rezept ausstellt – deren Vorlieben, ihr Budget und ihre Beobachtungen, was bei anderen funktioniert hat. Oft basieren unsere Entscheidungen auch auf Erfahrungsberichten von Freundinnen. Damit wird allerdings außer Acht gelassen, welche Wirkung das Mittel auf *Ihren* Körper, *Ihre* Gesundheit und *Ihren* aktiven Lebensstil haben könnte. Bei dem Versuch, die beste Form der hormonellen Verhütung für einzelne Frauen zu finden, bleibt ein Versuch-und-Irrtum-Element. Das heißt, wir müssen etwa drei Monate oder länger testen, um herauszufinden, ob es das Richtige für uns ist. Manche Frauen leiden unter furchtbaren Nebenwirkungen, bevor Sie entscheiden, ob sie bei einer bestimmten Methode bleiben oder eine andere ausprobieren.

Es geht nicht nur um Fortpflanzung

Die Nutzung der Pille hat in den vergangenen 25 Jahren weltweit um 35 Prozent zugenommen; in Europa ist es die am weitesten verbreitete hormonelle Verhütungsmethode – dort ist sie viel gebräuchlicher als im Rest der Welt.[102] In Großbritannien verwenden 50 Prozent der aktiven Frauen im Alter von 18 bis 30 Jahren hormonelle Empfängnisverhütung, und bei aktiven Frauen in den Zwanzigern sind es bis zu 66 Prozent. Die Zahl sinkt bei Frauen Mitte vierzig auf elf Prozent.

Aufgrund der hohen Zahl unterschiedlicher Erfahrungen mit hormoneller Verhütung innerhalb der weiblichen Bevölkerung und auch aufgrund ihrer eigenen Geschichte mit psychischen Problemen baute Alice Pelton *The Lowdown* auf,[103] eine digitale Plattform, auf der Frauen Verhütungsmittel bewerten und glaubwürdigen Rat aus dem echten Leben über die verschiedenen Optionen austauschen können. Um die richtige Lösung für sich selbst zu finden, müssen Sie mehr über die Wirkungen hormoneller Verhütungsmittel wissen, da die physiologischen Effekte dieser synthetischen Hormone nicht nur die Fortpflanzung betreffen, sondern sich auf den ganzen Körper und somit auf Ihre Gesundheit und Ihre Leistungsfähigkeit auswirken können – im Guten wie im Schlechten. Es ist erstaunlich, wie wenig über die Wirkung auf Körper und Geist bekannt ist, die nicht direkt mit Fortpflanzung zu tun hat. In den letzten Jahren wurde viel dazu geforscht, welche Rolle sie für die nicht reproduktiven Systeme in unserem Körper spielen können. Das ist eine echte Chance für Frauen, im Kontext ihres Lebens, ihrer Beziehungen und ihrer sportlichen Ziele informierte Entscheidungen über die Wahl ihrer hormonellen Verhütungsform zu treffen.

Es ist nicht schwarz-weiß

Oft fragen uns Frauen, ob hormonelle Verhütung »gut« oder »schlecht« für sie sei oder welche Pille »besser« sei. So einfach ist das jedoch nicht. Jede Frau kann unterschiedliche Gründe dafür haben, die Pille zu nehmen. Wir beobachten allerdings häufig, dass sie als »schnelle Lösung« für moderate Zyklusbeschwerden oder, schlimmer noch, für Probleme mit einer ganz anderen Ursache angewandt wird, sodass diese Ursache letztlich unerforscht bleibt. Symptome anderer Erkrankungen oder Störungen können durch die Pille verdeckt werden, und das kann langfristig sehr schädlich sein.

In einer Studie mit dänischen Sportlerinnen nutzten 60 Prozent aller Beteiligten, die auf hormonelle Verhütung zurückgriffen, diese für das »Management« ihrer Periode, das heißt, sie sorgten dafür, dass ihr Zyklus planbarer wurde, damit sie leichter ihren aktiven Lebensstil verfolgen konnten.[104] Hormonelle Verhütung ist häufig eine exzellente Strategie für vorhersehbarere Menstruationssymptome oder Blutungen, aber es ist schon eine extreme Maßnahme, von einem gesunden Zyklus, der eine Menge Vorteile für Ihre kurz- und langfristige Gesundheit haben kann, dazu überzugehen, ihn mithilfe der Pille vollständig auszuschalten. Die meisten hormonellen Verhütungsmittel unterdrücken die körpereigene Produktion von Zyklushormonen, indem sie stattdessen synthetische Hormone abgeben. Bevor eine Frau den großen Schritt geht, zumindest zeitweise den natürlichen Zyklus aussetzen zu lassen, sollten die Vor- und Nachteile ausführlich besprochen werden, und es bedarf dazu einer guten Kenntnis aller verfügbaren hormonellen Optionen. Die meisten Frauen beginnen jedoch mit hormoneller Empfängnisverhütung, ohne besonders gut informiert zu sein..

Bevor wir auf die Wissenschaft hinter den möglichen Wirkungen hormoneller Kontrazeption auf den Körper und das Gehirn abseits der Verhütung eingehen, schauen wir uns kurz an, welche Möglichkeiten es gibt und wie sie funktionieren. Dieses Wissen ist eine gute Ausgangsposition, um nach dem zu fragen, was wir für das Beste für uns halten.

Eine Siegerkombination? Die Kombipille

Um zu verstehen, wie die Pille funktioniert, müssen wir uns noch einmal den Menstruationszyklus ins Gedächtnis rufen. In der zweiten Zyklushälfte – der Lutealphase, wenn der Progesteronspiegel hoch ist, Östrogen ebenfalls erhöht ist und der Eisprung gerade stattgefunden hat –, hört das Gehirn auf, Reproduktionssignale an die Gebärmutter zu senden, und ein neuer Zyklus beginnt. Indem sie eine synthetische Version von Östrogen und Progesteron abgibt, trickst die Pille das Gehirn täglich aus und lässt es annehmen, wir würden uns in der zweiten Zyklushälfte befinden. So bleibt das Gehirn im Modus »Zurücklehnen und Entspannen« und regt keinen Eisprung an, weil es glaubt, der sei gerade erst geschehen. Diese Verhinderung der Ovulation ist die Hauptstrategie der Pille, es nicht zu einer Schwangerschaft kommen zu lassen. Kein frei werdendes Ei bedeutet, dass es für die Spermien nichts zu befruchten gibt und kein Baby gezeugt werden kann.

Die Kombinationspille enthält eine synthetische Variante von Östrogen (in der Form von Ethinylestradiol) und von Progesteron (Progestin) und wird in verschiedenen Phasen freigesetzt: Auf 21 Tage mit den synthetischen Hormonen folgen sieben Tage, in denen wir die Pilleneinnahme entweder pausieren lassen oder Placebopillen schlucken. Dann beginnt der »Pseudozyklus« von Neuem – »Pseudozyklus« deshalb, weil die Pille unseren natürlichen Monatszyklus ja eigentlich unterdrückt.

Nehmen wir die Pille, bluten wir nur in den sieben pillenfreien oder Placebopillen-Tagen, wenn die Konzentration der synthetischen Hormone im Blut sinkt und die sogenannte Abbruchblutung oder Entzugsblutung auslöst. Diese ist in den meisten Fällen viel leichter als eine reguläre Monatsblutung, da die Gebärmutterschleimhaut nicht wie in einem natürlichen Zyklus aufgebaut wurde. Die Abbruchblutung ist keine medizinische Notwendigkeit, sondern vielmehr ein Überbleibsel aus den 1960er-Jahren, als die Pille entwickelt wurde und man glaubte, es würde die Frauen beruhigen, wenn der Pillenzyklus den natürlichen Menstruationszyklus nachahmen würde. Außerdem erhöhte es die kulturelle Akzeptanz der Pille, wenn Frauen nach wie vor einmal monatlich bluteten. Da die Gebärmutterschleimhaut bei der Anwendung von hormonellen Kontrazeptiva relativ dünn und gesund ist, gilt es heute als erwiesen, dass es keinen physiologischen oder medizinischen Grund für eine Blutung oder eine Einnahmepause gibt. Neue Richtlinien der Clinical Effectiveness Unit an der Fakultät für Sexual- und Fortpflanzungsmedizin am Royal College of Obstetricians and Gynaecologists von 2019 geben an, dass es vollkommen ungefährlich ist, keine Pause zwischen zwei Packungen zu machen.[105] Diese Richtlinien gelten für die Einphasen-Kombinationspille, bei der in jeder Pille der Packung dieselbe Hormonkonzentration enthalten ist. Dies bedeutet, dass Frauen sich aussuchen können, ob sie regelmäßige Blutungen bevorzugen oder nicht. Viele entscheiden sich dafür, keine Einnahmepausen zwischen zwei Packungen einzulegen.

Die östrogenfreie Pille

Diese Pille enthält, wie der Name schon sagt, kein Östrogen, sondern nur synthetische Gestagene (Progestine). Ihre Wirkungsweise ist ähnlich wie bei der Kombipille: Die hohe Progestinkonzentration in der Pille suggeriert Ihrem Gehirn, Sie befänden sich fortwährend in der Lutealphase. Genau wie bei dem Kombinationspräparat kommt es nicht zum Eisprung, weil der Körper glaubt, dieser läge bereits hinter ihm. Sie nehmen 28 Tage lang täglich eine Pille und gehen ohne Unterbrechung zur nächsten Packung über. Ungefähr 50 Prozent der Frauen stellen fest, dass sie mit dieser Art von Verhütung überhaupt keine Blutungen bekommen, andere haben Zwischenblutungen, die allerdings durch die Einnahme der Pille recht leicht sind und durch die Abstoßung von etwas Gebärmutterschleimhaut verursacht werden. Die frühere Generation der östrogenfreien Pille, die sogenannte Minipille, musste immer genau zur selben Zeit (innerhalb eines Zeitfensters von drei Stunden) eingenommen werden, um zu wirken. Bei der neuen Pillengeneration beträgt dieses Zeitfenster zwölf Stunden.

Progestin-Power – und wie sie sich auf Ihre Kraft und Energie auswirken kann

Die meisten Kombinationspillen enthalten dieselbe Art synthetischen Östrogens, doch das Progesteron kann sowohl in Kombipräparaten als auch in der östrogenfreien Pille durch unterschiedliche künstliche Stoffe ersetzt werden. Die verschiedenen Typen sind in vier sogenannte »Generationen« aufgeteilt worden, nach der Reihenfolge ihres Erscheinens auf dem Markt. Es ist wichtig zu wissen, welche Art von synthetischem Gestagen in Ihrer Pille steckt, da die Generationen jeweils eigene Nebenwirkungen haben können. Sich bewusst zu sein, was Ihre Pille enthält, kann Ihnen helfen, potenzielle Probleme vorwegzunehmen, bevor Sie sich entscheiden, welches Präparat Sie nehmen wollen, oder Schwierigkeiten zu begegnen, die nach Beginn der Einnahme auftreten können.

Die meisten Progestine werden nicht von Progesteron abgeleitet, sondern von Testosteron. Dies bedeutet, dass sie eine androgene Wirkung auf Ihren Körper haben können – anders gesagt, sie verhalten sich in Ihrem Körper auf dieselbe Weise, wie androgene Hormone wie Testosteron es tun würden. Das kann sich bemerkbar machen durch Akne, Gewichtszunahme und eine stärkere Körperbehaarung an Stellen, wo Sie sie als Frau möglicherweise nicht haben wollen. Die Progestine der ersten und zweiten Generation haben die intensivsten testosteronähnlichen Nebenwirkungen, während die der dritten Generation weniger für maskuline Merkmale sorgen.

Die vierte Progestingeneration ist insofern etwas anders, als sie antiandrogen wirkt, also gegenteilig wie ihre Vorgänger mit ihren vermännlichenden Effekten. Ihre chemische Zusammensetzung blockiert den Einfluss von Testosteron auf den Körper. Die Pille mit dem Progestin der vierten Generation wird häufig eingesetzt, um starke Akne oder starken Haarwuchs im Gesicht oder auf dem Körper der Frau zu behandeln. Darin ist sie sehr effektiv, der Nachteil ist jedoch, dass sie die weibliche Libido deutlich reduziert.[106]

Reversible Langzeitmethoden

Auch reversible, hormonelle Langzeitverhütungsmethoden enthalten kein Östrogen. Wenn sie implantiert oder eingesetzt wurden, wirken sie über eine lange Zeit. Nachdem sie aus dem Körper entfernt werden – und das ist jederzeit möglich –, lässt die Wirkung ihrer synthetischen Hormone allerdings rasch nach.

Das Implantat

Das Implantat ist ein Kunststoffstäbchen etwa von der Größe eines Streichholzes, das Progestin enthält. Es wird mit einem kleinen chirurgischen Eingriff mit lokaler Betäubung unter die Haut der Oberarminnenseite des nicht dominanten Arms eingesetzt. Dr. Bella bezeichnet das Implantat gerne als die »Einsetzen und Vergessen«-Verhütungsmethode – sofern Sie keine unerwünschten Nebenwirkungen haben, sind Sie für bis zu drei Jahre sowohl in Bezug auf Verhütung als auch Management der Zyklussymptome versorgt.

Wenn das Implantat – auch Hormonstäbchen genannt – eingesetzt wird, kann es zu einer leichten Blutung kommen, die bei manchen Frauen bis zu drei Monate anhält. 25 Prozent der Frauen lassen das Implantat wieder entfernen, wenn diese lang anhaltenden Blutungen bei ihnen auftreten, doch bei den meisten gehen sie irgendwann zurück, und 20 Prozent der Frauen haben danach keine weiteren Blutungen, solange sie das Implantat tragen.[107] Es ist wichtig, im Kopf zu behalten, dass dies zwar eine Langzeitmethode ist, Sie das Implantat aber jederzeit herausnehmen lassen können. Sie müssen also nicht die gesamten drei Jahre möglicher Wirkzeit abwarten, wenn Sie es nicht vertragen oder aus anderen Gründen nicht mehr wollen.

Die Hormonspirale

Eine weitere »Einsetzen und Vergessen«-Methode ist das sogenannte Intrauterin-System, besser bekannt als Hormonspirale. Bitte nicht mit der (hormonfreien) Kupferspirale verwechseln! Die Hormonspirale ist ein T-förmiger Kunststoffkörper, der in die Gebärmutter eingeführt wird und regelmäßig eine sehr geringe Menge Progestin direkt in die Gebärmutterschleimhaut abgibt. Im Gegensatz zur Pille verhindert die Spirale nicht den Eisprung. Stattdessen sorgt sie dafür, dass die Gebärmutterschleimhaut dünn – und dennoch gesund – bleibt, sodass sich darin kein befruchtetes Ei einnisten und keine Schwangerschaft entwickeln kann. Sie verdickt auch den Zervixschleim, sodass das Sperma erst gar nicht eindringt.

Sobald die Spirale eingesetzt wurde, gibt sie Progestin in die Gebärmutter ab und regt die Abstoßung jeglicher dort vorhandener Schleimhaut an, damit diese so dünn wird, dass keine Schwangerschaft möglich ist. Dadurch erleben viele Frauen nach dem Einsetzen der Hormonspirale eine Blutung ähnlich wie bei der Menstruation.

Da die Gebärmutterschleimhaut mit der Hormonspirale nicht wieder aufgebaut wird, ist die Periode bei vielen Frauen weniger stark oder gar nicht vorhanden. Deshalb wird sie häufig Frauen mit starken Blutungen empfohlen. Einmal eingesetzt ist die Spirale fünf Jahre lang wirksam.

Der Hauptunterschied zwischen einer Hormonspirale und anderen Implantaten oder der Pille ist, dass sie eine kleine Dosis Progestin direkt in den Uterus freigibt. Es wird nicht einmal durch den ganzen Körper geschickt und beeinflusst Ihre natürliche Hormonantwort deshalb weniger stark. Nach ungefähr einem Jahr mit Hormonspirale beginnt das Gehirn wieder, alle gewohnten Signale an die Eierstöcke zu senden, und ein natürlicher Hormonproduktionsrhythmus wird erneut in Gang gesetzt, wegen der dünnen Gebärmutterschleimhaut jedoch ohne Periode. In einer Studie mit Frauen, denen eine Hormonspirale eingesetzt worden war, hatten ein Jahr nach dem Einsetzen 45 Prozent einen Zyklus mit Eisprung (die Zyklushormone machten also ihr gewohntes Ding), in einer anderen Studie 75 Prozent.[108]

Für Ihren Arzt oder Ihre Ärztin ist es einfach, die Spirale bei Bedarf wieder zu entfernen – entweder nach Ablauf der fünf Jahre oder, wenn Sie möchten, auch früher.

Wir finden, dass die Hormonspirale eine ausgezeichnete Kombination aus Empfängnisverhütung – sie ist eine der sichersten Verhütungsmethoden, die es derzeit gibt – und Symptommanagement bietet. Hinzu kommen der Bonus eines natürlichen Zyklus und die Vorteile der monatlichen Östrogen- und Progesteronspitzen. Leider schreckt das Einsetzen viele Frauen ab. Einige empfinden es als sehr schmerzhaft oder unangenehm, besonders wenn sie noch keine Kinder hatten. Die Spirale wird durch die Öffnung im Muttermund geschoben, was häufig für bis zu zehn Sekunden einen intensiven Schmerz, vergleichbar mit Regelschmerzen, hervorruft. Manche Frauen leiden noch einige Stunden nach dem Einsetzen unter Schmerzen und Krämpfen. Würden Sie zehn Frauen nach ihren Erfahrungen damit befragen, bekämen Sie zehn verschiedene Antworten. Diese würden von einem kaum spürbaren Eingriff bis zu Schmerzen reichen, die beinahe zur Ohnmacht führten. Übrigens gibt es Spiralen verschiedener Hersteller, und manche sind bei einem kleineren oder festeren Muttermund leichter einzuführen.

Die Berichte über Frauen, die starke bis unerträgliche Schmerzen beim Einsetzen empfanden, haben zu wichtigen Überarbeitungen und Diskussionen über die Art und Weise geführt, wie dies geschieht. Fakt ist, dass keine Frau jemals starke oder gar unerträgliche Schmerzen erleiden sollte, wenn sie die Hormonspirale bekommt (übrigens auch bei keinem anderen medizinischen Eingriff). Deshalb sollte das Verfahren vorher gut besprochen und geplant werden. Die Mehrheit der Frauen, die dies bei Bella durchführen lassen, vertragen das Einsetzen sehr gut und benötigen keine zusätzliche Schmerzlinderung. Dazu gehört, eine halbe Stunde vor dem Eingriff ein NSAR (wie Ibuprofen) zu nehmen, ein Gel oder Spray mit Lidocain anzuwenden, um den Muttermund während es Eingriffs zu schützen, oder in manchen Fällen eine lokale Betäubung des Muttermunds, damit dort gar nichts mehr zu spüren ist. Die meisten Hormonspiralen können Sie sich bei Ihrem Frauenarzt oder Ihrer Frauenärztin oder in einer Klinik für sexuelle Gesundheit einsetzen lassen. Falls nötig können Sie aber auch ins Krankenhaus gehen und den Eingriff unter einer kurzen Sedierung oder unter Vollnarkose machen lassen. Das Wichtigste ist in diesem Zusammenhang, dass keine Frau stillschweigend eine schmerzhafte Prozedur über sich ergehen lassen sollte, sondern darauf hinweisen sollte, wenn sie Schmerzen hat. Lassen Sie sich also nicht von Bedenken wegen des Einsetzens von der Hormonspirale abhalten, wenn sie ansonsten eine gute Lösung für Sie wäre. Sprechen Sie mit Ihrem Arzt oder Ihrer Ärztin über Ihre Befürchtungen, und schauen Sie, ob die Spirale auf eine Art und Weise eingesetzt werden kann, die zu Ihnen passt.

Die Dreimonatsspritze (Depotspritze)

In Deutschland sind derzeit drei Arten von Verhütungsspritzen erhältlich. Alle drei enthalten Progestin und werden alle acht bis zwölf Wochen gegeben. Dafür müssten Sie also regelmäßig in eine gynäkologische Praxis oder in eine Klinik gehen. Die Vorteile der Injektion sind, ähnlich wie beim Implantat oder der Hormonspirale, dass die Wirkung lange anhält und dass sie sehr effektiv ist. Allerdings lässt sie sich nicht unterbrechen.

Als Emma im olympischen und paralympischen Sport tätig war, stellte sie fest, dass man Frauen in diesem Bereich ungern die Spritze gegeben hat. Studien zeigen nämlich, dass sie sich negativ auf die Knochendichte auswirkt und somit das Risiko von Frakturen erhöht.[109] Diese Nebenwirkung steigerte sich, je länger die Spritze angewandt wurde, und ist möglicherweise nicht reversibel. Das ist besorgniserregend für junge Frauen, denn wir bauen unsere Knochendichte bis zum Alter von 30 Jahren auf, und danach nimmt sie leider ab. Gute Ernährung und Sport können den Abbau verlangsamen, aber wirklich entscheidend ist vor allem, dass Ihre Knochendichte so hoch wie möglich ist, wenn sie mit dreißig den Höhepunkt erreicht. Behindern Sie den Prozess vorher durch die Wahl der Verhütungsmethode (oder durch Ausbleiben der Periode, die sogenannte Amenorrhö), verspielen Sie Ihre Chance auf eine maximal hohe Knochendichte. Für ältere Frauen wiederum ist die

Erhaltung der Knochenmasse ein enorm wichtiger Faktor für Gesundheit und Wohlbefinden, daher noch einmal: Das Risiko eines Verlusts von Knochendichte durch die Verhütungsspritze sollten Sie ernstnehmen. Daher wird auch dringend empfohlen, die Injektionen nicht länger als zwei Jahre zu nutzen, und darauf hingewiesen, dass Produkte dieser Art das Risiko für Osteoporose und Knochenbrüche im Alter erhöhen können.

Mit dem Mythos aufräumen

Um die Frauengesundheit ranken sich einige Mythen. Mit denen rund um die hormonelle Empfängnisverhütung möchten wir hier gern aufräumen.

***Mythos:* Sie haben weiter Ihre Periode, wenn Sie die Pille nehmen.**

Bei manchen Pillen haben Sie jeden Monat Blutungen, doch da die Pille den natürlichen Menstruationszyklus unterdrückt, handelt es sich dabei nicht um die Periode, sondern um eine sogenannte Entzugs- oder Abbruchblutung – das ist die Körperreaktion darauf, dass die künstlichen Hormone der Pille an den pillenfreien Zyklustagen nicht mehr verfügbar sind. Diese Blutung ist nicht Teil des menstruellen Zyklus, sondern des Pillenzyklus. Für aktive Frauen ist es wichtig zu verstehen, dass regelmäßige Blutungen bei der Verwendung hormoneller Verhütungsmethoden nicht dasselbe sind wie die reguläre Periode. Bei Frauen, die keine hormonelle Verhütung anwenden, ist die regelmäßige, reibungslose monatliche Menstruation ein Indikator dafür, dass sie insgesamt gesund sind, sich ausgewogen ernähren und genügend Energie für ihren Alltag und ihr Trainingsprogramm zuführen. Frauen, die die Pille nehmen, können die Blutungen nicht als Zeichen für eine gute Energiebalance nehmen, sondern müssen andere Wege finden, dafür zu sorgen, dass sie Ihrem Sportprogramm entsprechend ausreichend mit Nährstoffen versorgt sind und dass sie gesundheitliche Probleme nicht übergehen.

Mythos: Hormonelle Verhütung verhindert alle Zyklussymptome

Häufig stellen Frauen fest, dass sie durch hormonelle Verhütung einige ziemlich unangenehme Zyklusbeschwerden loswerden. Tatsächlich nutzt über die Hälfte der Frauen, die die Pille nehmen, sie zumindest teilweise zur Symptomlinderung.[110] Bei manchen Frauen kann hormonelle Verhütung jedoch unerwünschte Nebenwirkungen wie Dauerblutungen, Kopfschmerzen, Akne, Stimmungsschwankungen, verringerte Motivation, ein Gefühl der Gleichgültigkeit oder Gewichtsverlust gerade hervorrufen.[111]

Für Frauen, die hormonelle Verhütung zur Linderung bestimmter Zyklussymptome anwenden, kann es sehr entmutigend sein, wenn sie feststellen, dass neue, ebenso unangenehme und schmerzhafte Beschwerden auftreten. Sie sollten in diesem Fall jedoch nicht sofort davon ausgehen, dass die Pille nichts für Sie ist. Wie wir gesehen haben, gibt es viele verschiedene Arten von Pillen, und sie können sich unterschiedlich auf individuelle Frauen auswirken. Viele Frauen verzichten aus Unsicherheit nach dem ersten Versuch auf hormonelle Verhütung oder nehmen sie weiterhin, obwohl es ihnen damit nicht gut geht, statt nach Alternativen zu fragen. Also: Bitten Sie Ihren Gynäkologen oder Ihre Gynäkologin selbstbewusst um Lösungen, die wirklich zu Ihnen passen.

Noch eine letzte Sache: Wegen möglicher Nebenwirkungen und Symptome raten wir Frauen davon ab, wenn es nicht unbedingt nötig ist, kurz vor einem wichtigen Ereignis mit einem neuen hormonellen Verhütungsmittel zu beginnen. Ob Sie vorhaben, einen Marathon zu laufen, an einem Charity-Schwimmwettkampf teilnehmen oder eine neue Arbeitsstelle antreten: Planen Sie den Einstieg in die neue Verhütungsmethode möglichst sanft für Sie und sinnvoll für Ihr Vorhaben ein.

***Mythos:* Zyklusdokumentation bringt nichts, wenn man hormonell verhütet**

Auch wenn Sie keinen Menstruationszyklus haben, weil Sie hormonelle Verhütungsmethoden nutzen, ist es sinnvoll, Ihre Stimmung, Ihr Energielevel, Ihren Appetit, Ihre Libido, Trainingsmotivation, Leistung und alles andere, was für Sie relevant ist, zu notieren, wenn Sie mit einer hormonellen Verhütungsmethode beginnen oder das Mittel wechseln. Genau wie bei den Aufzeichnungen zu einem Menstruationszyklus werden Ihnen die dabei gewonnenen Einsichten helfen, zu entscheiden, ob die gewählte Methode die richtige für Sie ist. Darüber hinaus sind Sie mit einer Menge Informationen für ein eventuelles Arztgespräch gerüstet.

***Mythos:* Nach Absetzen eines hormonellen Verhütungsmittels dauert es eine Weile, bis man wieder schwanger werden kann**

Wenn Sie sexuell aktiv sind und mit einer hormonellen Empfängnisverhütung aufhören, weil sie nicht gut zu Ihren Bedürfnissen passt, sollten Sie darauf achten, sofort auf andere Weise zu verhüten. Bei Mitteln wie der Spirale, wo der Eisprung noch stattfindet, sind Sie nach der Entfernung im Regelfall schnell wieder normal fruchtbar. Sie können also sofort wieder schwanger werden. Bei anderen Methoden gibt es einen variablen Zeitrahmen, innerhalb dessen Frauen zum Zyklus mit Eisprung zurückkehren. Das kann unmittelbar nach dem Absetzen oder Herausnehmen sein, aber auch mehrere Monate dauern – beides ist im Bereich des Normalen und Gesunden.

Nicht so nebensächliche Nebenwirkungen

Als aktive Frau sollten Sie bei der Wahl des hormonellen Verhütungsmittels auch überlegen, wie die jeweiligen Nebenwirkungen Ihre Freude an oder Ihre Leistung bei Ihren sportlichen Aktivitäten beeinträchtigen könnten. Ist es beispielsweise möglich, dass Symptome auftreten, die Ihre Trainingsmotivation herabsetzen oder Ihre Muskelaufbaufähigkeit vermindern könnten? Fragen wie diese könnten in Ihr Gespräch mit Ihrem Arzt oder Ihrer Ärztin einfließen – machen Sie deutlich, dass es Ihnen wichtig ist, sportlich aktiv sein zu können, und dass Sie gern ein Verhütungsmittel hätten, das Ihre persönliche Trainings- und Leistungsfähigkeit nicht mindert.

Häufig hören wir von Frauen, die lange die Pille genommen haben und erst nach dem Absetzen merken, wie stark die Auswirkungen auf sie waren. Beispielsweise von einer Schwimmerin, die die emotionalen Hochs und Tiefs nicht mehr erleben konnte, die normalerweise mit ihrer Teilnahme an Wettkämpfen einhergingen – die Nervosität auf dem Startblock und das Hochgefühl, nachdem sie ein Rennen gewonnen hatte, waren etwas gedämpft. Oder von einer Ruderin, die uns erzählte, dass Ihre Stimmung mit der Pille permanent schlechter war, als sie ihrem Gefühl nach hätte sein können. Als sie sie abgesetzt hatte, stellte sich heraus, dass ihre Intuition richtig gewesen war. Zu ihrer großen Erleichterung normalisierte sich ihre Stimmung wieder. Oder von einer CrossFitterin, die feststellte, dass Muskelmasse und Kraft nachließen, als sie begann, die Pille zu nehmen. Die Erfahrungen dieser Frauen haben uns angespornt, uns näher mit der Wissenschaft der hormonellen Verhütung und ihren potenziellen Effekten im Freizeit- und Leistungssport zu beschäftigen.

Unsere Nachforschungen brachten einige interessante neue Erkenntnisse bezüglich des Einflusses von hormoneller Verhütung auf Gesundheit und Wohlbefinden von aktiven Frauen hervor. Wir müssen das »neu« hier betonen – wenn Sie sich in Erinnerung rufen, wie wenige Frauen bisher in der Sportwissenschaft untersucht wurden, ist das ein Bruchteil angesichts dessen, was synthetische Hormone im Körper von aktiven Frauen anrichten können. Aber wir haben genug gefunden, dass unsere Neugier geweckt war, besonders, wenn die Forschungsergebnisse zu den Erfahrungen passten, von denen Frauen uns so oft berichten. Im nächsten Abschnitt steigen wir etwas tiefer in die Nebenwirkungen ein, die häufig gar nicht so nebensächlich sind.

Die Pille zu nehmen, kann extrem stressig sein

Eine Studie mit über 200 Frauen weist darauf hin, dass die Einnahme der Pille eine hohe Produktion von Stresshormonen auslösen kann, die – so lange, wie sie die Pille nimmt – kontinuierlich im Körper der Frau zirkulieren.[112] Das sind schlechte Nachrichten. Die Folgen von chronischem Stress in Bezug auf unsere allgemeine Gesundheit sind sehr gut dokumentiert – und sie sind nicht positiv. Dauerstress kann zu chronischen Entzündungen führen, was erwiesenermaßen unsere Immunfunktion, unsere kardiovaskuläre Gesundheit und unsere kognitiven Funktionen beeinträchtigen sowie das Depressionsrisiko erhöhen kann.[113] Diese Ergebnisse werden durch eine Studie mit Frauen, die sich auf die Olympischen Spiele in Rio vorbereiteten, bestätigt. Dabei wurden Marker für Stress und Entzündung einer Gruppe von Sportlerinnen, die die Pille nahmen, mit denen einer Gruppe verglichen, deren Mitglieder einen natürlichen Zyklus hatten.[114] Die Studie ergab, dass 36 Prozent der Sportlerinnen mit Pille Marker für systemische Entzündung aufwiesen, die dreimal höher waren als die Konzentrationen im Blut der Frauen, die nicht die Pille nahmen. Auch wenn erhöhte Marker für Stress und Entzündung besonders bei sportlichen Frauen ein normaler Bestandteil des Trainings-Regenerations-Adaptations-Prozesses sind, wird die Tatsache, dass Sportlerinnen mit der Pille signifikant höhere Werte als ihre Kolleginnen ohne Pille hatten, zurzeit erforscht, um zu sehen, wie sich dies auf ihre Leistung, ihre Erholungs- und Adaptationsfähigkeit sowie auf ihre langfristige Gesundheit auswirkt.

Eins der ersten Male, dass wir davon hörten, die Pille könnte möglicherweise einen negativen Einfluss auf die Leistung haben, war in einer Fallstudie, die 2017 vorgestellt wurde. Es ging um eine Sportlerin, deren Leistung ohne ersichtlichen Grund hinter den Erwartungen zurückblieb. Sie sprach nicht gut auf das Training an.[115] Im Sport nennen wir das einen unerklärlichen Leistungsabfall – ein Sportler oder eine Sportlerin wird nicht fitter, stärker oder kraftvoller, obwohl sie oder er hart trainiert. Als dieser Sportlerin Blut abgenommen wurde, zeigte sie erhöhte Marker für oxidativen Stress und höhere Cortisolwerte, was bei Menschen mit chronischem Stress vorkommen kann und insbesondere für Sportler:innen nicht optimal ist. Eine der Strategien, um dieser Frau zu helfen, wieder fit zu werden, war die Absetzung der Pille, da diese die Basiswerte für chronischen Stress erhöhen kann. Kurz darauf sahen die Blutwerte der Sportlerin wieder normal aus, und sie litt nicht mehr unter chronischem Stress. Das Absetzen der Pille, Veränderungen der Ernährung sowie die Verbesserung der Qualität ihrer Erholung waren Teile des Gesamtpakets, das es dieser Sportlerin ermöglichte, wieder Spitzenleistungen abzuliefern. Es ist schwer zu sagen, ob das Weglassen der Pille den wichtigsten Beitrag im Maßnahmenpaket dazu leistete, aber es war definitiv ein signifikanter Faktor für ihre Genesung.

Das Leben mit seinen Höhen und Tiefen

Bei Bedrohung oder Stress übernimmt unser sympathisches Nervensystem: Unsere Nebennieren produzieren Adrenalin und sorgen damit für die Anspannung, die Sie dann spüren. Das Hormon lässt Ihr Herz rasen, beschleunigt die Atmung und erweitert die Pupillen. Dann steigen die Cortisolwerte, wodurch sich die Blutzuckerwerte erhöhen, um sofort verfügbare Energie bereitzustellen. Das ist die natürliche Kampf-oder-Flucht-Reaktion unseres Körpers. Cortisol macht sich nicht auf dieselbe Weise bemerkbar wie Adrenalin, aber es spielt eine große Rolle beim Umgang mit der Stresssituation, indem es Energie in die Bereiche des Körpers schickt, die sie brauchen, beispielsweise Ihre Muskeln. Cortisol fördert außerdem Aufmerksamkeit, Lernen und Gedächtnis. Dies bedeutet, dass es uns ermöglicht, uns zu erinnern, gleichsam in unser Gehirn einzubrennen, was den Stress verursacht hat, damit wir dieselbe Situation später als nicht mehr ganz so alarmierend oder stressig empfinden. Es hilft uns, mehr Resilienz zu entwickeln.

Interessanterweise gibt es eine Menge Belege dafür, dass Frauen, die die Pille nehmen, erhöhte Basiswerte für Cortisol haben. Sie zeigen eine dauerhaft reduzierte oder in manchen Fällen gar nicht vorhandene Cortisolreaktion auf Stress. Der Adrenalinrausch findet statt, und sie »fühlen« sich gestresst, aber die Cortisolspitze bleibt aus. Also können sie den Stress nicht managen, davon lernen oder sich daran anpassen.[116] In einer Studie führten Frauen einen Fitnesstest durch, bei dem sie Fahrrad fuhren bis zur Erschöpfung.[117] Die Hälfte von ihnen nahm die Pille, die andere Hälfte nicht. Beim Radfahren waren die physiologischen Reaktionen beider Gruppen gleich, und danach hatte sich die Stimmung wie erwartet bei allen Frauen verbessert (sportliche Betätigung ist einfach fantastisch). Bei Frauen, die die Pille nahmen, war die Cortisolantwort nach dem Radfahren jedoch deutlich niedriger als bei den Frauen in der anderen Gruppe – ihre Stressreaktion war abgestumpft. Das ist wichtig für aktive Frauen, denn die Reaktion unseres Körpers auf sportliche Betätigung, darunter auch der Anstieg von Cortisol, ist notwendig, damit wir regenerieren und uns an die Trainingsreize anpassen können – nur so bleiben wir gesund und werden gleichzeitig fitter und stärker.[118]

Mehr Muckis?

Wie es die oben erwähnte CrossFitterin erlebt hat, kann die Pille auch unsere Fähigkeit beeinträchtigen, Kraft und Muskelmasse aufzubauen. Möglicherweise hängt das damit zusammen, dass sich die Einnahme der Pille auf eine andere Gruppe von Hormonen in unserem Körper auswirkt: die Androgene. Androgene bewirken Wachstum und eben auch Muskelwachstum, sowohl bei Männern als auch bei Frauen. Wir ordnen Androgene oft als männliche Hormone ein, und tatsächlich werden sie von Männern in größeren Mengen produziert, aber auch bei Frauen kommen sie natürlicherweise in kleinen Mengen vor. Eine ihrer Aufgaben ist es, Reparatur und Wachstum von Muskeln als Reaktion auf Training zu unterstützen.

Eines der wichtigsten Androgene ist Testosteron, von dem das Progestin, das in der Pille in unterschiedlichen Konzentrationen enthaltene synthetische Gestagen, abgeleitet ist. Die Arten von Verhütungspillen, mit denen Beschwerden wie Akne oder überdurchschnittlicher Körperhaarwuchs behandelt werden, sind antiandrogen. Das heißt, sie unterdrücken den Effekt des natürlich vorkommenden Testosterons und schränken damit die Fähigkeit des Körpers ein, nach dem Training Muskeln aufzubauen.

In einer Studie fand man heraus, dass Frauen, die nicht die Pille nehmen und einen gesunden Menstruationszyklus haben, nach einem zehnwöchigen Resistenztraining bedeutend mehr Muskelmasse aufbauten als Pillennutzerinnen.[119] Bei den Frauen ohne Pille nahm die Muskelmasse nach diesem Programm um 3,5 Prozent zu, bei den Teilnehmerinnen mit Pille nur um 2,5 Prozent. Doch das interessanteste Ergebnis kam heraus, als die Forschenden sich die Gruppe näher anschauten, in der alle Probandinnen die Pille nahmen. Sie verglichen die Frauen in dieser Gruppe danach, ob sie eine antiandrogene oder eine andere Pillenform nahmen, und konnten bei der Gruppe mit der antiandrogenen Pille nach dem Zehn-Wochen-Programm keine Kraftzunahme feststellen, während die Zunahme in der Pillengruppe 2,5 Prozent betrug. Die Datenlage ist nicht ganz eindeutig, und dieses Phänomen muss noch erforscht werden, aber es ist möglich, dass der Kraftzuwachs durch die Art der Pille, die eine Frau nimmt, beeinflusst wird.

Kampf um das Körpergewicht

Wir wissen, dass das Körpergewicht im Laufe des Menstruationszyklus schwanken kann, aber es kann auch durch hormonelle Empfängnisverhütung beeinflusst werden. Die Forschung hat gezeigt, dass die Pille eine Gewichtszunahme zwar nicht direkt bewirkt, aber eventuell Verhalten verstärkt, das diese begünstigt.[120] Man geht davon aus, dass die synthetischen Hormone den Appetit verstärken, das Sättigungsgefühl reduzieren und Fettablagerungen am Bauch fördern. Wie sich das Fett im Körper verteilt, wird weitgehend von Hormonen bestimmt. Deshalb verändert sich unsere Gestalt, wenn wir als Mädchen in die Pubertät kommen, und es lagert sich mehr Fett am Hintern, auf den Hüften und in den Brüsten ein. Männer neigen dazu, das Fett in der Bauchregion zu speichern. Frauen, bei denen das durch die Einnahme der Pille geschieht, könnten daher einen der vermännlichenden Effekte des Progestins erleben.

Psychische Gesundheit und Verhütung

Einige wichtige und interessante Forschungsergebnisse zeigen, wie unser Gehirn durch hormonelle Verhütung beeinflusst wird. Es gibt Belege dafür, dass es bei Frauen, die die Pille nehmen, zu strukturellen und funktionalen Veränderungen im Gehirn kommt – insbesondere im Hippocampus, dem Teil des Gehirns, der uns hilft, zu lernen und uns zu erinnern. Pillennutzerinnen geben, verglichen mit Frauen, die auf andere Weise damit verhüten, schneller bei unlösbaren Wörterrätseln auf und schneiden bei schwierigen Aufgaben schlechter ab.[121] Wir haben mit aktiven Frauen gesprochen, die, solange sie die Pille nahmen, eine gewisse Langsamkeit beim Treffen von Entscheidungen und dem Lesen des Spiels beschrieben. Auch wenn es bisher zu dem Thema noch keine spezifischen sportwissenschaftlichen Studien gibt, besteht sicher ein Zusammenhang zwischen den Geschichten, die uns die Frauen erzählen, und der aktuellen Forschung.

Daneben existieren faszinierende Belege für die Wechselbeziehung zwischen hormoneller Empfängnisverhütung und psychischen Problemen.[122] Dänemark ist auf diesem Forschungsgebiet führend, da es ein nationales Register über verschiedene gesundheitliche und soziale Angelegenheiten all seiner Bürger:innen führt. Dadurch ist der Staat in der Lage, landesweite Studien durchzuführen, die zu wertvollen Analysen des Verhältnisses zwischen

Sozialverhalten und Gesundheit führen. Durch diese Register erfahren wir viel über die Verbindungen zwischen der Einnahme der Pille und psychischen Störungen.

In einer solchen landesweiten dänischen Studie wurde festgestellt, dass bei Frauen, die hormonelle Verhütungsmittel nutzen, mit einer um 50 Prozent erhöhten Wahrscheinlichkeit innerhalb der ersten sechs Monate der Anwendung eine Depression diagnostiziert wird. Ihnen wurden 40 Prozent mehr Antidepressiva verschrieben als Frauen mit einem natürlichen Zyklus. Die Daten aus dieser Studie zeigen auch, dass das Risiko, an einer Depression zu erkranken, bei jüngeren Frauen im Alter zwischen 15 und 19 Jahren noch größer ist. Das ist bemerkenswert, und wir fragen uns, warum wir nicht offener über dieses Risiko sprechen oder warum Ärzt:innen Frauen nicht darauf hinweisen, wenn sie ihnen das Pillenrezept ausstellen.

Im vorausgegangenen Kapitel haben wir die beruhigende Wirkung von Progesteron auf das Gehirn besprochen. Eine wachsende Anzahl von Studien zeigt, dass die Pille in denselben Schaltkreisen im Gehirn wirkt, aber auf die entgegengesetzte Art – durch sie werden wir ängstlich, fühlen uns überfordert und deprimiert. Des Weiteren machen Forschungsergebnisse deutlich, dass Frauen, die die Pille nehmen, mit höherer Wahrscheinlichkeit abgestumpfte positive Emotionen erleben und dass in den Belohnungszentren des Gehirns nicht dieselbe Aktivität stattfindet wie bei Frauen, die nicht die Pille nehmen.[123]

Alles fit?

Ihre sportliche Leistungsfähigkeit wird hinsichtlich Kraft, Schnelligkeit und Grundausdauer durch den Menstruationszyklus nicht beeinflusst, aber die Wissenschaft ist sich noch nicht sicher, ob das auch für hormonelle Verhütung gilt. Eine Forschungsübersicht mit allen Studien, in denen Fitnessmarker bei hormoneller Verhütung und dieselben Marker bei einem natürlichen Zyklus einander gegenübergestellt wurden, hat bei Einnahme der Pille »einen potenziell negativen Einfluss« auf die Leistung registriert.[124] Einige dieser Studien wurden hervorgehoben, weil ihr Aufbau sehr überzeugend war, das heißt, die Ergebnisse waren objektiv, zuverlässig und valide. Möglicherweise stachen sie hervor, weil die Qualität von 64 Prozent der Forschung zum Monatszyklus und sportlicher Leistung als moderat bis niedrig einzuordnen war. Es ist enttäuschend, dass ein so großer Teil der Forschung an aktiven Frauen nicht so stark ist, dass sie verlässliche Ergebnisse hervorbringt. Einen ausgezeichneten Aufbau wies jedoch eine Studie der University of California auf, in der die Wirkung der Pille auf die aerobe Kapazität von Frauen (ein Marker für Ausdauer) untersucht wurde.[125] Die Frauen wurden über einen kompletten Menstruationszyklus getestet, und dann nahmen alle Teilnehmerinnen vier Monate lang dieselbe Pille. Dies bedeutet, dass alle Frauen zugleich ihre eigene Kontrollgruppe darstellten – jede Frau befand sich sowohl in der Gruppe mit natürlichem Zyklus als auch in der Pillengruppe. Während die aerobe Kapazität über den natürlichen Monatszyklus hinweg stabil blieb, wie bereits aus zahlreichen anderen Studien ersichtlich war, sank sie um elf Prozent, als die Frauen mit der Einnahme der Pille begannen, und ihre Höchstleistung war bei einem Ausdauertest auf dem Rad um acht Prozent reduziert.

In einer anderen Studie, diesmal aus Kanada, wurde die aerobe Kapazität aktiver Frauen über deren gesamten natürlichen Monatszyklus gemessen, und dann nahm ein Teil der Teilnehmerinnen entweder eine Hormonpille oder ein Placebo.[126] Hier kam heraus, dass die aerobe Kapazität um 4,7 Prozent nachließ, wenn die Frauen die Pille nahmen, während sie bei der Kontrollgruppe um 1,5 Prozent stieg. Bei den Frauen der Pillengruppe erhöhte sich außerdem der Körperfettanteil.

Diese Daten sind faszinierend, denn sie legen nahe, dass es bei einigen Frauen durch die Pille neben der Empfängnisverhütung weitere messbare Auswirkungen auf den Körper gibt. Wir warten gespannt auf Forschung zu anderen hormonellen Verhütungsmitteln, damit wir die Wirkung sämtlicher Methoden auf den weiblichen Körper verstehen.

Emma

Wenn ich Sportlerinnen Forschung zum Einfluss hormoneller Verhütung auf die Physiologie und Neurobiologie der Frau zeige, fragen sie, wie sie herausfinden können, ob ihre Pille (die sie häufig seit Jahren nehmen) bei ihnen dieselben Effekte hat. Wie eine bestimmte Leistungssportlerin, die mich konsultierte, wollen sie wissen, ob sie die Pille lieber absetzen sollten. Meine Antwort darauf ist immer: Wenn Sie mit dieser Pille zurechtkommen, das heißt, wenn sie fit und gesund sind, Trainingseffekte sehen, Leistungen erbringen, mit denen Sie zufrieden sind, und sich insgesamt gut fühlen, gibt es keinen Grund, etwas zu ändern. Wahrscheinlich haben Sie mit dem, was Sie im Augenblick verwenden, eine hervorragende Lösung für sich gefunden. Die einzige Möglichkeit, um festzustellen, ob Ihre Leistungsfähigkeit beeinträchtigt ist, wäre, die Pille abzusetzen und einige Monate lang die Veränderungen zu dokumentieren, darunter Ihre Ergebnisse bei Fitnesstests und im Training. Das ist Ihre Entscheidung, die Sie nun jedoch aus einer besser informierten Position heraus treffen können.

Ihr Körper, Ihre Entscheidung

Nicht alle Frauen werden dieselben negativen Auswirkungen auf ihre Leistung erleben, wenn sie die Pille nehmen. Einige von Ihnen sind vermutlich seit Jahren oder Jahrzehnten zufrieden mit ihrer hormonellen Verhütung und haben das Gefühl, dass nichts von dem, was wir hier schreiben, auf sie zutrifft. Anderen wiederum wird allmählich klar, warum sie sich so fühlen, wie sie es tun, und können nun den Finger darauf legen – was ihnen vorher nicht möglich war.

Was auch immer für Sie gilt, wir sind überzeugt, dass Sie nun besser über hormonelle Verhütung und ihre möglichen Auswirkungen auf Sie als aktive Frau Bescheid wissen. Nun haben Sie die Macht zu entscheiden, was Sie damit anfangen wollen!

Für uns geht es darum, dass Sie all diese Informationen und Ihre persönlichen Gründe für eine hormonelle Verhütungsmethode im Kontext Ihres Lebens, Ihres Sports, Ihrer Gesundheit und Ihrer Beziehungen abwägen. Eins ist sicher: Diese umfassendere Perspektive und die jüngere Forschung sind bisher nicht im Zusammenhang mit Sport und Fitness betrachtet worden. Und wir wollen damit nicht die Tatsache verleugnen, dass die Pille, wie vielfach belegt, ein effektives Mittel zur Empfängnisverhütung ist und vielen Frauen mit bestimmten, durch Hormone ausgelösten affektiven Störungen, Endometriose, Akne und starken Regelschmerzen hilft. Doch achten Sie darauf, wenn Sie die Pille verschrieben bekommen, dass Sie zugleich alle nötigen Informationen für eine bewusste Entscheidung darüber erhalten, welche Pille für Sie die richtige sein könnte. Bewaffnen Sie sich mit den Fakten über die möglichen positiven und negativen Effekte jeder einzelnen Option, und nehmen Sie sich die Zeit, verschiedene hormonelle Verhütungsmethoden auszuprobieren, bis Sie die passende gefunden haben.

Empfängnisverhütung leicht gemacht

- Was ist das Problem?
  Denken Sie gut darüber nach, welches Problem Sie mithilfe hormoneller Verhütung eigentlich lösen wollen. Wollen Sie eine ungeplante Schwangerschaft verhindern, Zyklusbeschwerden lindern oder ist Ihnen die Periode lästig? Verläuft Ihr Zyklus nicht optimal oder haben Sie gar keinen? Wenn Sie erst einmal wissen, warum Sie hormonelle Verhütung wollen oder brauchen, können Sie eine informierte Entscheidung zu diesem Thema treffen.

- Wovor haben Sie Angst?
  Wenn Ihnen die Idee der Hormonspirale zusagt, Sie sich aber Sorgen um das Einsetzen machen, sollten Sie alle Möglichkeiten

kennen, wie Sie diesen Befürchtungen oder Schmerzen begegnen können, um diese Hindernisse für die von Ihnen bevorzugte Methode zur Empfängnisverhütung aus dem Weg zu räumen.

- Reparieren Sie nichts, was nicht kaputt ist!
  Wenn das, was Sie nehmen, für Sie funktioniert, machen Sie damit weiter. Hormonelle Verhütung ist an sich großartig, wir sollten diesbezüglich nur so aufgeklärt wie möglich sein.

- Gehen Sie ganzheitlich an die Sache heran!
  Eine umfassende Perspektive ist der beste Weg: Hormonelle Verhütung kann sich als eine sehr gute Lösung für Sie erweisen, aber vielleicht sind andere Optionen noch besser.

- Lernen Sie sich selbst kennen!
  Machen Sie sich bewusst, wie gesund Sie sind. Mit hormoneller Empfängnisverhütung erhalten Sie nicht das monatliche Signal durch die Periode, dass Ihr Körper gesund ist. Achten Sie also auf Dinge wie eine Balance zwischen Energieaufwand und Energieaufnahme, darauf, wie gut Sie sich vom Training erholen oder wie Sie mit Stress umgehen.

Kapitel 5

Beckenbodenbooster

Ein solides Fundament: der Beckenboden

An alle, die glauben, der Beckenboden sei bloß für Mütter ein Thema: falsch gedacht. Und warum sollten alle Frauen über den Beckenboden Bescheid wissen? Weil wir alle einen besitzen. Tatsächlich hat jede und jeder von uns einen, und er kann im Gegensatz beispielsweise zu Zähnen (die Sie bestimmt täglich sorgfältig pflegen, oder?) nicht ersetzt werden. Ein Viertel aller Frauen im Alter von 20 Jahren oder älter berichtet zumindest von einem Symptom für ein Beckenbodenproblem, z.B. unwillkürlichem Harnverlust.[127] Einen schwachen Beckenboden haben nicht nur Mütter oder alte Frauen – jede von uns kann davon betroffen sein. Haben Sie bis Ende dreißig keinerlei Probleme, spulen Sie einen Augenblick gedanklich ein paar Jahrzehnte vor, und Sie werden sich wünschen, Sie hätten Ihrem Beckenboden mehr Aufmerksamkeit geschenkt – glauben Sie uns. Wie so viele Bereiche unseres Körpers arbeitet er im Alter schlechter, ganz gleich, wie fit sie aktuell sind, ob Sie Kinder zur Welt gebracht haben oder das planen, ob Sie derzeit Probleme mit ihm haben oder nicht.

Wie bei so vielen Themen in diesem Buch hat vermutlich nie jemand mit Ihnen über das gesprochen, worüber wir Sie im Folgenden aufklären wollen, aber es wird Ihren Lebensstil und Ihr Wohlbefinden auf den Kopf stellen. Junge, fitte, aktive Frauen haben den Beckenboden selten auf dem Schirm, aber wir von The Well HQ sind der Meinung, das sollte sich ändern. Ungewollter Harnabgang (oder die Angst davor) führt zu Nervosität und dem Verlust von Selbstvertrauen und hält viele Frauen davon ab, den Sport zu betreiben, den sie lieben. Wir wollen Sie ermuntern, das Thema in Gespräche mit anderen Frauen einzubringen, die Sie kennen, und mit Menschen, die Sie in Bezug auf Ihre Gesundheit unterstützen – von Ärzt:innen und Pflegekräften bis hin zu Trainer:innen und Coaches.

Was für so viele wichtige Systeme des Körpers gilt, trifft auch auf den Beckenboden zu: Wir registrieren ihn nicht, solange er gesund ist, sondern werden erst auf ihn aufmerksam, wenn er nicht so arbeitet, wie er soll. Man verschwendet keinen Gedanken daran, wie gut er normalerweise seine Aufgaben erfüllt, genauso wenig, wie man nach jeder erfolgreich zerkleinerten Mahlzeit sein Verdauungssystem feiert oder seine Lungen beglückwünscht, weil sie mit dem Tempo mithalten, das man ihnen in den Intervallen beim Spinningkurs vorgibt. Doch sobald der Beckenboden nicht mehr optimal funktioniert, kann das alle möglichen unangenehmen Folgen haben, von etwas lästig bis stark einschränkend.

Das erste Zeichen für einen nicht ganz gesunden Beckenboden ist häufig der spontane Urinverlust, der unerwartet auftritt, Sie jedoch bald immer wieder daran erinnern wird, dass nicht alles in Ordnung ist. Viele Frauen greifen dann auf Einlagen zurück, und manche verändern sogar ihr Trinkverhalten, damit sie nicht auf die Toilette müssen, was beides unsere Gesundheit und unser Wohlbefinden beeinflusst und nicht das zugrunde liegende Problem beseitigt.

In einem offenen Brief an die Zeitschrift *Canadian Running* erklärte die auf Frauengesundheit spezialisierte Physiotherapeutin Julie Wiebe 2019 die Bedeutung eines dysfunktionalen Beckenbodens und schrieb, dass ungeplanter Harnverlust ein Zeichen dafür ist, dass der Körper nicht richtig arbeitet – würde man das Wort »Harnverlust« durch »Schmerz« ersetzen, würde eine

Beckenbodendysfunktion viel mehr Aufmerksamkeit bekommen.[128] Die meisten von uns, ganz sicher aber Trainer:innen und Coaches, nehmen Schmerz nicht einfach hin – er gilt als eindeutiges Signal, dass etwas unternommen werden muss. Ein suboptimal arbeitender Beckenboden sollte ein ebensolches Signal sein und dazu führen, dass wir uns das Gesamtbild anschauen und nicht bloß die offensichtlichen Beschwerden managen, sondern auch andere Symptombereiche wie Atmung, Blase und Verdauungsprobleme oder Schmerzen in der Hüfte oder dem unteren Rücken in den Blick nehmen, die alle mit spontanem Urinverlust einhergehen können.

In den letzten Jahren häufen sich die Belege dafür, dass Beckenbodenstörungen vermehrt bei aktiven Frauen auftreten, wobei die Zahlen von acht bis 80 Prozent reichen, je nach Trainingsumfang und Intensität der betriebenen Sportart.[129] Wir wissen, dass die Urininkontinenzrate bei Sportlerinnen überdurchschnittlich hoch ist. Ärgerlicherweise ist jedoch noch nicht genug über die Gründe bekannt. Als Baz und Emma überall in Großbritannien Fortbildungen für Betreuungsteams, Trainer:innen und Sportlerinnen in olympischen und paralympischen Programmen gaben, rechneten wir damit, dass das Thema immer wieder zur Sprache kommen würde – es wurde nicht ein einziges Mal erwähnt. Und wenn wir fragten, ob Urinverlust unter den Sportlerinnen verbreitet sei, sagten die Sportärzt:innen, niemand käme damit zu ihnen. Sprachen wir jedoch mit den Trainer:innen, antworteten sie: »O ja, alle Sportlerinnen machen sich in die Hose.« Und die Sportlerinnen selbst sagten: »Wir dachten, das sei bei hartem Training normal.«

Dieses Beispiel zeigt wunderbar (oder besser gesagt, auf frustrierende Weise!), wie Beckenbodendysfunktion im Fitness- und Sportbereich normalisiert wurde und deshalb kein Thema ist. Nur wenige betrachten dieses häufige Beschwerdebild als Problem oder potenzielle Leistungseinschränkung – dabei ist es genau das. Die Folge ist, dass es nicht behandelt wird. Die Situation spiegelt die allgemeine Haltung in der Gesellschaft wider, wo man sich genauso wenig damit auseinandersetzt. Das muss sich ändern.

Was ist der Beckenboden eigentlich?

Als Baz beschloss, Gesundheitsberaterin für Frauen zu werden, musste sie sich eingestehen, dass sie nicht wusste, was der Beckenboden ist. Sie war 38 Jahre alt, war Leistungssportlerin gewesen, hatte zwei gesunde Kinder zur Welt gebracht und nie gewusst, wo sich der Beckenboden befand oder was seine Aufgabe war. Sie konnte ihn vage in der unteren Körperhälfte verorten, wie die meisten von uns, aber mehr auch nicht. Also: Auch wenn der nächste Abschnitt ein bisschen langweilig erscheint, enthält er essenzielles Wissen – für uns alle.

Der Beckenboden ist eine Gruppe von Muskeln und Bindegewebe, die innerhalb des Beckens wie eine Hängematte das Schambein vorn mit dem Steißbein hinten verbindet. Das ist alles, was wir an Informationen brauchen – auf weibliche Gesundheit spezialisierte Physiotherapeut:innen und Gynäkolog:innen müssen sich natürlich viel besser auskennen, aber für uns reicht es.

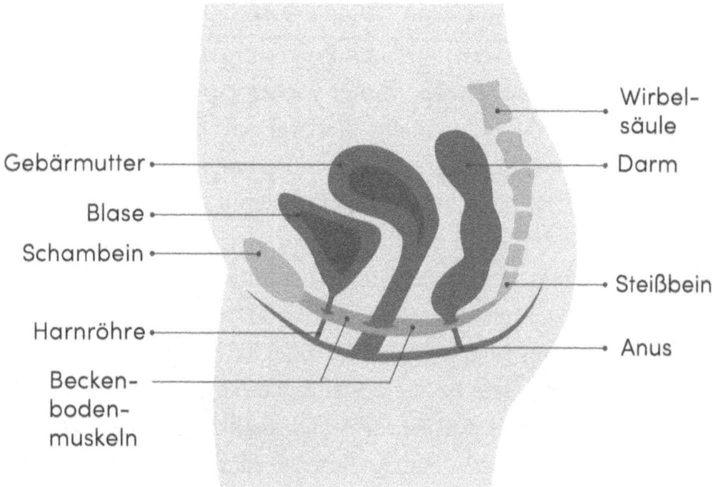

Anatomie des Beckenbodens

Anatomie des Beckenbodens

Wie jeder Muskel sollte auch der Beckenboden in der Lage sein, sich anzuspannen und zu entspannen, und er sollte beweglich sein. Das ist wichtig: Die meisten Frauen glauben, wenn sie ein Problem damit haben, müssten sie mehr Beckenbodenübungen machen, aber das ist zu kurz gedacht. Wie bei jedem Körperteil, das nicht optimal funktioniert, gibt es selten eine Standardlösung für alle.

Dazu sollte der Beckenboden in der Lage sein:

- Sie trocken halten
  Ihr Beckenboden sollte dafür sorgen können, dass Sie nicht spontan Urin oder Stuhl verlieren und dass Blähungen nicht spontan entweichen. Wenn Sie Impact-Sportarten wie Basketball, Sprinten oder Trampolinspringen ausüben, muss ihr Beckenboden also viel stärker sein als bei einer Frau, die ab und zu ins Fitnessstudio geht oder sich mit Walking fit hält.

- Entspannen, wenn nötig
  Ihr Beckenboden sollte sich auf der Toilette genug entspannen können, damit sich Blase und Darm komplett entleeren können. Studien haben gezeigt, dass Frauen, die ihren Beckenboden nicht vollständig locker lassen können, häufig unter Blähungen, Verstopfungen, Schmerzen beim Sex oder im unteren Rücken leiden, weil sie ihren Darm nicht ganz entleeren können.[130]

Der Beckenboden gehört genau wie der Rücken, die Bauchmuskulatur und das Zwerchfell zum Rumpf, und er sollte genauso kräftig, mobil und koordiniert sein wie die anderen Mitglieder dieser Gruppe. Er hebt und senkt sich im Rhythmus der Atmung und sollte außerdem stark genug sein, dass Sie keinen Urin verlieren, wenn Ihr Körper etwas intensiver gefordert ist (z.B. beim Laufen, Gewichtheben oder Trampolinspringen), weshalb er umso besser trainiert sein sollte, je mehr Sport sie treiben.

Es ist wichtig, sich klarzumachen, dass der Beckenboden nicht dauerhaft hochgezogen sein sollte. Sie können nicht joggen gehen und die ganze Zeit Ihren Beckenboden anspannen. Er sollte sich mit der Atmung bewegen und Druck von oben (z.B. durch Lachen, Husten, Niesen, Atemanhalten) und unten (z.B. durch Laufen oder Springen) aushalten.

Die Kontrolle zurückerlangen: Beckenbodenübungen richtig gemacht

Frauen wird häufig vorgegaukelt, wie leicht es sei, Beckenbodenübungen zu machen – aber Sie können nicht einfach an der Ampel mit den Kindern im Auto Ihre Vagina zusammenkneifen! Wie Baz aus ihrer Zeit weiß, als sie einem ganzen Raum voller Frauen Beckenbodentraining beigebracht hat, ist die Konzentration spürbar, wenn man die ersten Übungen lernt. Es geht darum, sich mit einem privaten, verletzlichen, intimen Teil des eigenen Körpers zu verbinden (was manche Frauen, die eine traumatische medizinische oder sexuelle Erfahrung hatten, triggert). Frauen brauchen deshalb Zeit, Sicherheit und Training, um diese Fähigkeit zu beherrschen. Nach ein paar Wochen wird es leichter, und Sie können Ihre Übungen durchführen, während Sie darauf warten, dass das Wasser kocht, oder während Sie sich die Zähne putzen. Am Anfang lohnt es sich jedoch wirklich, sich die Zeit und den Raum zu nehmen, um zu lernen, wie Sie diesen Teil Ihres Körpers isoliert bewegen können.

Im Gegensatz zum Bizeps können Sie den Beckenboden nicht sehen, also fällt es den meisten Frauen schwer, die Übungen zu erlernen. Hier daher drei tolle Visualisierungen, die dabei helfen, den Bereich zu identifizieren, mit dem Sie arbeiten – probieren Sie alle einmal aus, und schauen Sie, welche für Sie am besten funktioniert. Tun Sie das, wenn Sie allein in einem Raum sind, und schließen Sie die Tür, damit Sie sich sicher, unbeobachtet und entspannt fühlen.

Beckenbodenübungen - die Basics

Probieren Sie als Erstes folgende Visualisierungen im Sitzen oder Liegen aus:

1. Stellen Sie sich vor, dass Sie eine Zauberbohne mit Ihrem Anus und eine weitere mit Ihrer Vagina aufheben, und lassen Sie dann gleichzeitig beide Bohnen wieder los. Wenn sich das richtig anfühlt, heben Sie wieder beide Zauberbohnen auf, doch diesmal ziehen Sie anschließend für ein paar Sekunden Ihre Vagina Richtung Bauchnabel hoch. Dann lassen Sie los und entspannen Sie.
2. Stellen Sie sich vor, Sie gehen ins Meer. Sie spüren, wie kleine Fische anfangen, an Ihrer Vulva und Ihrem Anus zu knabbern, was kitzelt, weshalb Sie beides anheben. Sind die Fische weggeschwommen, können Sie entspannen und loslassen.
3. Stellen Sie sich vor, Ihr Beckenboden ist ein Greifer an einem Spielzeug-Lkw. Am Anfang ist der Greifer geöffnet (Sie sind entspannt). Schließen Sie ihn langsam, indem Sie den vorderen und den hinteren Teil Ihres Beckenbodens zueinander führen (Schambein und Steißbein), als würde der Greifer einen Tampon in Ihre Vagina ziehen. Dann öffnen Sie den Greifer und lassen los.

Wenn Sie herausgefunden haben, welche dieser Visualisierungen am besten für Sie funktioniert, versuchen Sie, den Beckenboden zehnmal anzuheben und wieder loszulassen. Nachdem Sie die Übung im Liegen oder Sitzen beherrschen, fahren Sie im Stehen fort. Das ist wichtig: Im Liegen brauchen wir keinen starken Beckenboden. Es ist super, um damit anzufangen, aber der Beckenboden muss vor allem funktionieren, wenn wir stehen und uns bewegen.

Fortgeschrittene Beckenbodenübungen

Fallen Ihnen die Basics leicht, empfehlen wir sehr, dass Sie die Übung in der folgenden Weise mit der Atmung kombinieren:

1. Atmen Sie sanft ein.
2. Beginnen Sie, langsam auszuatmen, und starten Sie mit Ihrer Beckenbodenübung, heben Sie Vagina und Anus für die Dauer der Ausatmung an. (Das erfordert Koordination, da wir es meist gewohnt sind, beim Ausatmen zu entspannen. Bei den Beckenbodenübungen müssen wir jedoch den Muskel bei der Ausatmung anspannen.)
3. Entspannen Sie den Beckenboden bei der Einatmung.
4. Warten Sie einen Augenblick, und wiederholen Sie die Übung.

Keine Sorge, falls sich das merkwürdig anfühlt – es erfordert Koordination und Konzentration, Atmung und Beckenbodenarbeit zusammenzubringen.

Der Beckenboden im Fitnessstudio

Fallen Ihnen die Übungen erst einmal leicht, können Sie sie nahezu überall durchführen. Sie sollten aber auch sichergehen, dass Sie Ihre Beckenbodenfunktion schützen und unterstützen, wenn Sie Sport treiben. Beim Training mit Gewichten lernt man meistens, den Atem anzuhalten – tief einzuatmen in der Hocke, innehalten, die Luft nach unten schieben, Gewicht heben und beim Aufstehen anfangen auszuatmen. Uns wird beigebracht, so viel Rumpfspannung wie möglich zu erzeugen, damit wir maximal viel Gewicht durch den Körper bewegen können. Die Atempausentechnik ist großartig für die Rumpfspannung und um den Rücken beim Heben schwerer Gewichte zu schützen. Das einzige Problem dabei ist – und es ist ein ziemlich großes –, dass Frauen eine Vagina haben! Und im Gegensatz zu den anderen Öffnungen in unserem Becken besitzen Vaginas keinen Schließmuskel (wie beim Anus und bei der Harnröhre, die dadurch so lange dicht sind, bis wir bewusst auf die Toilette gehen wollen). Wenn der Druck von oben auf die Vagina zunimmt (der sogenannte intraabdominelle Druck, der entsteht, wenn wir den Atem anhalten und ein schweres Gewicht heben), werden unsere Beckenorgane nicht mehr so gut gehalten und das Risiko eines Prolapses steigt. Das ist eine häufig auftretende Beckenbodenthematik, die durch das Anhalten des Atems verstärkt werden kann. Wenn wir dieses Atemanhalten bei jedem Gewichtheben praktizieren, womöglich mehrmals in der Woche, kann es zum Problem werden.

Der Punkt ist: Heben Sie einen mittleren Kettleball oder verwenden beim Kreuzheben ein Gewicht, das für Sie angemessen ist, dann brauchen Sie den Atem gar nicht anzuhalten. Der beste Weg, Ihre Organe im Beckenbereich zu unterstützen, ist, sich das Atemanhalten zu sparen, bis es wirklich notwendig ist. Bei Kraft-Ausdauer-Coaches und Personal Trainer:innen wächst das Interesse daran, wie sie Ihren Kundinnen und Sportlerinnen helfen können, im Hinblick auf den weiblichen Körper zu trainieren, und es gibt viele Möglichkeiten, den Beckenboden in das bestehende Sportprogramm zu integrieren.

Denken Sie daran, dass es eine Vielzahl von Gründen für Beckenbodenbeschwerden gibt und verschiedene Lösungen für jedes Problem. Ihr Beckenboden kann zu schwach sein oder nicht mit Ihrem Rumpf koordiniert oder zu angespannt – das wird als Hypertonus bezeichnet und kommt besonders häufig bei aktiven Frauen vor.[131] Kurz gesagt, um den Beckenboden zu verstehen und zu trainieren, reicht es nicht, ein paar Übungen durchzuführen. Trotzdem sind die Basisübungen ein guter Ausgangspunkt, und wenn das bei Ihnen nicht funktioniert, sollten Sie sich auf die Suche nach einer Physiotherapiepraxis begeben, die auf Frauengesundheit spezialisiert ist.

FAQs

Ich spüre, dass sich meine Bauchmuskeln/mein Hintern bei den Beckenbodenübungen anspannen. Ist das in Ordnung?
Das ist ganz normal, aber idealerweise sollten Sie hauptsächlich mit dem Beckenboden arbeiten. Versuchen Sie, sich auf ihn zu konzentrieren, ohne irgendetwas anderes zusammenzuziehen, um das bestmögliche Ergebnis zu erzielen.

Ich kann den Beckenboden nur ein paar Sekunden lang anheben – reicht das?
Super, dass Sie spüren, wie Sie ihn anheben. Ein paar Sekunden sind vollkommen in Ordnung; allerdings sollten Sie versuchen, in zwei bis sechs Wochen auf zehn Sekunden Halten im Stehen hinzutrainieren.

Warum fühlt es sich komisch an, den Beckenboden bei der Ausatmung anzuheben?
Vielen von uns, die bereits irgendeine Form von Sport, Tanz oder Pilates gemacht haben, wurde eine andere Form der Atmung beigebracht, aber so funktioniert der Beckenboden im Zusammenspiel mit dem Zwerchfell. Das Zwerchfell wird bei der Ausatmung gehoben, und dasselbe gilt für den Beckenboden. Bleiben Sie dran – Sie werden es hinbekommen.

Warum funktionieren diese Übungen nicht bei den Problemen, die ich mit dem Beckenboden habe?
Gehen Sie zu Ihrem Gynäkologen oder Ihrer Gynäkologin oder zur Physiotherapie mit Schwerpunkt Frauengesundheit und erzählen Sie, dass Sie Beckenbodentraining ausprobiert haben, es aber nicht den gewünschten Effekt hat. Bei der Physiotherapie kann geschaut werden, ob Sie die Übungen richtig durchführen oder ob es andere Gründe für eine Dysfunktion gibt, und dann kann ein individueller Therapieplan entwickelt werden.

Warum kann ich den Beckenboden nicht entspannen?
Das kommt sehr häufig vor. Viele von uns ziehen gewohnheitsmäßig den Bauch ein, und wenn wir Angst haben, Urin zu verlieren, oder allgemein nervös sind, übertragen wir diese Spannung auf den Beckenboden. Baz hat mit vielen Frauen zusammengearbeitet, die sich ausschließlich auf das Entspannen und Loslassen konzentrieren müssen, nicht auf das Heben. Der Schlüssel ist, geduldig und beharrlich zu sein und sich selbst Zeit und Raum zu geben, um das Lösen zu spüren. Eine Möglichkeit ist, es in der Badewanne oder Dusche zu tun: Entspannen Sie, und führen Sie einen Finger in die Vagina ein, spüren Sie die Muskeln, und dann achten Sie einmal darauf, was passiert, wenn Sie sie ein wenig nach unten schieben – Sie werden rasch merken, wie hoch die Muskulatur normalerweise sitzt, und lernen, wie es sich anfühlt, wenn sie entspannt ist.

Warum sind diese Übungen so langweilig?
Ja, sie sind vielleicht langweilig, aber ist das Zähneputzen oder Gesichtwaschen aufregend? Baz hat mit vielen Frauen gearbeitet, die es hassten, ihre Übungen zu machen, ärgerlich sind, weil das nötig ist, und wütend, weil sie etwas reparieren müssen, was sie nicht kaputt gemacht haben. Mit einer solchen Einstellung ist es schwierig. Versuchen Sie, die Beckenbodenübungen als Zeit für sich zu betrachten, als Gelegenheit, sich mit Ihrem Körper zu verbinden, und als Zeichen, dass Sie bereit sind, in Ihre Gesundheit und Ihr Wohlergehen zu investieren.

Ich verliere nur ein paar Tröpfchen, und auch nur beim Laufen. Kann ich das ignorieren?
Nein, das können Sie nicht ignorieren. Also, natürlich könnten Sie das tun, aber Sie *sollten* es nicht. Urinverlust ist ein Hinweis darauf, dass Ihr Körper nicht so arbeitet, wie Sie sich das wünschen. Wir können den Beckenboden nicht ersetzen, also sollte seine Funktionsfähigkeit so lange wie möglich erhalten bleiben. Je eher Sie sich damit auseinandersetzen, desto besser. Zu spät ist es nie.

Auf keinen Fall werden Sie die Übungen gleich beim ersten Mal beherrschen. Sie erfordern ein wenig Training und Koordination. Unser Tipp ist, dranzubleiben und sich am Anfang nicht zu viele Gedanken darüber zu machen, ob Sie es richtig hinbekommen. Wie jede Aufgabe, für die es Konzentration und Koordination braucht, wird es Ihnen mit etwas Übung nach und nach leichter fallen. Wie bei anderen Aspekten Ihres Trainings sollten Sie am Zusammenarbeiten der Muskeln, der Kräftigung, der Koordination und der Entspannung arbeiten. Das ist erst der Anfang, aber Sie werden den meisten anderen Frauen meilenweit voraus sein, wenn Ihnen das gelingt und Sie es kontinuierlich üben, und Ihr zukünftiges Ich wird Ihnen für die Mühe danken.

Wir sind davon überzeugt, dass Sie täglich einige Beckenbodenübungen machen müssen, um langfristig Ihre Gesundheit und Ihr Wohlbefinden zu erhalten. Das ist genau wie bei anderen Grundübungen und sollte Eingang in Ihr regelmäßiges Trainingsprogramm finden. Je härter Sie den Rest Ihres Körpers trainieren, desto mehr Aufmerksamkeit sollte auch Ihr Beckenboden bekommen. Wie jeder Muskel im Körper, der auf einen Trainingsreiz mit Anpassung reagiert, muss auch der Beckenboden stimuliert und benutzt werden. Mobilisierung, Ruhe und Koordination dürfen ebenfalls nicht fehlen. Wir freuen uns auf den Tag, an dem Beckenbodenübungen Teil jedes Trainingsprogramms sind.

Wir wissen, was der Beckenboden können sollte, und auch, dass die meisten Menschen ihn nicht sonderlich gut kennen.[132] Außerdem sind wir sicher, dass ein nicht chirurgischer Ansatz mit korrekt und regelmäßig ausgeführten Beckenbodenübungen und/oder Physiotherapie funktioniert.[133] Was wir nicht wissen, ist, welche Auswirkungen dies auf die Leistungsfähigkeit hat – andererseits aber genug, um der Meinung zu sein, dass wir keine Kultur schaffen sollten, in der es hingenommen wird, dass sich Frauen beim Sport in die Hose pinkeln.

Wir glauben, dass jede Frau Zugang zu Beckenbodenphysiotherapie haben sollte. Wir glauben, dass Frauen standardmäßig im

Hinblick auf alle gesundheitlichen Aspekte untersucht werden sollten – und dass der Beckenboden dazugehört. In Großbritannien werden Physiotherapeut:innen mit dem Schwerpunkt Frauengesundheit speziell dafür ausgebildet, Beckenbodensymptome zu diagnostizieren und zu behandeln. Sie sind in anderen Teilen der Welt unter einem anderen Namen bekannt, und die Zugänglichkeit zu diesen Hilfen ist sehr unterschiedlich, abhängig davon, wo man lebt. In Großbritannien übernimmt der NHS die Behandlungskosten für diese Form der Physiotherapie, aber es kann schwierig sein, einen Termin in einer solchen Praxis zu bekommen, da sie sehr begehrt sind und häufig nur Frauen mit wirklich extremen Beschwerden als Patientinnen annehmen können. In Frankreich bekommt jede Frau nach der Geburt *la rééducation périnéale*, in deren Rahmen alle frisch gebackenen Mütter zehn bis 20 Sitzungen Beckenbodentraining erhalten. In vielen Ländern gibt es private Physiotherapiepraxen, und die meisten Krankenversicherungen übernehmen die Kosten der Physiotherapie speziell für Frauen, ironischerweise jedoch nicht immer, wenn die Probleme geburtsbedingt sind.

Wenn Sie an irgendwelchen Beschwerden wie den oben erwähnten leiden oder Sie sich in irgendeiner Weise Sorgen wegen Ihres Beckenbodens machen, sollten Sie damit zum Arzt gehen. Auch wenn Sie dort nicht im Einzelnen die nötige Unterstützung erhalten, ist es ein wichtiger Schritt. Dort bekommen Sie eine erste Einschätzung, Untersuchung und eine Überweisung zu einem Spezialisten oder einer Spezialistin. Wir empfehlen, zusätzlich einen Termin bei der Physiotherapie für Frauen zu buchen, denn dort verfügt man über die nötige Erfahrung für Ihr Anliegen.

Beckenbodentraining ist ein großer Markt, und wir gehen davon aus, dass sich dieser noch vergrößern wird, mit neuen Technologien und Zubehör. Es gibt bereits einige ausgezeichnete Produkte, aber auch solche, mit denen Sie im besten Fall nichts erreichen und die im schlimmsten Fall sogar Schaden anrichten können. Wie immer ist es auch hier nicht so, dass ein einziger Ansatz bei allen funktioniert. Es existiert kein Standardverfahren, was Sie tun oder wie

Sie an die Sache herangehen sollten. Jede Frau ist anders, und wenn Sie Probleme mit dem Beckenboden haben, brauchen Sie eine individuelle Lösung, keine von der Stange.

Goldene Regeln für den Beckenboden

- Verstecken Sie das Problem nicht, sondern gehen Sie es an
  Einlagen werden Ihr Beckenbodenproblem nicht beheben, sie sind bloß ein Hilfsmittel, das Ihnen ermöglicht, aktiv zu bleiben – was großartig ist –, aber Sie sollten sich auch mit den Beschwerden selbst auseinandersetzen, indem Sie zum Gynäkologen oder zur Gynäkologin gehen oder die Übungen auf Seite 126/127 machen.

- Arbeiten Sie mit Expert:innen zusammen
  Beckenbodentraining funktioniert. Geben Sie Ihr Geld für jemanden aus, der Ihnen bei Ihren Problemen helfen kann.

- Vermeiden Sie Spielzeug
  Wenn Ihnen Ihr Beckenboden Schwierigkeiten macht, die sich nicht durch unsere Basis- und Fortgeschrittenenübungen beheben lassen, ist der nächste Schritt, eine zuverlässige Diagnose einzuholen. Wir raten davon ab, irgendetwas zu kaufen und auch nur in die Nähe Ihrer Vagina zu bringen, es sei denn, es wurde Ihnen von Gesundheitsexpert:innen empfohlen.

Auf der Toilette

Probleme mit dem Beckenboden können wir alle bekommen, aber einer der Gründe, weshalb Menschen nicht gerne darüber reden, ist, dass die Anzeichen dafür mit Pipi und Aa zu tun haben – also mit Themen, die uns peinlich sein und den offenen Austausch darüber erschweren können. Wir möchten, dass sich das ändert, also lassen Sie uns darüber sprechen, was im Hinblick auf Darmentleerung und Urinieren normal ist, denn solange Sie das nicht wissen, werden Sie keine Hilfe suchen, wenn etwas nicht stimmt.

Die Blase

Fangen wir mit der Blase an. Sie ist ein runder Sack, in dem sich Urin sammelt. Wenn Urin hineintröpfelt, weitet sie sich und schickt irgendwann ein Signal an das Gehirn, das Ihnen mitteilt, dass Sie Wasser lassen müssen. Dieses Signal sollte gesendet werden, wenn die Blase ungefähr 150 Milliliter Urin enthält. Dann müssen Sie aber noch nicht auf die Toilette gehen, Sie können ein wenig warten, bis der Drang etwas stärker wird. Sie sollten die Blase fünf- bis siebenmal am Tag entleeren – etwa alle drei Stunden – und innerhalb von acht bis zwölf Sekunden 200 bis 300 Milliliter Urin ausscheiden. Das wissen die wenigsten Menschen – sie können zwar in der Regel einschätzen, wie oft sie auf die Toilette gehen, aber nicht, wie viel Urin sie dabei loswerden.

Es ist durchaus auch möglich, am Tag zwölfmal oder öfter zur Toilette zu gehen. Das ist okay, wenn es mal passiert, beispielsweise am Tag eines Wettkampfes oder Rennens, denn wenn Sie nervös sind, müssen Sie wirklich häufiger. Auch, wenn Sie sich Sorgen über unfreiwilligen Urinverlust machen, werden Sie wahrscheinlich versuchen, jeden Tropfen aus sich herauszupressen, bevor Sie mit dem Sport beginnen.[134] Es ist jedoch nicht in Ordnung, regelmäßig so häufig zu gehen. Wenn Sie so oft auf die Toilette müssen, haben Sie möglicherweise eine hypersensitive Blase, und Ihr Beckenboden ist nicht darauf »trainiert«, eine schwerere Blase zu halten, was mit dem Alter immer wichtiger wird. Nachts sollten Sie nicht mehr als einmal zur Toilette gehen; wenn Sie häufiger müssen, könnte dies auf einen schwachen Beckenboden oder übertriebene Flüssigkeitsaufnahme hindeuten (ja, dann trinken Sie zu viel!).

Das andere Extrem ist, nie zu müssen. Einmal morgens und einmal abends zu urinieren reicht nicht aus. Das passiert häufig Trainer:innen, Pflegepersonal, Ärzt:innen und Lehrer:innen.

Vor Kurzem hat Baz mit einer Physiotherapeutin im Ruhestand gearbeitet, die wegen einer Belastungsinkontinenz zu ihr gekommen war. Als sie das »Wie oft gehen Sie auf die Toilette?«-Gespräch führten, ging der Frau ein Licht auf. Sie war immer stolz auf ihre

»eiserne Blase« gewesen, hatte nie auf die Toilette gemusst, erzählte sie Baz. Doch nachdem diese ihr erklärt hatte, wie die Blase funktioniert, ergab es auf einmal Sinn, warum sie diese Beschwerden hatte. Ihr Leben lang hatte sie zugelassen, dass sich ihre Blase bis zur Überdehnung füllte. In jüngeren Jahren war das kein Problem, weil sich die Blase immer wieder erholte, aber mit dem Alter wurde das Bindegewebe weniger elastisch, es »federte« nicht mehr zurück und wurde schlaff, und das verursachte ihre Beschwerden. Die Frau konnte kaum glauben, dass das, worauf sie so stolz gewesen war – nie auf die Toilette zu müssen –, in Wahrheit verantwortlich für ihre signifikanten gesundheitlichen Probleme war.

Hier einige Fragen, die Sie sich stellen können, um Beckenbodenstörungen zu erkennen, die Ihre Blase und Ihre Gesundheit im Allgemeinen beeinträchtigen könnten. Wenn Sie auch nur eine Frage mit Ja beantworten, sollten Sie damit einen Spezialisten oder eine Spezialistin aufsuchen.

- Begrenzen Sie die Flüssigkeitsaufnahme, um nicht versehentlich Urin zu verlieren?
- Wachen Sie nachts häufig auf?
- Müssen Sie sich zwischen genügend Trinken und Schlafen entscheiden?
- Müssen Sie oft auf die Toilette?
- Reizen bestimmte Lebensmittel Ihre Blase?
- Leiden Sie unter wiederkehrenden Blasenentzündungen?
- Gehen Sie auf die Toilette, um Ihre Blase zu entleeren, und müssen kurze Zeit darauf wieder?
- Leeren Sie Ihre Blase vollständig oder bleibt Urin zurück? In diesem Fall kann eine kleine, stehende Pfütze in Ihrer Blase entstehen, die Sie anfällig für Blasenentzündungen macht.
- Verlieren Sie ein paar Tröpfchen Urin, wenn Sie von der Toilette aufstehen?

Der Darm

Zu wissen, was in Bezug auf den Stuhlgang normal ist, ihn zu verstehen und zu handeln, wenn sich etwas verändert, ist etwas, wofür Dame Deborah James in Großbritannien gekämpft hat. Sie hat Wunder gewirkt, indem sie mit ihrer Mission, Menschen bei der Früherkennung von Darmkrebs zu helfen, den Darm ins Bewusstsein gerückt hat.[135] Damit werden nicht nur Leben gerettet, sondern es wird auch die Gesundheit vieler Menschen verbessert, da der Darm uns so viel über unseren Körper verraten kann – unter anderem, wie es unserem Beckenboden geht. Doch wir sprechen nicht gern darüber, dass wir uns einnässen, also erst recht nicht darüber, dass wir Verstopfung haben oder so dringend auf die Toilette müssen, dass es uns davon abhält, die Dinge zu tun, die wir gern tun.

Beginnen wir mit einigen Grundlagen. Folgendes ist normal:

- Ein bis zwei Mal innerhalb von vierundzwanzig Stunden den Darm zu entleeren
- Glatten, bananenförmigen Stuhl zu haben
- Sich Zeit zu lassen und nicht pressen zu müssen – der Stuhl sollte leicht herauskommen

Viele Faktoren können zu Darmbeschwerden beitragen, und häufig hängt die Lösung mit dem Lebensstil zusammen. Natürlich ist manchmal ärztliche Unterstützung notwendig, aber bei den meisten Menschen lassen sich die Probleme ziemlich unkompliziert beheben – wenn auch nicht ohne etwas Mühe.

Beginnen wir mit Verstopfung. Erstens: Niemand sollte Verstopfung haben, und sie ist heilbar. Wenn Sie weniger als dreimal in der Woche Stuhlgang haben, wenn er hart ist oder sie pressen müssen, leiden Sie unter Verstopfung. Sie können auch richtig schlimme Rückenschmerzen bekommen, wenn sich der Stuhl ansammelt. Verstopfungen sind ungesund, denn sie bedeuten, dass toxische Stoffe nicht ausgeschieden werden und sich der Darm nicht im Gleichgewicht befindet. Verstopfung kann außerdem ein Zeichen für einen schwachen Beckenboden oder ein hohes Stresslevel, Ängste oder schlechte Ernährung sein.

Was auch immer der Grund ist, der Körper sendet damit ein klares Signal, dass etwas nicht in Ordnung ist, und darauf sollten Sie hören. Als Erstes sollten Sie eine Ärztin oder einen Heilpraktiker aufsuchen – jemanden, der oder die nicht bloß Abführmittel verschreibt, sondern sich die Mühe macht, herauszufinden, was Ihre Probleme verursachen könnte. Die Lösung kann sehr einfach sein – mehr Wasser trinken oder mehr Gemüse essen –, oder etwas komplexer, aber die Herangehensweise sollte ganzheitlich sein, und es ist wichtig, dass man sich dafür Zeit nimmt.

Am anderen Ende des Spektrums ist dünner oder weicher Stuhl, und auch hierfür können die Ursachen zahlreich sein. Sie können auch beide Beschwerdebilder aufweisen, manchmal unter Verstopfung leiden und dann wieder unter Durchfall. Es ist natürlich auch möglich, dass mit Ihrem Darm etwas nicht in Ordnung ist oder Sie eine andere Grunderkrankung haben. Auch hier möchten wir Sie ermuntern, mit einer geeigneten Person zu sprechen, die Ihnen tatsächlich helfen und nicht nur Ihr Leiden nachempfinden kann. Suchen Sie sich seriöse Spezialist:innen, die Sie bei den notwendigen Veränderungen unterstützen können.

Und schließlich könnten Sie Darmprobleme beim Joggen haben oder nur kurz vor der Periode oder nach einem Kaffee. Besser nachvollziehen zu können, warum diese auftreten, was Ihr Muster ist, wie unterschiedliche Lebensmittel bei Ihnen wirken oder was an bestimmten Punkten in Ihrem Zyklus passiert, wird Ihnen helfen, die passenden Maßnahmen zu finden.

Bella

Das erste Mal, dass ich Baz über den Darm habe sprechen hören, war bei einer Veranstaltung in London. Ich war begeistert von all den Informationen und Tipps, die sie dort gab. Ob Sie es glauben oder nicht, viele Patient:innen, die zu mir kommen, tun das aufgrund von Darmbeschwerden, und ich denke, je älter wir werden, desto mehr beschäftigt uns das Thema. Es ist so wichtig, dass wir wissen, wie unsere normalen Gewohnheiten in diesem Bereich aussehen. Guter Stuhlgang ist ein Zeichen für Gesundheit, und wenn sich daran etwas ändert, kann das auf eine Erkrankung hindeuten. Eine meiner Patientinnen hatte große Probleme mit Verstopfung und nahm häufig Abführmittel, um regelmäßig auf die Toilette gehen zu können. Ich empfahl ihr eines von Baz' Webinaren, und danach schaffte sie sich einen Schemel an, auf den sie ihre Füße stellen konnte, wenn sie auf der Toilette saß. Das war die Lösung für sie. Nun benötigt sie keine Medikamente mehr.

Hier einige Tipps für eine gute Darmgesundheit:

1. Geben Sie dem Drang nach

   Wenn Sie spüren, dass Sie auf die Toilette müssen, gehen Sie möglichst innerhalb der nächsten 15 bis 20 Minuten. Danach sendet Ihr Körper keine entsprechenden Signale mehr, und Sie werden nicht mehr das Gefühl haben, zu müssen, auch wenn Sie sich noch nicht entleert haben. Ein Problem ist, dass wir lieber zu Hause gehen, also neigen wir dazu, den Drang unterwegs zu ignorieren. Aber der Stuhl muss raus! Wenn wir dieses Bedürfnis ignorieren, ist das Risiko für Verstopfung hoch, und das ist nicht gut – insbesondere auch für den Beckenboden.

2. Verwenden Sie einen Schemel

   Stellen Sie die Füße auf eine Fußbank, sodass Ihre Knie höher sind als Ihre Hüften, beugen Sie sich nach vorn, entspannen Sie sich und lassen Sie los – nicht pressen. Das ist die perfekte Position! Sich nach vorn zu beugen, ist gut für die Entleerung: Stellen Sie sich vor, dass Sie den Stuhl nach hinten und unten loswerden, nicht nur nach unten.

3. Nicht pressen

   Das ist sehr wichtig, denn Pressen kann zu anderen Problemen führen, z.B. zu einer Beckenbodensenkung. Wenn Sie regelmäßig pressen, können Sie bei der Physiotherapie für Frauen eine bessere Technik lernen, mithilfe derer Sie den Darm ohne Druck auf den Beckenboden entleeren können.

4. Schauen Sie sich Ihren Stuhl an

   Sie sind es vielleicht gewohnt, Ihren Urin anzuschauen, um zu sehen, ob Sie genügend trinken oder nicht. Tun Sie dasselbe mit Ihrem Stuhl, damit Sie wissen, wie ein normal geformter Stuhl bei Ihnen aussieht.

Je mehr Informationen wir darüber besitzen, wie unser Körper funktioniert, desto besser. Gespräche über Themen, die viel zu lange geheim gehalten wurden oder schambesetzt waren, tragen dazu bei, diese zu entstigmatisieren. Sie sorgen dafür, dass diese Themen offen diskutiert werden und dass wir alle etwas lernen und über unsere Gewohnheiten reflektieren. Uns ist bewusst, dass Ihnen die Vorstellung, mehr über Ihren Körper – und besonders über Ihre Blase und Ihren Darm – zu sprechen, möglicherweise absurd vorkommt, aber seien Sie mutig und probieren Sie es aus. Sie werden erstaunt sein, dass plötzlich alle über ihre eigenen Erfahrungen sprechen wollen!

Baz

Viele Frauen kommen zu mir mit Fragen zu Verstopfung (ich habe ein wenig den Ruf, eine »Stuhlflüsterin« zu sein). Eine Frau, mit der ich gearbeitet habe, eine Unternehmensberaterin, sagte mir, sie habe nur einmal in der Woche Stuhlgang. Kein Witz! Sie meinte, sie hätte nie Zeit, auf die Toilette zu gehen, und würde es hassen, das woanders als zu Hause zu tun. Das verursachte große Probleme. Ich wusste, dass wir eine Menge Arbeit vor uns hatten, aber dann fanden wir doch recht schnell eine Lösung. Tatsächlich bekam ich eines Tages eine Nachricht von ihr, als sie mit ihrem Mann mit dem Zug nach London hineinfuhr und (wie gewohnt) den Drang verspürte, ihr großes Geschäft zu verrichten. Doch statt ihn (wie sonst) zu ignorieren, suchte sie am Bahnhof eine öffentliche Toilette auf und stellte überrascht fest, dass um sie herum alle ihren Darm entleerten. Das war ein absolut befreiendes Erlebnis für sie, und hinterher war sie so stolz, dass sie es gar nicht abwarten konnte, mir davon zu erzählen!

Ein glücklicher Beckenboden

Wenn Sie nur eine Sache tun wollen, um Ihre Beckenbodengesundheit zu verbessern, beginnen Sie mit täglichen Beckenbodenübungen. Falls Sie etwas ehrgeiziger sind, hier ein paar Anregungen:

- Achten Sie darauf, dass Sie keine Verstopfung bekommen. Falls es doch geschieht, kümmern Sie sich darum, um weitere gesundheitliche Probleme, darunter mit dem Beckenboden, zu vermeiden.
- Machen Sie sich bewusst, wie häufig Sie zur Toilette gehen: Lernen Sie Ihre Gewohnheiten bezüglich Wasserlassen und Stuhlgang kennen, und handeln Sie, wenn etwas anders ist als sonst.
- Unfreiwilliger Urin- oder Stuhlverlust ist kein »Ups«-Moment. Ihr Beckenboden sollte dafür sorgen, dass Sie trocken bleiben,

und wenn er das nicht tut, funktioniert er nicht richtig. Aber Sie *können* etwas dagegen unternehmen. Es ist nie zu spät.

- Senken Sie Ihre Hemmschwelle, wenn es darum geht, sich Hilfe zu suchen. Schreiben wir die Sieben-Jahre-Statistik um – so lange dauert es derzeit, bis sich eine Frau mit einer Beckenbodendysfunktion Hilfe holt.
- Denken Sie an Ihren Beckenboden, wenn Sie trainieren – schützen Sie ihn bei Ihren Workouts oder leiern Sie ihn aus? Können Sie Beckenbodenübungen in Ihre Fitnessroutine integrieren?

Kapitel 6

Guter Halt für Ihre Brüste

Wir präsentieren gern eine faszinierende Statistik, um das Interesse dafür zu wecken, wie wichtig alle Bereiche der Frauengesundheit für die sportliche Leistungsfähigkeit sind. Ob wir mit Weltmeisterinnen sprechen oder mit Wochenendsportlerinnen, mit Schülerinnen oder erfahrenen Athletinnen, die eine Statistik, die die Menschen lieben und weitererzählen, ist folgende: Indem Sie einen gut sitzenden Sport-BH tragen, können Sie Ihre Performance um vier Prozent verbessern. Um das in Kontext zu setzen: Würden Sie mit einem schlecht sitzenden BH einen Marathon gegen einen Klon Ihrer selbst mit einem gut sitzenden laufen, würde der Klon über anderthalb Kilometer vor Ihnen ans Ziel gelangen.[136] Über anderthalb Kilometer, nur wegen eines BHs! Und auch wenn das ein Beispiel aus dem Laufsport ist, egal welche Art von Sport oder Aktivität Sie ausüben – wenn Sie sich bewegen, bewegen sich auch Ihre Brüste, und das wirkt sich auf das Potenzial Ihres Körpers aus.

Da 80 Prozent der Frauen einen schlecht sitzenden BH tragen,[137] könnten ganz schön viele für den Preis eines BHs Ihre Leistung, Ihr Wohlbefinden und Ihre Freude am Sport verbessern. Das ist ziemlich spektakulär. In diesem Kapitel werden wir uns anschauen, warum der Sport-BH für Sie als aktive Frau einer Ihrer besten Verbündeten aus dem Kleiderschrank ist, und wie Sie sicherstellen können, dass Sie den passenden BH finden.

Ein BH ist immer eine gute Idee

Egal, wie viele Mythen in den sozialen Medien die Runde machen oder wie befreiend es sich anfühlt, am Ende eines Tages den BH auszuziehen – es gibt keinerlei Belege dafür, dass es in irgendeiner Weise gesundheitsschädlich ist, einen zu tragen. Kein einziges Forschungsergebnis weist darauf hin. Einen gut sitzenden Alltags- und Sport-BH zu besorgen, ist eine hervorragende Investition in Ihre Gesundheit und Ihre Leistungsfähigkeit.

Emma

Sie wissen doch, wie Homer Simpson reagiert, wenn er etwas Dummes tut, oder? Er ruft »Nein!« und schlägt sich vor die Stirn. Genauso habe ich reagiert, als mir klar wurde, wie wichtig Sport-BHs und Brustgesundheit für aktive Frauen sind, obwohl ich am English Institute of Sport eine aus meiner Sicht umfassende Kampagne organisiert hatte, um olympische und paralympische Sportlerinnen vorwärtszubringen. Ich hielt an der University of Portsmouth einen Vortrag und erwähnte darin, dass wir begonnen hatten, gezielt weibliche Teilnehmende in den Blick zu nehmen. Am Ende sagte Joanna Wakefield-Scurr, die eine weltweit führende Forschungsgruppe zur Biomechanik der Brustunterstützung leitet: »Ich frage mich, ob unsere Arbeit für Ihr Sportlerinnenprogramm von Interesse sein könnte.« In diesem Augenblick realisierte ich, dass ich an Halt für die Brust überhaupt nicht gedacht hatte – wir hatten uns auf den Menstruationszyklus, das weibliche Verletzungsrisiko und die Beckenbodengesundheit konzentriert – und Brüste und BHs einfach vergessen!
An diesem Tag beschlossen Jo und ich beim Mittagessen, wir würden dafür sorgen, dass jede olympische und paralympische Sportlerin den bestsitzenden BH bekam, den sie je hatte. Wir führten Aufklärungsworkshops für Sportlerinnen durch und er-

fragten, was sie wirklich von einem Sport-BH erwarten. Dann arbeiteten wir mit der ausgezeichneten BH-Designerin Emily Roberts daran, den ultimativen Sport-BH zu entwickeln, der schließlich bei den Sportlerinnen professionell angepasst wurde. Ich habe bei diesem Prozess so viel gelernt! Es ist wie in allen Bereichen, die wir in diesem Buch behandeln – kennt man erst einmal die Fakten, fragt man sich, warum das noch nie Thema war. Und wenn Sie so sind wie ich, wollen Sie jedes Mal, wenn Sie eine tolle Frau beim Joggen sehen, deren Brüste auf und ab hüpfen, statt optimalen Halt zu haben, anhalten und zu ihr laufen, um ihr davon zu erzählen.

Was befindet sich in der Brust?

Die weibliche Brust ist ein ziemlich einzigartiges Gebilde, denn ihr Gewicht ist relativ hoch, sie wird jedoch nicht durch Muskeln oder Knochen gestützt. Wenn wir unseren Körper betrachten, stellen wir fest, dass normalerweise Knochen, Muskeln, Bänder und Sehnen alle Einzelteile an Ort und Stelle halten. Bei der Brust ist das anders. Sie besteht überwiegend aus Fettgewebe und etwas Bindegewebe, das ein wenig haltgebende Struktur innerhalb der Brustmasse bildet. Dieses Bindegewebe bezeichnet man als Cooper-Bänder – wobei der Begriff Bänder irreführend ist, denn an anderen Stellen im Körper verbinden Bänder Knochen miteinander wie beispielsweise das Kreuzband im Knie. Das dritte Element in der Brust ist das Drüsengewebe – der funktionelle Anteil, in dem sich die Milchdrüsen und -gänge befinden, die für das Stillen wichtig sind.

Wir haben Muskeln und Knochen in der Nähe der Brüste – unsere Rippen befinden sich unter dem Brustgewebe und bilden die Grundlage, auf der sie ruhen, und unsere Brustmuskulatur sitzt auf den Rippen –, aber nichts davon hält die Brust sicher an Ort und Stelle. Nur die schon erwähnten Cooper-Bänder, dünne Bindegewebsbänder, tragen zur Form der Brust bei. Dieses Bindegewebe ist jedoch nicht sonderlich stark, sodass das Brustgewebe hauptsächlich durch die Haut zusammengehalten wird.

Unsere Haut ist mit Mitte zwanzig am gesündesten und straffsten. Von da an geht es buchstäblich bergab, da sie dann ihre Elastizität verliert. Die ausgedehnte Haut ist der Grund dafür, dass unsere Brüste mit der Zeit hängen.[138] Doch Wissenschaftler:innen, die sich mit der Brustgesundheit beschäftigen, nehmen an, dass auch wiederholte Sprungbewegungen der Brust zu irreparablen Hautschäden führen können. Sind wir körperlich aktiv – ob wir gehen, laufen, Rad fahren oder tanzen –, bewegen sich unsere Brüste mit (und je größer diese sind, umso stärker), besonders, wenn sie durch einen schlecht sitzenden BH keinen guten Halt haben. Sie können in alle Richtungen wippen und tun das besonders bei High-Impact-Sportarten wie Laufen oder Springen. Laborstudien von Frauen ohne BH auf dem Laufband (autsch!) haben nachgewiesen, dass Brüste bis zu 20 Zentimeter auf und ab springen können und dass es bei einer Frau mit durchschnittlicher Brustgröße, die joggt oder irgendeine vergleichbare Ausdauersportart ausübt, im Schnitt 15 Zentimeter sind. Wenn man bedenkt, dass jede Brust im Mittel etwa ein halbes Kilogramm wiegt, überrascht es nicht, dass Bewegungen in diesem Ausmaß die Haut über die natürliche Belastungsgrenze hinaus strapazieren, sodass sie nicht mehr in ihren ursprünglichen Zustand zurückkehren kann.

Baz

Eine befreundete Mutter erzählte mir, dass ihre Tochter nicht mehr zum Schwimmtraining geht, weil die anderen Mädchen sich darüber lustig gemacht haben, dass ihre Brüste unterschiedlich groß sind. Das bricht mir das Herz – nicht nur, weil die Mädchen gemein zueinander sind, sondern weil es an dieser Stelle wirklich hilfreich gewesen wäre, zu wissen, was normal ist und was nicht. Die meisten Frauen haben unterschiedlich große Brüste. Die Differenz kann in der Pubertät besonders ausgeprägt sein; im Laufe der Zeit ist sie oft kaum noch wahrnehmbar. Das Wissen darüber hätte in diesem Fall vielleicht dafür gesorgt, dass das Mädchen kein Anlass für Spott gewesen wäre. Zumindest hätte sie selbst mehr Selbstbewusstsein aus der Kenntnis darüber gezogen, wie normal es ist, zwei unterschiedlich große Brüste zu haben.

Brustschmerzen

Eines der gängigsten Probleme, die Brüste für aktive Frauen bereiten – und wir meinen hier gesunde Brüste –, sind Brustschmerzen. Forschungen haben ergeben, dass über 50 Prozent aller Frauen daran leiden.[139] Am häufigsten wird der Schmerz regelmäßig als Symptom des Menstruationszyklus erlebt; in diesem Zusammenhang schmerzen die Brüste also zu bestimmten Zeiten im Monat. Andere Brustschmerzen stehen nicht mit dem Monatszyklus in Verbindung, sondern treten wiederkehrend oder dauerhaft auf (wenn das bei Ihnen der Fall ist, gehen Sie bitte zum Arzt – wahrscheinlich ist es harmlos, sollte aber überprüft werden). Der dritte Typus Brustschmerzen ist erst seit Kurzem auf dem Radar: trainingsbedingter Schmerz. Das heißt, die Bewegungen der Brust beim Training verursachen Schmerzen. Warum genau die Brüste beim Sport wehtun, ist noch nicht erforscht – ob es die Menge, die Häufigkeit oder die Geschwindigkeit der Bewegung ist.

Was auch immer ihn verursacht, Brustschmerz beim Training ist weit verbreitet unter aktiven Frauen und wurde von 63 Prozent der Beteiligten an einer australischen Studie berichtet, von denen wiederum 44 Prozent sagten, er beeinträchtige ihre Leistungsfähigkeit.[140] In einer weiteren Studie, 2012 beim London Marathon durchgeführt, wurde festgestellt, dass 32 Prozent der Teilnehmerinnen unter Brustschmerzen litten, und 17 Prozent sagten, diese hätten Auswirkungen darauf gehabt, wie häufig sie für das Ereignis trainiert hätten.[141]

Ein Anschwellen der Brüste und Brustschmerz sind außerdem sehr verbreitete Symptome in der prämenstruellen Phase (etwa 50 Prozent der Frauen leiden darunter). Möglicherweise benötigen Sie in dieser Zeit Ihres Zyklus einen BH, der stärkeren Halt gibt. Vielleicht finden Sie auch einen Sport-BH, der sich gut anpassen lässt, sodass er sich für verschiedene Brustgrößen eignet. Brustschmerzen sollten kein Trainingshindernis sein oder die Trainingsqualität verschlechtern, denn in den meisten Fällen gibt es eine einfache Lösung: den richtigen Sport-BH.

Das setzt allerdings voraus, dass Sie wissen, welche Art von Sport-BH Sie brauchen und wie Sie sichergehen können, dass er gut sitzt. Doch das bringt uns niemand bei – was diese einfache Lösung zu einem Ding der Unmöglichkeit werden lässt. Um das zu korrigieren, erklären wir in diesem Kapitel, wie Sie das richtige Sport-BH-Modell mit der optimalen Passform finden.

Wenn das D-Körbchen überquillt

Verursacht die Bewegung der Brüste beim Sport Probleme, dann bedeuten größere Brüste ein größeres Problem, da sie sich stärker bewegen. Mit großen Brüsten sind solche ab Körbchengröße D aufwärts gemeint. Von dieser Größe an werden auch Sport-BHs häufig so gestaltet, dass sie voluminöseren, schwereren Brüsten beim Training Halt geben. Forschende von der australischen University of Wollongong haben herausgefunden, dass Frauen mit größeren Brüsten oft nicht wissen, wie sie den richtigen Sport-BH finden sollen, also tragen sie am Ende einen schlecht sitzenden oder falsch geschnittenen. Das führt dazu, dass sich ihre Brüste beim Training viel mehr bewegen und sie sich deshalb unwohler fühlen, was wiederum zur Folge hat, dass sie körperliche Aktivitäten eher vermeiden.[142]

Es gibt auch Hinweise darauf, dass Brustschmerzen häufiger bei Frauen mit größeren Brüsten auftreten; Brustbewegung und Schmerz wurden als die beiden Gründe identifiziert, warum Frauen mit größeren Brüsten weniger Sport treiben. In einer Studie von 2018 hat man festgestellt, dass Frauen mit großen Brüsten 37 Prozent weniger Zeit mit körperlicher Betätigung verbringen als Frauen mit kleinen Brüsten. Das trifft insbesondere auf intensivere Bewegungsarten zu.[143] Ein hoher Anteil dieser Frauen führte das Maß ihrer physischen Aktivität direkt auf die Größe ihrer Brüste zurück – unzureichend gestützte Brüste halten tatsächlich einige von uns davon ab, aktiv zu sein. Die Autor:innen dieser Studie schlossen mit der Empfehlung, dass »Frauen mit größeren Brüsten Aktivitäten wählen sollten, die geeigneter für ihren Körper sind, wie beispielsweise solche im Wasser«.

Dieser Rat ist zwar gut gemeint, aber er widerspricht den Grundwerten von The Well HQ. Ein Mangel an Information darüber, wie guter Halt für Brüste am besten erreicht werden kann, sollte kein Grund dafür sein, dass Frauen nicht auf die Weise aktiv werden können, wie sie es gern tun würden. Es gibt Hinweise darauf, dass die Größe der Brüste nicht dafür ausschlaggebend sein muss, wie stark oder wie viel Sie sich bewegen, und Sie sollten nicht das Gefühl haben, dass Ihr Körper Sie davon abhält, Dinge zu tun, die Sie mögen.

Die Vorstellung, dass Frauen mit großen Brüsten nicht sportlich sein können, wird durch den Mythos weitergetragen, dass alle Athletinnen flache Brüste hätten. Es stimmt, die meisten Sportlerinnen haben kleine Brüste. Manche aber auch nicht. So einfach ist das. Die Brustgröße ist nicht entscheidend für den Erfolg einer

Sportlerin. Wir haben mit Leistungssportlerinnen mit einem Brustumfang von 80 bis 112 Zentimetern und Körbchengröße AA bis J zusammengearbeitet.

Frauen mit größeren Oberweiten haben jedoch häufig mehr Mühe, den richtigen BH zu finden. Serena Williams, die großartige Tennislegende, hat offen über ihre frustrierenden Erfahrungen damit gesprochen, als Frau mit größeren Brüsten einen Sport-BH zu finden. Sie sagte, sie habe lange keinen in ihrer Größe auftreiben können, der für eine High-Impact-Sportart wie die ihre geeignet war. Als sie dann eine Marke und ein Modell fand, die sie mochte, blieb sie dabei, obwohl die Marke in den ersten 15 Jahren, nachdem Williams sie entdeckt hatte, nur in Australien erhältlich war. Sie kaufte jedes Mal, wenn sie bei den Australian Open spielte, 50 Exemplare, um sicherzugehen, dass sie nie auf diesen BH verzichten musste. Sie trug dasselbe Modell zwei Jahrzehnte lang bei jedem Match.

Es existiert auch bei BHs keine Einheitslösung für alle aktiven Frauen; was für Serena Williams funktioniert, muss nicht unbedingt das Richtige für Sie sein. Es ist trotzdem immer hilfreich, Empfehlungen von Leuten zu bekommen, die ihre Ausrüstung wirklich beanspruchen. Also fragen Sie die Frauen in Ihrem Umfeld, die regelmäßig trainieren, nach deren besten Tipps, und wenn Sie den perfekten BH gefunden haben, erzählen Sie es weiter.

Wenn das D-Körbchen halb leer ist

Wir möchten betonen, dass auch Frauen mit kleineren Brüsten und Jugendliche gute BHs brauchen – die Körpermechanik kann sich aufgrund der Brustbewegung ständig verändern, ganz gleich, wie gering die Brustmasse ist. Ein Sport-BH ist ein essenzieller Teil der Ausrüstung von Mädchen und Frauen, die ihren Körper bewegen. Er sollte auf die Liste der notwendigen Gegenstände und Kleidungsstücke für den Sportunterricht an Schulen aufgenommen werden. Die Auswirkungen von schlecht sitzenden BHs auf die Leistung, die wir im nächsten Abschnitt besprechen werden – verkürzte Schrittlängen, eingeschränkte Atmung oder ein höherer Energieaufwand – sind bei allen Brustgrößen relevant, auch bei kleineren. Die Bewegung der Brüste bei körperlicher Aktivität schädigt auch die Haut von Frauen mit Körbchengröße A und B, wodurch die Brüste letztendlich hängen und/oder Dehnungsstreifen bekommen.[144]

Nicht alle Brüste sind gleich

Wussten Sie, dass 94 Prozent der Frauen ungleiche Brüste haben – also zwei Brüste, die unterschiedlich groß oder geformt sind? (Die linke Brust ist oft größer, falls Sie sich das gerade gefragt haben.[145]) Es gibt einen wissenschaftlichen Grund, weshalb wir das wissen sollten: Asymmetrische Brüste bedeuten asymmetrische Mobilität derselben beim Training, und wenn der BH nicht bei beiden Brüsten gut sitzt, bewegt sich eine Brust unter Umständen mehr, was Schmerzen und Unwohlsein erzeugen kann. Frauen mit unterschiedlichen Brüsten sollten einen Kapsel-BH wählen, bei dem sowohl die Träger als auch das Brustband verstellbar sind und so eingestellt werden können, dass sie beide Brüste optimal stützen.

Für jede Frau ein passender BH

Abhängig von Ihrer Brustgröße, Ihrer Körperform und der Sportart, die Sie ausüben, wird es einen passenden Sport-BH für Sie geben. Ihre Priorität bei der Suche nach einem Sport-BH sollte sein, dass er die Brustbewegung verringert und den Komfort steigert (die hübsche Farbe oder das sexy Trägerdesign stehen auf der Liste nicht ganz oben, tut uns leid.)

Es gibt Sport-BHs in drei Ausführungen:

Kapsel-BH

Diese Art von Sport-BH besteht aus festem, stützendem Material, das so designt ist, dass jede Brust einzeln umschlossen wird. In der Regel hat er den Verschluss hinten am Brustband, und Sie können sowohl die Riemen als auch das Band verstellen. Manchmal haben Kapsel-BHs Bügel. Die Forschung hat gezeigt, dass diese Art von BH am besten die Brustbewegung bei Frauen mit größerer Oberweite reduziert.

Kompressions-BH

Dieser BH-Typ drückt das Brustgewebe gegen den Brustkorb, und die beiden Brüste sind nicht voneinander getrennt. Dadurch muss der BH im Gegensatz zu einem, der beide Brüste einzeln stützt, die doppelte Masse auffangen. Das ist einer der Gründe, weshalb Kompressions-BHs nicht für größere Brüste (ab Körbchengröße D aufwärts) empfohlen werden – dann ist einfach zu viel Brustgewebe vorhanden, das zusammengequetscht würde![146] Wird das Brustgewebe stärker an den Rumpf gepresst, befindet sich das Zentrum der Masse näher am Körper. Das verringert die Kräfte, die auf die Brüste einwirken, was wiederum deren Bewegung reduziert. Kompressions-BHs werden jedoch in der Regel aus einem Stück Stretchstoff gefertigt, und da sie keinen Verschluss besitzen, werden sie zum An- und Ausziehen über den Kopf gezogen. Daher leiert das Unterbrustband schneller aus als bei anderen BHs, und die Stützfunktion lässt eher nach als bei anderen Modellen.

Kombinierter Kompressions-/Kapsel-BH

Wie der Name schon sagt, ist dieses BH-Design eine Kombination aus den oben beschriebenen Sport-BH-Typen. Meist hat er zwei einzelne Körbchen, um jede Brust einzeln zu umschließen, sowie eine äußere Textilschicht, die das Brustgewebe komprimiert – er ist also ein Doppelwhopper. Dieser BH-Typ eignet sich gut für Frauen mit größerer Oberweite, weil er die Brustbewegung verringert und Schmerzen effektiver verhindert als die anderen beiden Arten von BHs.

Verschiedene BH-Typen bieten unterschiedlich viel Halt

Als Emma an dem Sport-BH-Projekt für Leistungssportlerinnen arbeitete, wurden die Teilnehmerinnen vorab gefragt, welchen BH-Typ sie bevorzugen würden. Interessanterweise sagte die Mehrheit von ihnen, sie hätte lieber einen Kompressions- als einen Kapsel-BH. Nach der Anprobe und Aufklärung durch die BH-Expertin entschieden sich jedoch 30 Prozent stattdessen für einen Kapsel-BH. Diese Frauen tragen ihre Sport-BHs tagtäglich stundenlang und glaubten, sie hätten den besten BH-Typ für sich und ihre Sportart gefunden – doch sehr viele von ihnen stellten fest, dass es einen besser geeigneten BH gab.

Genau wie die unterschiedlichen Schnittformen können Sie die einzelnen Merkmale des Sport-BHs dazu nutzen, um optimalen Halt zu bekommen. Auf der Suche nach dem passenden BH sollten Sie Folgendes im Kopf haben:

- Die **Schulterriemen** sollten breit, gepolstert und verstellbar sein, damit man sie bestmöglich anpassen kann. Ob Sie einen Ringerrücken oder Schulterriemen bevorzugen, ist eine persönliche Vorliebe und spielt für den Halt keine Rolle.
- Ein **nicht so tiefer Ausschnitt** hilft dabei, das Auf-und-Ab-Springen der Brüste zu verringern.
- Mit einem **verstellbaren Brustband** können Sie den BH optimal einstellen.
- **Etwas Polsterung** reduziert das Wippen der Brüste.
- Ein **Bügel** kann die Stützfähigkeit des BHs erhöhen.

Der richtige Sitz

Die meisten Frauen werden mit der Anprobe eines BHs in der Umkleide eines Kaufhauses oder Dessousgeschäfts vertraut sein, bei der eine freundliche Verkäuferin und ein Maßband involviert sind. Das Problem mit der Maßbandmethode ist, dass sie aus Zeiten stammt, als BHs noch nicht aus dehnbaren Materialien bestanden. Häufig geben die Verkäuferinnen bei der Anprobe nach wie vor einige Zentimeter hinzu, um den historisch festen Stoff zu berücksichtigen und Ihnen Raum zum Atmen zu gewähren. Moderne BH-Textilien und -Designs haben sich jedoch seit der Einführung dieses Kleidungsstücks in den 1850er-Jahren, als sie aus in Stoff eingenähtem Holz und Walfischknochen bestanden, sehr verändert. Außerdem glauben viele Frauen, dass ihnen alle BHs in der ausgemessenen Größe optimal passen würden, doch das stimmt schlicht und einfach nicht.

Ein Maßband ist dennoch ein guter Ausgangspunkt, denn wie Sie unserem Größenguide entnehmen können, gibt Ihnen das Messen eine ungefähre Vorstellung von der Länge des Unterbrustbands und der Körbchengröße. Dann ist es jedoch wichtig, die oben genannten fünf Kriterien anzuwenden, um zu überprüfen, ob der BH wirklich gut sitzt.

Die Größe ausmessen

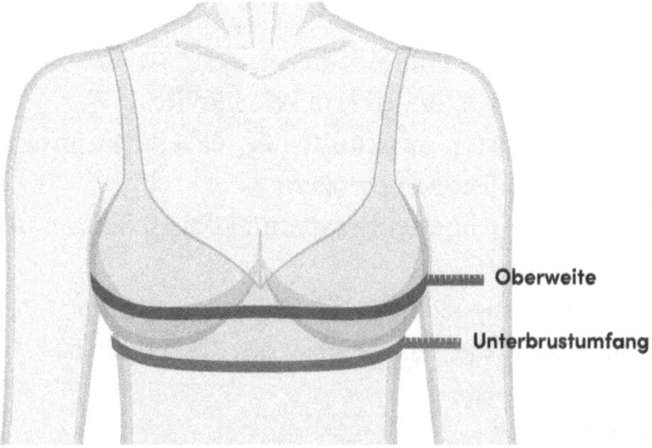

Wo Sie Ihre Oberweite und den Unterbrustumfang messen

1. Messen Sie zuerst unterhalb Ihrer Brüste rings um den Brustkorb, um den Unterbrustumfang zu erhalten.
2. Dann messen Sie an der Stelle, wo Ihre Oberweite am größten ist, das ist in der Regel auf Höhe der Nippel.

3. Ziehen Sie das Ergebnis der Brustkorbmessung von der Busenmessung ab, und rechnen Sie die Differenz dann mithilfe der Tabelle unten in Ihre Körbchengröße um.

	Differenz zwischen den Ergebnissen von Brustkorb- und Busenmessung (in Zentimetern)							
	8-11	12-13	14-15	16-17	18-19	20-21	22-23	24-25
Körbchengröße	AA	A	B	C	D	E	F	G
	26-28	29-30	31-32	33-34	35-36	37-38	39-40	
Körbchengröße	H	I	J	K	L	M	N	

Sind Sie beispielsweise bei der Brustkorbmessung auf 80 Zentimeter gekommen und beim Busen auf 92 Zentimeter, beträgt die Differenz zwölf Zentimeter. Laut Tabelle haben Sie damit ein A-Körbchen. Ihre BH-Größe ist also 80A.

Die Größen können variieren

Wir alle wissen, wie das ist: Wir glauben, unsere Kleidergröße zu kennen, kaufen etwas in 40 in einem bestimmten Laden und freuen uns, wie gut es passt, ziehen am selben Tag etwas in derselben Größe in einem anderen Geschäft an und stellen fest, dass es zu klein ist … Daraus soll mal eine schlau werden! Verschiedene Geschäfte, Marken und Designs können unterschiedliche Größen haben, auch wenn auf dem Etikett dieselbe Zahl steht. Das gilt auch für BHs. Selbst wenn Sie glauben, Ihre Größe zu kennen, ist es gut möglich, dass Sie sich von Marke zu Marke unterscheidet oder sogar zwischen Alltags- und Sport-BH. Statt auf die Marke oder die Größe sollten Sie sich daher eher auf die Passform konzentrieren. Dies ist die Grundlage für eine gute Brustunterstützung. Überlegen Sie nur, wie viel Zeit manche von uns darauf verwenden, die richtigen Sportschuhe zu finden! Manche steigen sogar in Sportgeschäften für eine Analyse auf spezielle Laufbänder. Stellen Sie sich vor, wir würden genauso viel Zeit und Mühe auf den passenden Sport-BH verwenden!

Der beste Weg, um herauszufinden, ob Sie den optimalen Sport-BH anhaben, ist unser Fünf-Punkte-Passform-Guide.

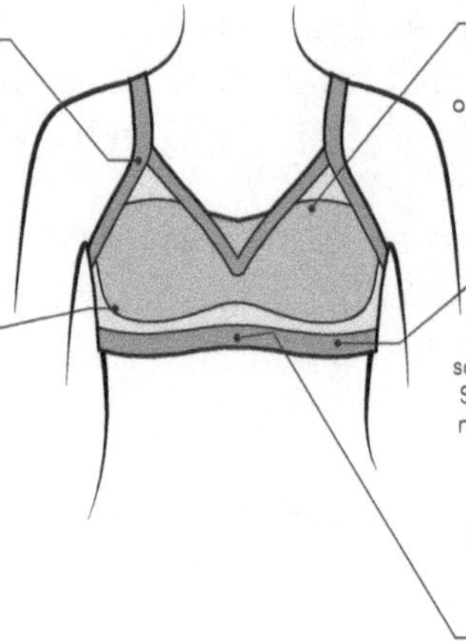

Das perfekte Match

Viele von uns machen unterschiedliche Workouts, was bedeutet, dass unsere Brüste nicht immer denselben Halt brauchen. Wenn Sie zwischen Yoga und Zumba wechseln, benötigen Sie verschiedene BHs – beispielsweise einen stark stützenden Kapsel-BH mit Struktur für das Training zu schneller Musik und einen flexibleren für Yoga oder eine vergleichbare Aktivität auf der Matte. Wenn Sie nur einen Sport-BH besitzen, sollte dieser für Ihre Sportart mit dem höchsten Impact geeignet sein.

Den Einsatz verdoppeln

Wir alle haben es getan oder kennen eine Frau, die es getan hat: zum Training zwei BHs übereinander anziehen. Frauen tun das aus zahlreichen Gründen – weil sie die falsche Art von BH tragen, meist einen Kompressions-BH, der allein nicht genügend Halt bietet, oder weil sie keinen teuren neuen BH kaufen wollen und glauben, zwei alte würden ausreichen.

Wir sehen das anders. Zwei alte BHs sind keine gute Idee. Außerdem verdoppeln zwei Lagen die Gefahr von Wundscheuern oder Schmerzen wegen falscher Passform. Es gibt da draußen irgendwo einen fantastischen BH – einen einzelnen. Recherchieren Sie, schauen Sie, welche Marken daraufhin getestet wurden, wie gut ihre BHs die Brustbewegung verringern, nutzen Sie unsere Richtlinien für die Passform und das Modell, und geben Sie nicht auf, bis Sie haben, was Sie brauchen. Es ist kein Luxus, Geld für einen gut sitzenden BH auszugeben, es ist in Ihrem Interesse und auf lange Sicht in dem Ihrer Brüste. Denken Sie daran, wie viel Geld wir für Laufschuhe und Leggings ausgeben, und dann machen Sie sich klar, dass Ihr Sport-BH ein ebenso wichtiger Teil Ihrer Sportbekleidung ist, nicht etwas Optionales. Sport-BH-Marken bieten mittlerweile hervorragende Hilfe auf ihren Websites, damit Sie den Schnitt finden, der am besten für Sie geeignet ist, und manche haben sogar einen Livechat, der Sie bei der Auswahl unterstützt. Manche Frauen sagen, sie wüssten nicht, ob ein BH gut oder schlecht sitzt, wenn sie nicht einmal darin gejoggt sind. Das liegt meistens daran, dass sie die Passform beim Anprobieren falsch eingeschätzt haben und nicht alle fünf Punkte durchgegangen sind. Ein paar Hampelmänner in der Umkleidekabine eignen sich gut, um ein Gefühl für die Bewegungsreduktion zu bekommen, denn bei dieser Übung bewegen sich die Brüste besonders stark.

Gute BHs, schlechte BHs

Mittlerweile ist Ihnen wahrscheinlich klar, dass schlecht gestützte Brüste sich bewegen und dass dies Schmerzen und Unwohlsein verursachen kann, was sich wiederum auf die Trainingsqualität auswirken oder gar entscheidend dafür sein kann, ob Sie überhaupt trainieren. Doch wenn Ihre Brüste Sie nicht stören, gibt es dann überhaupt irgendeinen Grund, sich mit besserem Halt zu beschäftigen? Ja, denn wie Sie wissen, bremsen Ihre Brüste Sie buchstäblich bei jeder Art von sportlicher Aktivität, wenn Sie nicht den passenden Sport-BH tragen. Es spielt keine Rolle, ob Sie joggen, rudern, Kajak fahren, Tennis oder Golf spielen, im Fitnessstudio trainieren, bergwandern oder hinter den Kindern herlaufen: Wenn Sie sich bewegen, bewegen sich auch Ihre Brüste. Und wenn diese nicht von einem gut sitzenden Sport-BH unterstützt werden, wird diese Brustbewegung Ihre Leistungsfähigkeit beeinträchtigen.

Freundinnen von uns von der University of Portsmouth haben eine Studienreihe durchgeführt, bei der sie sich angeschaut haben, inwiefern sportliche Leistung durch schlechten Halt der Brüste beeinflusst wird. In ihrer Forschung verglichen sie Frauen, die beim Sport einen Alltags-BH trugen, und solche mit einem gut angepassten Sport-BH. Hier sind ihre Ergebnisse:

- Training ist leichter in einem guten BH
  Wenn die Frauen gebeten wurden, ihre Anstrengung bei derselben Übung zu bewerten, berichteten sie, dass es ihnen leichter fiel, wenn sie einen gut sitzenden Sport-BH trugen als mit einem nicht gut stützenden BH.[147] Noch einmal: Ein guter BH erleichtert das Training. Wer will das nicht?

- Training in einem schlecht sitzenden BH kann das Verletzungsrisiko erhöhen
  Wenn sich Brüste beim Sport bewegen, springen sie nicht nur auf und ab (worin ihre Bewegung beim Laufen zu 50 Prozent besteht), sondern auch von einer Seite zur anderen (25 Prozent der Bewegung) und vor und zurück (die übrigen 25 Prozent). Die Kräfte, die dadurch entstehen, werden beim Laufen unmittelbar durch den Körper zum Boden geleitet und können einen Risikofaktor für Verletzungen darstellen.[148]

- **Schlecht sitzende BHs lassen Sie beim Training schneller ermüden**

  Wenn Sie mit nicht ausreichend gestützten Brüsten laufen, aktivieren Sie die Obermuskulatur stärker.[149] Man geht davon aus, dass dies dem Effekt entgegenwirken soll, den die Brustbewegung auf den Körper hat. Mehr Muskelaktivität bedeutet einen höheren Energieaufwand – der Preis für die Brustbewegung könnte also sein, dass Sie rascher ermüden, wenn Sie einen schlecht sitzenden BH tragen.

- **Brustbewegung beim Sport kann Ihre Atmung beeinträchtigen**

  Die Forschung hat gezeigt, dass die Atemfrequenz – unsere Atemzüge pro Minute – geringer ist, wenn die Brüste keinen guten Halt haben, und dass Frauen den Atem länger anhalten, als würden Sie sich gegen die Bewegungen Ihrer Brüste wappnen.[150] Wir wissen, dass die Atmung eng verbunden ist mit dem Trainingstempo: Wie intensiv wir atmen, ist eines der Signale an das Gehirn dafür, wie hart wir arbeiten. Eine veränderte Atemfrequenz kann dazu führen, dass Ihnen das Training anstrengender vorkommt. Das natürliche Atemmuster zu stören, indem wir einen schlecht sitzenden BH tragen, bedeutet auch, dass wir beim Training nicht so viel Luft – und damit wertvollen Sauerstoff – bekommen, was uns ebenfalls schneller ermüden lässt.

- **In einem schlecht sitzenden BH kommen Sie langsamer voran**

  Die oben erwähnte Statistik – dass wir bei einem Marathon rund anderthalb Kilometer verlieren, wenn der BH nicht gut sitzt – hat damit zu tun, dass die Schrittlänge abnimmt, wenn unsere Brüste beim Laufen keinen optimalen Halt haben.[151] Und selbst eine minimal reduzierte Schrittlänge kann sich über einen Fünf- oder Zehn-Kilometer-Lauf oder einen Marathon zu einem ganz schön großen Zeitverlust summieren – und zwar nicht, weil Sie nicht fit genug wären, sondern weil Ihr Körper versucht, die Bewegung Ihrer schlecht gestützten Brüste auszugleichen, indem er kürzere Schritte macht.

Ein Schlag vor die Brust

Etwas, worüber wir wenig sprechen, sind Brustverletzungen. Das können zum einen Kontaktverletzungen sein, die Sportlerinnen beim Rugby- oder Basketball oder in Kampfsportarten erleiden. Verletzungen der Brust sind nämlich häufiger als gedacht: In einer Studie mit 500 Leistungssportlerinnen aus 46 Sportarten berichteten 36 Prozent von Brustverletzungen, und 21 Prozent glaubten, dass diese Ihre Leistung negativ beeinflussten.[152]

Der mit einer Brustverletzung einhergehende Schmerz ist die eine Sache, aber verletztes Brustgewebe kann auch zu einer Nekrose führen, also zu geschädigtem oder abgestorbenem Brustgewebe. Das kann sich als Knoten in der Brust bemerkbar machen. Diese Knoten können mit Brustkrebs verwechselt werden und eine Biopsie erforderlich machen, um einen Tumor auszuschließen. Brustverletzungen erhöhen nicht das Brustkrebsrisiko, aber wegen der dadurch möglicherweise entstehenden Knoten kommt es vielleicht zu unnötigen Sorgen und invasiven Eingriffen.[153]

Frustrierenderweise wird Körperschutzkleidung meistens für Männer entworfen und nicht für Menschen mit Brüsten.[154] Einige sinnvolle Lösungen, um das Brustgewebe zu schützen und Verletzungen in diesem Bereich zu verhindern, wurden jedoch in den vergangenen Jahren für Frauen entwickelt – unter anderem Einlagen für Sport-BHs und gepolsterte Westen für den weiblichen Oberkörper.[155]

Brustverletzungen können zum anderen auch in Form von Reiben und Scheuern auftreten. Meistens liegt das an einem schlecht sitzenden BH. Genauso wenig, wie wir hinnehmen würden, dass unsere Sportschuhe ständig Blasen verursachen, sollten wir Brustverletzungen als normalen Teil des Trainings akzeptieren und stattdessen lieber nach einem besser passenden BH suchen.

Emma

Ich hatte Glück, dass mein Mann bei einem Ultramarathon, an dem ich mit zwei männlichen Kollegen teilnahm, zu meiner Supportcrew gehörte. Wir liefen 100 Kilometer den South Downs Way entlang, eine schöne ländliche Strecke in Sussex. Alle zehn Kilometer konnte man sich mit seinem Betreuungsteam treffen, Wasserflaschen auffüllen, etwas essen und ein trockenes T-Shirt anziehen. Das Einzige, was meine Zwischenstopps von denen meiner männlichen Mitläufer unterschied, war, dass mein Mann gewaltige Mengen Vaseline in die Hände nahm und unter meinem BH verteilte. Ich litt unter starkem Wundscheuern unter meinem Unterbrustband und unter den Achseln, sodass ich manchmal mein Training abbrechen musste, und hatte bei jedem Lauf an den gefährdetsten Stellen Blasenpflaster kleben. Damals wusste ich noch nicht viel über optimalen Halt für Brüste und trug zwei BHs, von denen – rückblickend weiß ich das – keiner richtig gut passte. Das Ergebnis waren Reibungen und Hautverletzungen, gegen die am besten Vaseline zwischen BH und Haut half. Bei dem 100-Kilometer-Lauf funktionierte das einigermaßen, aber einen stets bereiten persönlichen Vaselineapplikator zu haben, war keine langfristige Lösung. Schließlich fand ich denn auch, genau wie Serena Williams, den BH fürs Leben.

Nicht nur Schlagverletzungen oder Wundscheuern können den Brüsten von aktiven Frauen schaden. Die Auswirkungen von schlecht sitzenden BHs können auch muskuloskelettale Probleme des Rückens, der Schultern und des Nackens verursachen, die sich als Verspannung, Steifheit und Schmerz äußern können. Es gibt sogar spezielle BHs, um Haltungsschäden zu korrigieren und Nacken- und Rückenschmerzen zu lindern. Zu straffe Schulterriemen können außerdem tief in die Haut einschneiden, permanente Furchen hinterlassen und Nerven schädigen, was zu Symptomen wie Kribbeln in den Armen und Händen führen kann. Darunter leiden Frauen mit größeren Brüsten häufiger. Sie versuchen, der Brustbewegung dadurch entgegenzuwirken, dass sie die BH-Träger strammziehen, wodurch der Großteil des Brustgewebes durch die Riemen gehalten wird statt durch ein gut angepasstes Unterbrustband (das eigentlich die Hauptstützarbeit übernehmen sollte).

Besserer Halt für Ihre Brüste in drei Punkten

- Finden Sie den richtigen Typ Sport-BH für Ihre Größe und die von Ihnen ausgeübten Aktivitäten. Achten Sie darauf, dass der BH richtig sitzt.
- Sie müssen kein Vermögen für einen Sport-BH ausgeben. Guter Halt und eine angemessene Passform sind wichtiger als der Name auf dem Etikett.
- Lassen Sie sich nicht durch Brustschmerzen ausbremsen. Finden Sie einen BH, der Ihre Brüste optimal stützt und Brust-, Rücken- und Schulterschmerzen minimiert.

Kapitel 7

Gesunde Körper in Bewegung

Im März 2020, zu Beginn des ersten COVID-19-Lockdowns, verordnete die britische Regierung die Schließung aller Fitnessstudios und Sportclubs. Obwohl sportliche Betätigung einer der wenigen Gründe war, aus denen man während der Lockdowns von 2020 und 2021 sein Zuhause noch verlassen durfte, ging die körperliche Aktivität insgesamt zurück; die Menschen bewegten sich weniger.[156] Für Frauen erschwerten in dieser Zeit Kinderbetreuung, Homeschooling und Hausarbeit die Situation – Aufgaben, die in der Regel dreimal häufiger Frauen zufallen als Männern. Während der Corona-Lockdowns spitzte sich der Trend noch einmal zu, sodass Frauen über dreißig Stunden wöchentlich allein mit Kinderbetreuung zubrachten.[157] Kein Wunder, dass sie daneben keine Kapazitäten hatten, die Sporthose anzuziehen und sich auszupowern – sie waren erschöpft durch die zusätzliche Belastung während der Pandemie.

Die Folge dieses Trainingsrückgangs im Lockdown waren vermehrte Verletzungen, als die Menschen ihre bevorzugte Sportart dann wieder aufnahmen – sei es, dass die Joggingrunde wieder möglich war, als die Kinder endlich zurück in die Schule gingen, oder die Rückkehr ins Basketballteam oder ins Fitnessstudio, nachdem die Freizeiteinrichtungen wieder öffnen durften. Im Leistungssport, wo Verletzungen gut dokumentiert sind, stieg deren Anzahl noch vor dem ersten Turnier um das Dreifache.[158]

Nicht nur Leistungssportler:innen tappten jedoch in die Falle, das Training etwas zu eifrig wiederaufzunehmen. Damals unterstützten wir drei den englischen Basketballverband mit der »Back to Netball«-Kampagne und hörten ähnliche Geschichten von Mädchen und Frauen im ganzen Land, deren neue Saison endete, bevor sie richtig begonnen hatte, weil sie sich bereits in den ersten Trainings nach dem Lockdown verletzt hatten.

Zero to hero – und umgekehrt

Als Frauen setzen wir uns oft diesem Zero-to-hero-Szenario aus, wenngleich nicht immer wegen eines pandemiebedingten Lockdowns. Wir verfolgen einen notorischen Alles-oder-nichts-Ansatz bei gesunden Gewohnheiten wie Ernährung oder Sport. Doch diese Art von Auf und Ab, besonders beim Sport, begünstigt Verletzungen.

So einfach das auch klingt, oft macht man die besten Fortschritte in Gesundheit und Fitness, indem man beständig ein wenig auf dem aktuellen Level trainiert und dann nach und nach auf sichere Art und Weise die Herausforderungen erhöht. Sich aufzuraffen und sich regelmäßig zu bewegen, ist eine weitaus nachhaltigere Herangehensweise, als lange Zeit gar keinen Sport zu treiben und dann zu beschließen, fünf Tage pro Woche HIIT-Training zu machen. Studien zufolge ist die Wahrscheinlichkeit, ein Ziel zu erreichen (ob das eine Parkrun-Teilnahme ist oder ein Platz auf dem Siegertreppchen) siebenmal höher, wenn Sie regelmäßig und konsequent trainieren, als wenn sie zwischendurch wegen Krankheit, Verletzung oder fehlender Motivation pausieren.[159] Unverletzt zu bleiben, kein Training ausfallen zu lassen und die Gelegenheiten zur Bewegung nutzen: Darin liegt das Geheimnis, wenn Sie gesünder und fitter werden wollen.

Doch Frauen scheinen schlechtere Chancen beim Aufbau einer konsequenten Trainingsroutine zu haben.

Die Gründe

1. Bei vielen Frauen können Zyklussymptome die Motivation, sich zu bewegen, oder die Qualität des Workouts viele Tage im Monat beeinträchtigen. Wenn Sie drei bis fünf Tage Training monatlich verlieren, sind das im Jahr 60 Tage!
2. Frauen haben häufig mehr zeitliche Verpflichtungen, die einander im Weg stehen. Es ist schwer, den frühmorgendlichen Lauf einzuschieben, wenn Sie Kinder haben, die Sie rechtzeitig für die Schule aus der Tür schieben müssen, oder das eigene Basketballtraining durchzuziehen, wenn Sie die Kinder zu ihrem Sportnachmittag kutschieren müssen. Vielleicht müssen Sie auch die Kosten für die Kinderbetreuung zu den Kosten Ihres Sportvereins oder Fitnessstudios dazurechnen, und alles zusammen wird einfach zu teuer.
3. Die Wahrscheinlichkeit, dass Frauen eine Gelenkverletzung erleiden, ist sechsmal höher als bei Männern. Müssen Sie sich davon erholen, bedeutet dies eine sportliche Zwangspause.[160]

Die Lösungen

1. Da Sie, wenn Sie bis hierher gelesen haben, über Strategien verfügen, mit den Zyklussymptomen umzugehen, wenden Sie diese an, um die verlorenen Trainingstage zurückzugewinnen.
2. Wir können es absolut nachvollziehen: Als drei berufstätige Frauen jonglieren auch wir täglich unsere Verpflichtungen. Aber wir können nicht genug betonen, wie wichtig es ist, dass Sie sich Zeit für Körper und Geist einräumen.
3. Vergessen Sie nicht das Warm-up und Cool-down vor und nach dem Training, und achten Sie auf eine saubere Technik, um keinen unnötigen Stress auf die Gelenke auszuüben, der das Verletzungsrisiko erhöht.

Wir wissen, dass es nicht einfach ist. Nachdem Emma ihr erstes Kind bekommen hatte, brauchte sie acht Jahre, um ihre Einstellung zum Sport anzupassen. Nachdem Sie sich in den Zwanzigern und Anfang dreißig ehrgeizige Ziele für Marathons und Ultramarathons gesetzt hatte, musste sie nach der Geburt ihrer Kinder viele Jahre und mit verschiedenen Strategien herumprobieren, um Aktivitäten zu finden, die sowohl befriedigend als auch langfristig umsetzbar waren.

Es ist eine ganz individuelle Herausforderung. Für manche geht es darum, ein ansprechendes kostenloses Online-Workout für die Zeit zu finden, wenn die Kinder schlafen, oder bei dem diese sogar mitmachen können. Für andere sind Home-Workouts nichts, stattdessen setzen sie lieber ihr Baby in den Kinderwagen oder stellen die Kinder auf den Roller und powerwalken oder joggen durch den Park. Vielen Frauen fällt es jedoch schwer, den eigenen Körper und die eigene körperliche und geistige Gesundheit an eine vordere Stelle zu setzen und sich damit gut zu fühlen, dass sie eine halbe Stunde aus dem Arbeitstag herausschneiden, um allein – und wenn sie Mutter sind, ohne Kinder – Sport zu treiben. Viele von uns, insbesondere Mütter, haben Schuldgefühle, wenn sie freie Zeit – in der die Kinder in der Schule sind, in der Kinderbetreuung oder bei Freunden – für sich selbst nutzen. Wir packen zusätzliche Arbeit, Aufgaben im Haushalt oder andere Verantwortlichkeiten in diese Zeitnischen. Und wir machen uns dabei nicht klar, dass eines der produktivsten, nützlichsten Dinge, die wir tun können, um langfristig unsere Gesundheit und unser Wohlbefinden zu erhalten, darin besteht, uns auf eine Art und Weise zu bewegen, die wir wirklich genießen. Unterschätzen Sie übrigens nicht, wie stark es sich auf das zukünftige Verhalten Ihrer Kinder auswirkt, wenn sie sehen, dass Sie regelmäßig trainieren. Sie werden es als normalen, wichtigen Teil des Lebens ansehen, sich Zeit für Bewegung zu nehmen. Das ist ein großartiges Geschenk!

Dies ist eine öffentliche Bekanntmachung

Wir möchten gern etwas tiefer in das Thema Verletzungen bei Frauen einsteigen. Es wird nämlich zu wenig Wert darauf gelegt, über das erhöhte Verletzungsrisiko und mögliche Gegenmaßnahmen aufzuklären. Täglich begegnen wir Frauen, die ihren Lieblingssport nicht ausüben oder ihrer Lieblingsaktivität nicht nachgehen können, weil sie sich verletzt haben.

Wie viele von Ihnen haben an einem Fitnesskurs oder einem Gruppen-Warm-up teilgenommen und die allgemeine Warnung von Trainer:innen und Coaches zu hören bekommen, dass wir bei Übungen wie Ausfallschritten die Knie nicht über die Zehen hinaus beugen sollen? Dabei handelt es sich um eine Daumenregel, die eine gute Technik etablieren und Verletzungen vorbeugen soll. Es sollte aber auch noch einen zweiten Teil dieser öffentlichen Bekanntmachung geben, den wir jedoch nie hören:

> Die Frauen in der Gruppe sollten besonders auf ihre Technik achten: Knie nicht einknicken lassen, Hamstrings, Po- und Rumpfmuskeln anspannen und sich nicht bloß auf die vorderen Oberschenkelmuskeln verlassen – denn euer Risiko, euch am Knie zu verletzen, ist viel höher als bei Männern, und mit diesen Maßnahmen könnt ihr es reduzieren.

Diese Botschaft würde die Stimmung im BodyPump-Kurs oder beim CrossFit-Warm-up vielleicht etwas dämpfen, aber sie ist sehr wichtig. Kreuzbandverletzungen gelten im Frauensport geradezu als Epidemie.[161] Das Kreuzband ist das Band, das Ihren Oberschenkelknochen mit dem Schienbein verbindet. Dieses starke, elastische Gewebeband verläuft diagonal durch die Knieinnenseite und stabilisiert das Gelenk. Zu einer Kreuzbandverletzung kommt es, wenn es durch die Art der Beinbewegung überdehnt wird. Dann reißt es an oder ganz durch. Das kann bei schnellen Richtungswechseln passieren oder wenn sich das Knie beim Rennen, Wenden, Springen oder Landen verdreht. Es gibt Belege dafür, dass Frauen mit sechsmal höherer Wahrscheinlichkeit Kreuzbandverletzungen ohne Fremdeinwirkung erleiden als Männer.[162] »Ohne Fremdeinwirkung« bedeutet, dass die Verletzung nicht durch eine Kollision mit anderen Sportler:innen geschieht oder weil man über einen Hockeyschläger stolpert, sondern allein durch die Kräfte der eigenen Körperbewegung. Die schlechte Nachricht ist: 45 Prozent der Menschen mit Kreuzbandverletzungen betreiben nie wieder Leistungssport, und 35 Prozent erreichen nicht wieder ihr altes sportliches Niveau. Bis zur Hälfte aller 15- bis 30-Jährigen weist ein Jahrzehnt nach einer Kreuzbandverletzung Anzeichen für Osteoarthritis auf,[163] was viel häufiger ist als die durchschnittlichen sieben Prozent bei 18- bis 24-Jährigen.[164]

Nicht nur Kreuzbandverletzungen treten bei Frauen öfter auf. Im ganzen Körper ist das Verletzungsrisiko bei Frauen höher als bei Männern.[165] Ein weiteres verletzungsanfälliges Gelenk ist das Sprunggelenk – bei Frauen ungefähr doppelt so sehr wie bei Männern –, und auch Schulterverletzungen sind bei Frauen verbreiteter als bei Männern.[166]

Wegen der eindeutig verheerenden Auswirkungen von Gelenkverletzungen auf die kurzfristige und langfristige Teilnahme von Frauen an Sport und Fitness sind wir überzeugt: Das Bewusstsein für das Verletzungsrisiko und die Kenntnis von Methoden, mit denen man sich dagegen schützen kann, sollte Mädchen früh vermittelt werden, und es sollte ein wichtiges Thema für Coaches und Trainer:innen von Frauen in allen Altersstufen sein. Würden Mädchen und junge Frauen im Schul- oder Vereinssport so trainiert, dass dieses Risiko gezielt berücksichtigt und verringert würde, könnten wir wahrscheinlich viele Verletzungen verhindern. Das erhöhte Risiko bei Frauen entsteht wohl erst nach der Pubertät, da vorher bei Jungen und Mädchen gleich viele Verstauchungen beobachtet werden. Bei Mädchen steigt das Risiko unmittelbar nach dem Wachstumsschub und bis ins Erwachsenenalter.[167] Wir verstehen noch nicht ganz, warum Frauen ein derart erhöhtes Risiko für Gelenkverletzungen, besonders des Knies, haben (das liegt an der

Gender-Datenlücke), aber in den vergangenen zehn Jahren wurden signifikante Fortschritte beim Verständnis potenzieller Risikofaktoren und der Möglichkeiten, ihnen zu begegnen, erzielt.

Schütteln Sie Ihre Knochen!

Ein Risikofaktor für vermehrte Kreuzbandverletzungen bei Frauen hat mit anatomischen Unterschieden zwischen den Geschlechtern zu tun. Frauen entwickeln in der Regel breitere Hüften als Männer (wegen unserer wunderbaren Fähigkeit, Kinder zu gebären), und das führt zu einem bei Frauen bis zu fünf Grad weiteren Quadrizeps- oder Q-Winkel, also dem Winkel zwischen der Quadrizepsmuskulatur des Oberschenkels und der Patellasehne des Knies.

Dieser größere Winkel ist mit stärkeren Knieschmerzen bei Frauen und einem höheren Kreuzbandverletzungsrisiko in Verbindung gebracht worden, denn er wirkt sich darauf aus, wie Frauen bei Sprüngen landen und wie sie beim Laufen die Richtung ändern.[168] Wenn wir landen oder uns vom Boden abdrücken, neigen die Knie dazu, in die sogenannte Valgus-Stellung einzuknicken.

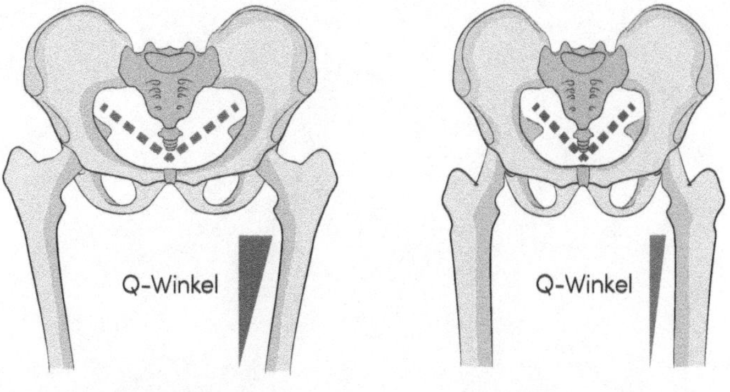

Weibliches Becken **Männliches Becken**

Fünf Prozent Unterschied zwischen Frauen und Männern beim Q-Winkel

Dadurch entsteht viel seitliche Belastung auf das Kniegelenk, was im besten Fall Schmerzen verursacht, im schlimmsten Fall zu Knieverletzungen führt.[169] Studien haben außerdem gezeigt, dass die Knie bei Frauen dazu tendieren, nach innen zu knicken, und dass Frauen tendenziell mit gestrecktem Bein auf dem ganzen Fuß landen, wodurch sie größere Kräfte neutralisieren müssen als Männer, die auf den Zehen landen und dann die Knie beugen, um die Landung abzufedern. Kombiniert man größere Kräfte, die auf das Kniegelenk einwirken, mit schlechter Technik, sodass die Kraft in einem ungünstigen Winkel auf das Gelenk trifft, beginnt man zu verstehen, warum das Kniegelenk bei Frauen so anfällig für Verletzungen ist.

An unserem Skelett können wir nichts ändern, wohl aber an der Art und Weise, wie wir uns bewegen. Wir sollten also unser Gleichgewicht sowie unsere Technik bei der Landung aus Sprüngen, beim Laufen und bei Richtungswechseln trainieren.

Wenn Sie nach Sprüngen landen oder in die Hocke oder den Ausfallschritt gehen, stellen Sie sicher, dass Ihre Knie nicht nach innen einknicken, dass sie nicht zu weit über die Zehen hinausragen, dass Sie die Knie beim Landen beugen, um weich aufzukommen, und dass Ihre Knie und Füße in dieselbe Richtung zeigen, wie in der folgenden Grafik zu sehen.[170]

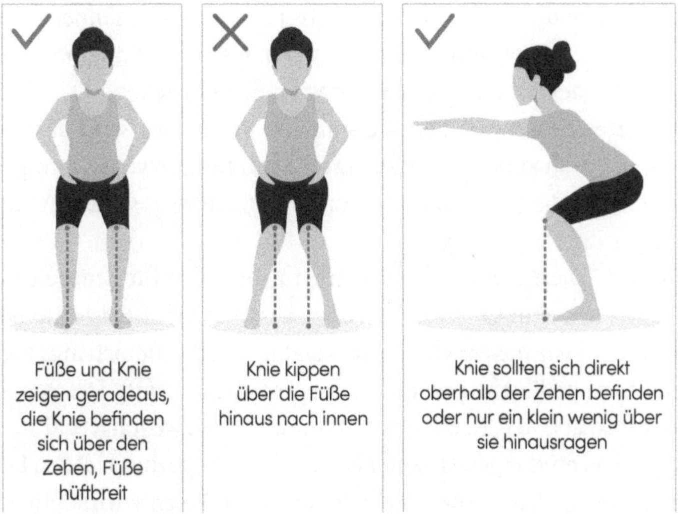
Füße und Knie
zeigen geradeaus,
die Knie befinden
sich über den
Zehen, Füße
hüftbreit
Knie kippen
über die Füße
hinaus nach innen
Knie sollten sich direkt
oberhalb der Zehen befinden
oder nur ein klein wenig über
sie hinausragen

Eine gute Landetechnik kann helfen, das Verletzungsrisiko zu senken

Niemand mag einen überaktiven Quadrizeps

Muskelkraft und muskuläre Dysbalancen sind weitere Risikofaktoren für Kniegelenksverletzungen bei Frauen. Bei Frauen ist der Quadrizeps (das ist der große Muskel am vorderen Oberschenkel) tendenziell stärker ausgeprägt als die kräftige Pomuskulatur und die Hamstrings (die hintere Oberschenkelmuskulatur). Der Quadrizeps neigt also dazu, die Aufgaben dieser anderen Muskeln beim Sport zu übernehmen.[171] Das ist nicht gut für das Kniegelenk, denn während sportlicher Aktivität wie dem Laufen brauchen wir einen muskulösen Quadrizeps, um die Knie gerade zu halten und den Fuß nach vorn zu beugen, aber auch starke Hamstrings und Gesäßmuskulatur, um die Knie zu beugen sowie um das Bein nach hinten zu ziehen bei gleichzeitiger Stabilisierung des Knies. Die Muskelgruppen sollten bei jedem Schritt zusammenarbeiten und abwechselnd aktiv werden. Tun sie das nicht - in der Regel, weil eine stark ist und die andere schwach -, ist das Verletzungsrisiko für das Knie erhöht.

Häufig ist der Quadrizeps bei aktiven Frauen und Männern – besonders bei Läufer:innen, die nicht genug Krafttraining oder Hügelläufe machen, um die durch das Laufen entstehende Kraft des Quadrizeps auszugleichen – dominant. Bei Frauen wird das Problem dadurch verschärft, dass unser zentrales Nervensystem gern in allen möglichen Situationen unseren Quadrizeps aktiviert und weniger die Hamstrings.[172]

Diese Quadrizepsaktivierung trägt zum Risiko für Kniegelenksschäden bei, aber sie wirkt sich auch auf unsere Leistungsfähigkeit aus. Indem wir unsere Gesäßmuskulatur und die Hamstrings nicht beteiligen, verlieren wir eine Menge potenzieller Kraft. Die Pomuskulatur ist aber das Kraftzentrum für die Beinbewegung, und sie ist ziemlich ermüdungsresistent, hält also recht lange durch. Beim Laufen, beim Ausfallschritt oder beim Springen holen wir möglicherweise nicht alles aus unseren Bewegungen heraus, wenn wir diese muskuläre Dysbalance nicht angehen und lernen, mit einer guten Technik und anfangs sehr hoher Konzentration die richtigen Muskeln zum richtigen Zeitpunkt zu benutzen. Dies erfordert Übung und kann durch Kraftübungen wie Squats, Clamshells und Beckenheben erreicht werden. Es lohnt sich, diese in das regelmäßige Trainingsprogramm zu integrieren.

Resilienz aus dem Bauch heraus

Ein ziemlich typisches Szenario ist es, eine sportliche Aktivität wie Walking, Joggen, Radfahren oder Basketball aufzunehmen und sämtliche für Sport zur Verfügung stehende Zeit dieser einen Bewegungsart zu widmen. Dabei ist dieser Ansatz recht kontraproduktiv, was den Aufbau von Verletzungsresilienz angeht. Dreht sich das gesamte Training um eine bestimmte Bewegung oder Sportart, so bezeichnet man das als »Spezifizität«. Das heißt, der Körper wird sehr gut darin, sich auf eine bestimmte Art und Weise zu bewegen, doch die allgemeine Kraft, Mobilität und Stabilität werden dabei vernachlässigt. Ein gutes Ganzkörpertraining gibt uns die nötige Stabilität, um uns mit einer guten Technik zu bewegen, die Stärke, um die Form beizubehalten, wenn wir müde werden, und die Mobilität, um mit unebenem Gelände bei einer Wanderung oder einem plötzlichen Richtungswechsel auf dem Platz zurechtzukommen. All diese Dinge haben das Potenzial, Verletzungen zu verursachen, wenn nicht der ganze Körper darauf trainiert ist, die Bewegung zu unterstützen. Deshalb klettern Ruderer:innen, lernen Rugbyspieler:innen Tanzen und praktizieren Basketballer:innen Pilates: Indem wir den gesamten Körper einbeziehen, werden wir starke, widerstandsfähige Frauen. Dies bedeutet, dass Sie auch als Läuferin oder Radfahrerin unbedingt den Oberkörper und den Rumpf kräftigen sollten, nicht nur die so wichtige Beinmuskulatur. Die Forschung zeigt, dass Kraft, Flexibilität und Stabilität im Rumpf sogar das Verletzungsrisiko von Knien und Sprunggelenken reduzieren.[173]

Bloß ein Mythos: »Mein Zyklus ist schuld an meiner Verletzung!«

Eine wachsende Zahl an Artikeln ist in letzter Zeit über den Zusammenhang zwischen dem weiblichen Zyklus und Verletzungen erschienen – so viele, dass Sportlerinnen uns sagen, sie würden nervös, wenn bestimmte Trainingseinheiten oder Wettkämpfe an gewissen Zyklustagen stattfinden. Wir wurden sogar bereits von Physiotherapeut:innen und Trainer:innen gefragt, ob sie Spielerinnen wegen des Punktes im Zyklus, an dem sie sich zu einem Match befinden würden, nicht einsetzen sollten.

Lassen Sie uns eins klarstellen: Wir wollen keine Welt, in der Frauen an bestimmten Tagen in Watte gepackt und davon abgehalten werden, sich zu bewegen! Das Ziel sollte sein, zu verstehen, was es braucht, um dafür zu sorgen, dass Frauen keine Probleme durch ihren Zyklus bekommen.

Wie bereits erwähnt, existiert eine wenig erforschte Verbindung zwischen Östrogen und Gelenkstabilität. Ein hoher Östrogenspiegel kann die Gelenke labiler machen,[174] was bedeutet, dass wir theoretisch in der Zyklusphase hoher Östrogenproduktion verletzungsanfälliger sein könnten.[175] Einige Studien haben gezeigt, dass die Kniemobilität kurz vor dem Eisprung, wenn die Östrogenkonzentration im Blut besonders hoch ist, ausgeprägter sein kann.[176] Es existieren jedoch nicht genügend zuverlässige Studien über tatsächliche Verletzungen – im Gegensatz zur bloßen Labilität der Knie – zu bestimmten Zeitpunkten im Zyklus, um sicher zu sein, ob dies wirklich bei aktiven Frauen zutrifft. Wir brauchen mehr Forschung, um zu schauen, ob andere Punkte im Zyklus eine besonders hohe Verletzungsgefahr bergen: Ist dies nur der Fall, wenn die Östrogenproduktion vor dem Eisprung angekurbelt wird oder auch, wenn der Östrogenspiegel in der zweiten Zyklushälfte ansteigt?

Wahrscheinlich wird es nie einfach so sein, dass man sagen kann, alle Frauen haben zu bestimmten Zeiten im Zyklus ein erhöhtes Verletzungsrisiko. Verletzungen entstehen durch viele verschiedene Einflüsse, nicht aufgrund einer einzigen isolierten Sache. Diese Faktoren können physisch, psychologisch, emotional oder sozial sein, und sie können sich alle überlagern und in der Kombination zu Verletzungen führen.[177] Nehmen Sie zum Beispiel die Frau, die sich die ganze Nacht um ihr krankes Kind gekümmert hat. Am nächsten Abend erscheint sie nach einem langen Arbeitstag übermüdet zum Hockeytraining, macht sich nach wie vor Sorgen um ihr Kind, spielt auf einem zweitklassigen Hallenboden, weil die erste Mannschaft der Männer das gute Feld bekommen hat, und hat außerdem seit dem Mittag nichts mehr gegessen. Dieses Training wird hart werden und ihre Erschöpfung verstärken, wodurch ihre Lauftechnik nicht optimal ist, und letztlich »ploppt« ihr Knie bei einem schnellen Richtungswechsel, und sie hat einen Kreuzbandriss. Frauenknie geben nicht wegen hoher Östrogenlevel nach. Es ist möglich, dass unsere Hormone ein weiteres Element auf der Liste der Dinge sind, die alle zusammen eine Verletzung begünstigen, aber wir wissen ganz einfach nicht, ob Zyklushormone auf diese Liste gehören.

Als Emma mit einigen der weltbesten Physiotherapeut:innen für olympische und paralympische Sportlerinnen zusammenarbeitete und sie fragte, ob wir uns Sorgen darüber machen sollten, dass die an unserem Zyklus beteiligten Hormone Verletzungen verursachen können, lautete deren Antwort einhellig: Statt abzuwarten, bis wir herausfinden, ob ein hoher Östrogenspiegel dafür verantwortlich ist, sollten wir proaktiv damit umgehen. Wenn Sie für mehr Widerstandsfähigkeit sorgen, wird Ihr Körper dank seiner Kraft, Beweglichkeit, Koordinationsfähigkeit und Muskelbalance in der Lage sein, mit der Belastung und Beanspruchung durch jede Ihrer Aktivitäten zurechtzukommen, und das wird das mögliche Risiko durch ein erhöhtes Östrogenlevel überwiegen. All diese Dinge liegen in Ihrer Hand, und Sie können *jetzt* damit beginnen, an ihnen zu arbeiten, um sich vor Verletzungen zu schützen.

Bevor wir endgültig mit dem Mythos vom Zusammenhang zwischen Menstruationszyklus und Verletzungen aufräumen, möchten wir ergänzen, dass die bisherige Forschung zwar keine eindeutige Verbindung nachweisen konnte, wir aber zu oft Sportlerinnen beobachtet haben, die zu bestimmten Zeiten häufiger auf der Massageliege oder bei der Physiotherapie landen, als dass dies ein reiner Zufall sein könnte. Bei diesen Frauen können Zyklushormone – wie die Wissenschaft vermuten lässt – eine vermehrte Instabilität der Gelenke bewirken. Etwas labilere Hüft- oder Kniegelenke können auch einen Dominoeffekt haben und zu Rückenbeschwerden oder verspannten Hamstrings führen.

Zu wissen, an welcher Stelle im Zyklus sie sich befinden, kann Ihnen helfen, herauszufinden, ob die Beschwerden im Zusammenhang mit dem Zyklus stehen. Sie können diese Information bei der Physiotherapie oder beim Arztbesuch weitergeben, um bei der Diagnose zu helfen, und Strategien entwickeln, um die Zykluszeitpunkte zu berücksichtigen. Dazu können ein spezielles Taping oder eine bestimmte Massagetechnik gehören oder beispielsweise die Aufnahme eines Geschicklichkeitstrainings in Ihr Aufwärmprogramm, um das neuromuskuläre System wach zu machen. Oder Sie können in diesen Zeiten einfach besonders auf Ihre Technik achten. Ihr Körper wird weniger verletzungsanfällig, wenn Sie einen langfristigen, beständigen Ansatz verfolgen, der sämtliche besonders für Frauen geltenden Risikofaktoren berücksichtigt. Das ist keine schnelle Lösung, aber eine lohnende.

Das Verletzungsrisiko senken

Das Beste an Wissen ist: Es gibt Ihnen Macht. Sie sind Ihrem biologischen Geschlecht nicht ausgeliefert. Das gilt insbesondere, wenn es darum geht, Ihr besonderes Verletzungsrisiko als Frau zu minimieren. Zwar können wir die Anatomie unseres Skeletts nicht verändern, dafür aber viele andere Dinge, die eine Verletzungsgefahr mit sich bringen.

Warm-up-Wunder

Vielleicht überrascht es Sie zu erfahren, dass Sie keine langwierigen, komplexen Übungen machen müssen, um Ihr Verletzungsrisiko zu senken. Physiotherapeut:innen und Wissenschaftler:innen haben evidenzbasierte Programme entwickelt, die gezielt weibliche Schwachstellen in den Fokus nehmen. Nur dreimal wöchentlich zehn Minuten lang durchgeführt, reduzieren sie das Verletzungsrisiko des Knies um 45 Prozent und das allgemeine Verletzungsrisiko um fast 30 Prozent.[178] Diese Multikomponenten-Conditioning-Trainings[179] nehmen in einem Abwasch muskuläre Dysbalancen, Muskelschwächen und neuromuskuläre Koordination in Angriff.[180] Das klingt etwas kompliziert, doch im Grunde handelt es sich nur um eine Reihe von Übungen, die dafür sorgen, dass wir unsere Muskeln dehnen und kräftigen und dass unser Gehirn die jeweils richtigen Muskeln arbeiten lässt. Das Beste daran ist, dass sie nicht besonders viel Zeit in Anspruch nehmen – die meisten Trainingsinhalte sind wirklich nur zehn Minuten lang – und dass sie nur dreimal wöchentlich in Ihr Aufwärmprogramm oder dergleichen integriert werden müssen.

Hilfe naht

Wenn Sie einige wirklich effektive Übungen in Ihr Workout integrieren möchten, um Ihre Widerstandsfähigkeit gegen Verletzungen aufzubauen, googeln Sie »Übungen Verletzungsprävention«. Sie werden viele Links[181] und YouTube-Videos[182] mit guten Beispielen für Übungen finden, die Sie ein paar Mal in der Woche einbauen können, um Ihren Körper gegen das Verletzungsrisiko zu rüsten. Diese Übungen machen nicht nur Ihr Training sicherer, sondern auch Ihre Alltagsaktivitäten. Ständig bücken wir uns, heben oder stützen wir Kinder oder unsere betagten Eltern, saugen Staub, laufen Hunden oder Kindern hinterher, werkeln oder verschieben Möbel. Conditioning-Übungen in Ihr Leben zu integrieren, wird Ihnen helfen, Ihren Körper auf eine gesunde Art und Weise zu bewegen, die Muskulatur zu kräftigen und eine starke, stabile und zugleich bewegliche Basis für all Ihre Aktivitäten zu schaffen, egal wie viel Sport Sie treiben.

Gut aufwärmen

Hier sind einige Beispiele für die Arten von Übungen, die Sie zwei- bis dreimal wöchentlich in Ihr Warm-up integrieren oder als eigene 15-Minuten-Programme durchführen können, sodass sich Ihre Verletzungsgefahr beim Schwimmen, Laufen, YouTube-Workout oder Training verringert. Diese Übungen sind jedoch kein Ersatz für das Krafttraining, das wir ebenfalls empfehlen. Wenn Sie unsere Top-Ten-Übungen zur Verletzungsprävention regelmäßig machen, bauen Sie ein paar Variationen oder fortgeschrittene Varianten ein.

Lassen Sie diese Übungen nicht aus, nur weil Sie beim HIIT oder CrossFit ähnliche machen. Hier liegt der Fokus auf der Technik, Kontrolle und Qualität der Bewegungen – alles Dinge, die normalerweise als Erstes ignoriert werden, wenn Barry einen anbrüllt, dass man in den letzten zehn Sekunden der Bootcamp-Runde noch fünf Squat Jumps machen soll. Es sind zehn bis 15 Minuten bewussten Selbstschutzes wenige Male in der Woche. Gönnen Sie sich das.

Anti-Verletzungs-Warm-up!

Dieses Aufwärmprogramm wurde entwickelt, um Mädchen und Frauen stark und widerstandsfähig gegen Verletzungen zu machen und eine tolle Technik und ausgezeichnete Bewegungsmuster zu entwickeln. Sind Ihnen die Übungen erst einmal vertraut, sollte das Programm keine 15 Minuten dauern. Fotoanleitungen finden Sie auf www.TheWell-HQ.com/warmup.

Allgemeine Hinweise

- Konzentrieren Sie sich immer auf Ihre Technik.
- Wenn möglich machen Sie die Übungen barfuß.
- Beginnen Sie langsam, und üben Sie die Bewegungen mit mehr Kraft und Energie aus, wenn Sie die Technik beherrschen.

Statt zu versuchen, so viele Wiederholungen wie möglich zu machen, sollen Sie jede Übung mit dem Fokus auf die Technik langsam und bewusst eine Minute lang ausführen.

Kniebeuge (Squat)

1. Die Füße befinden sich in einer Linie mit Ihren Schultern. Bewegen Sie zuerst die Hüften nach hinten, als würden Sie sich auf einen Stuhl setzen, und achten Sie darauf, Ihr Gewicht gleichmäßig auf den ganzen Fuß zu verteilen.
2. Bewegen Sie sich langsam und kontrolliert weiter nach unten, und achten Sie darauf, dass die Knie nicht nach innen ausweichen.
3. Üben Sie Druck auf den ganzen Fuß aus, wenn Sie sich wieder aufrichten.
4. Fortgeschrittene Variante: Gehen Sie mit einem kleinen Sprung in die Hocke. Achten Sie bei der Landung darauf, dass sie weich ist, und konzentrieren Sie sich auf die Technik (Sie sollten keine X-Beine machen).

Split Squat (eine Minute pro Bein)

1. Stellen Sie einen Fuß 50 bis 80 Zentimeter vor den anderen, und heben Sie die Ferse des hinteren Fußes.
2. Gehen Sie in die Hockstellung, schauen Sie nach vorn und halten Sie den Oberkörper aufrecht.
3. Bewegen Sie sich kontrolliert nach unten, und halten Sie die Knie in einer Linie mit Ihren Füßen.
4. Beim Aufrichten stoßen Sie sich über den Vorderfuß ab.
5. Fortgeschrittene Variante: Fügen Sie einen dynamischen Ausfallschritt hinzu, bei dem Sie nach vorn treten und wieder zurück. Üben Sie links und rechts gleich häufig.

Hip Hinge

1. Stellen Sie die Füße schulterbreit auf, und beugen Sie leicht die Knie. Das Gewicht sollte auf den ganzen Fuß verteilt sein.
2. Schieben Sie die Hüften zurück, und halten Sie währenddessen den Oberkörper gestreckt.
3. Die Hüften führen die Bewegung an, das heißt, Ihr Oberkörper bewegt sich, weil sich die Hüften bewegen. Keine Hüftbewegung, keine Oberkörperbewegung.
4. Richten Sie sich aus der Hüfte heraus wieder auf.
5. Fortgeschrittene Variante: Halten Sie zwischen den Hüften in jeder Hand knapp unterhalb des Bauchnabels eine Kurzhantel oder einen Kettleball. Führen Sie den Hip Hinge aus, und arbeiten Sie gegen den Widerstand durch die Gewichte.

Ausfallschritt (Forward Lunge)

1. Treten Sie in einen Ausfallschritt, und konzentrieren Sie sich auf die Ausrichtung der Knie: Diese sollten sich über den Füßen befinden.
2. Halten Sie den Oberkörper gestreckt.
3. Fortgeschrittene Variante: Rotieren Sie zusätzlich den Oberkörper vom vorderen Knie weg oder zu ihm hin, wenn Sie in den Ausfallschritt gehen.

Clock Lunge

1. Stellen Sie sich vor, Sie stünden in der Mitte einer Uhr. Treten Sie mit einem Bein in den Ausfallschritt auf die 12-Uhr-Position, und holen Sie es wieder zurück zur Mitte.
2. Arbeiten Sie sich mit dem Bein die gesamte Uhr entlang – 12, 1, 2, 3 Uhr etc., während Ihr Körper ansonsten nach vorn ausgerichtet bleibt.
3. Jeder Ausfallschritt sollte so groß wie möglich sein.
4. Fortgeschrittene Variante: Strecken Sie beim Ausfallschritt die Arme nach vorn aus, eventuell mit 1- oder 2-Kilogramm-Gewichten oder zwei Konservendosen in jeder Hand.

Beckenheben

1. Legen Sie sich auf den Rücken, und stellen Sie die Füße auf.
2. Bei der Ausatmung heben Sie die Hüften an und halten sie. Die Knie befinden sich oberhalb der Füße und fallen weder nach innen noch nach außen.
3. Arbeiten Sie darauf hin, die Position für eine Minute zu halten, und vergessen Sie nicht zu atmen.
4. Fortgeschrittene Variante: Einbeiniges Beckenheben. Wie oben, aber Sie strecken jeweils ein Bein nach vorne aus.

Bird Dog

1. Begeben Sie sich in den Vierfüßlerstand, und verteilen Sie Ihr Gewicht gleichmäßig auf die Hände und Knie.
2. Beim Ausatmen strecken Sie langsam und bewusst einen Arm und das gegenüberliegende Bein so weit wie möglich aus.
3. Achten Sie darauf, dass das Gewicht gleichmäßig auf dem Knie und der Hand am Boden verteilt ist und Sie sich nicht zu einer Seite neigen – das gut hinzubekommen ist eine Herausforderung.
4. Nachdem Sie Arm und Bein einige Sekunden lang ausgestreckt gehalten haben, führen Sie beide langsam und kon-

trolliert zurück zur Mitte (nicht wackeln!) und wechseln die Seite.

5. Fortgeschrittene Variante: Halten Sie die Position länger, und konzentrieren Sie sich darauf, den Rumpf anzuspannen.

Sprung in die Höhe

1. Beginnen Sie mit den Füßen schulterbreit aufgestellt. Kommen Sie von da aus in die Hocke, schieben Sie sich dann so kräftig, wie Sie können, nach oben und springen Sie in die Höhe.
2. Landen Sie sanft, und konzentrieren Sie sich auf Ihre Knie – Sie sollten in einer Linie mit den Füßen sein und nicht nach innen einknicken.
3. Wenn Sie die Technik beherrschen, arbeiten Sie mit mehr Kraft.
4. Fortgeschrittene Variante: Springen Sie mit zwei Füßen ab, und landen Sie auf einem.

Seilspringen

1. Beginnen Sie mit einfachem Seilspringen – entweder mit einem tatsächlichen Seil oder mit einem vorgestellten –, und konzentrieren Sie sich darauf, sanft zu landen, um die Körperbeherrschung zu verbessern.
2. Arbeiten Sie mit mehr Kraft: Stoßen Sie sich kräftig durch die Knie ab, und landen Sie dennoch sanft.
3. Fortgeschrittene Variante: Bewegen Sie sich in verschiedenen Richtungen durch den Raum.

Gleichgewicht

1. Balancieren Sie 10 bis 30 Sekunden lang auf jeweils einem Fuß.
2. Fortgeschrittene Variante: Vergrößern Sie die Herausforderung, indem Sie die Augen schließen oder sich auf eine unebene Fläche stellen und einen Ball werfen und fangen oder die Arme über den Kopf heben. Sie dürfen wackeln, sollten aber nicht umkippen.

Emma

Im Gegensatz zu Baz, die olympisches Gewichtheben und Krafttraining liebt (ein Überbleibsel aus ihren Rudertagen), mochte ich kraftorientiertes Ganzkörpertraining nie besonders. Ich laufe gern, also will ich nur das tun. Aber ich bin die wandelnde Warnung dafür, dass das eine dumme Idee ist, wenn man verletzungsfrei bleiben möchte. Seit ich mit Anfang zwanzig angefangen habe zu laufen, haben mich Gelenkverletzungen im Rücken, in den Hüften, Knien und Sprunggelenken geplagt. Das Problem war nicht, dass ich die Vorteile von Conditioning nicht kannte oder dass ich nicht von zahlreichen Physiotherapeut:innen tolle Übungsprogramme bekommen hätte, um meine jeweiligen Beschwerden auszuräumen. Es lag einfach daran, dass ich die Übungen langweilig fand. Meine Ausrede war, dass ich keine Zeit dafür hätte: Wenn ich eine Dreiviertelstunde für Training übrig hätte, würde ich lieber laufen, als ein Viertel davon mit irgendeinem langweiligen Konditionstraining zu verschwenden. Doch das funktionierte nicht, denn wegen der Verletzungen konnte ich gar nicht laufen. Die Rechnung ging nicht auf! Ich sparte an der falschen Stelle, denn am Ende lief ich viel weniger und verbrachte die Zeit damit, mich von Wehwehchen und Verletzungen zu erholen, statt eine halbe Stunde pro Woche auf ein absolut sinnvolles Trainingsprogramm aufzuwenden, mit dem ich erst gar keine Beschwerden bekommen hätte!

Verändern Sie Ihr Verhalten mit der COM-B-Methode

Wir wissen, dass Emmas Geschichte kein Einzelfall ist. Dasselbe Muster sehen wir auch bei anderen, und das ist ein großes Problem: Wie können wir gute Angewohnheiten etablieren, die uns vor dem erhöhten Verletzungsrisiko schützen – und vor allem anderen, was unsere Gesundheit und unser Wohlbefinden gefährdet?

Wir drei mögen das »COM-B«-Modell zur Verhaltensänderung sehr, das helfen kann, die Übungen zur Verletzungsprävention in Ihre Routine zu integrieren.[183]

Das Akronym COM-B steht für:

- **C**apability – Fähigkeit
  Haben Sie die Fähigkeit, das zu tun, was Sie tun müssen? Verstehen Sie genau, was Sie tun müssen, und haben Sie eine Anleitung, Beispiele, Bilder oder eine Person, die Ihnen erklärt, was zu tun ist? Sind Sie körperlich in der Lage, die Übung mit der richtigen Technik durchzuführen? Wissen Sie, wie sich die richtige Technik anfühlt? Können Sie sich selbst dabei anschauen, wie Sie die Bewegung ausführen, um sie zu kontrollieren? Wenn Sie nicht auf einem angemessenen Level beginnen, auf dem Sie die Chance haben, das zu erreichen, was Sie sich vorgenommen haben, dann werden Sie immer das Gefühl haben zu scheitern und keine Lust haben weiterzumachen.

- **O**pportunity – Gelegenheit
  Haben Sie die Gelegenheit, dieses Programm in Ihre Woche einzubauen? Haben Sie den Raum, die Ausrüstung und die Zeit? Können Sie die Gelegenheiten vermehren, indem Sie das Training mit etwas kombinieren, was Sie ohnehin schon tun, wie beispielsweise das Warm-up zu Ihrem gewohnten Training, oder können Sie eine Gruppe oder eine Person finden, mit der Sie die Übungen gemeinsam durchführen oder die Sie fragt, ob Sie sie gemacht haben?

- **M**otivation
  Wissen Sie, *warum* Sie die Übungen machen sollten? Und gibt Ihnen dieser Grund genug Energie, um Sie in Bewegung zu bringen? Benötigen Sie mehr Informationen, um ganz überzeugt zu sein? Reicht es Ihnen, die kurzfristigen Ziele zu kennen, oder brauchen Sie ein umfassenderes Bild?

- **Behaviour – Verhalten**
  Wenn Sie auf all diese Dinge mit Ja antworten können, ist die Wahrscheinlichkeit viel höher, dass Sie das gewünschte Verhalten (also das regelmäßige Durchführen Ihrer Präventionsübungen oder jede andere gesunde Gewohnheit) tatsächlich in Ihre Woche integrieren. Das hilft Ihnen, Ihre Ziele im Bereich Gesundheit und Fitness zu erreichen.

Emmas Problem war die Motivation – sie war nicht motiviert, die Übungen zu machen, weil sie sie langweilig fand. So viel Konzentration auch die einfachsten Übungen erforderten, für sie waren sie nicht herausfordernd genug. Außerdem gab es keinen klaren Anfang und kein klares Ziel, was Emma unbefriedigend fand. Also überlegte sie, was sie motivierte: eine Herausforderung. Sie begann, online kostenlose 30-Tage-Challenges mitzumachen, von Yoga bis Handstand. Jede von ihnen enthielt Elemente der Ganzkörperübungen, nur in verschiedenen Gewändern. Emma überwand ihre Motivationsprobleme, indem sie das Vorsorgeprogramm gedanklich in etwas umwandelte, was ihr mehr Spaß machte und einen Anfang und ein Ende hatte. So bekam sie das Gefühl, wirklich etwas zu erreichen.

I am strong, I am invincible, I am woman

Uns ist klar geworden, dass viele Frauen der Meinung sind, Krafttraining und Gewichtheben seien nichts für sie. Nur 25 Prozent der Frauen machen überhaupt irgendeine Form von Kraftsport.[184] Häufig geben Sie als Grund an, sie wollten nicht, dass ihr Körper massiger aussieht. Aber Krafttraining führt selten zu mehr Körpermasse, sofern man nicht mit einem speziellen Programm darauf hinarbeitet, Muskelwachstum zu fördern, und streng auf die Ernährung achtet. Die meisten Frauen werden nicht einfach so massiger. Um das zu erreichen, müssen sie wirklich hart trainieren – dann ist es allerdings durchaus möglich.

Krafttraining unterstützt Muskeln und Knochen und verleiht uns einen fitten, gesunden Körper. Es ist essenziell, damit wir Frauen uns gut bewegen, nicht so verletzungsanfällig sind, und um langfristig Gesundheit und Wohlbefinden zu erhalten. Die weibliche Physiologie ist nicht darauf ausgelegt, viel neue Muskelmasse zu produzieren, und wenn wir altern, ist der Körper voll und ganz darauf ausgerichtet, Muskeln ab- statt aufzubauen. Deshalb ist es so wichtig, ein Leben lang Krafttraining zu machen. Frauen können stark sein und auch im Alter stark bleiben, aber das geschieht nicht automatisch!

Baz hatte das Glück, schon in jungen Jahren Gewichtheben zu lernen, aber das ist bei den wenigsten Frauen der Fall. Das ist ein Problem, denn es bedeutet, dass viele Frauen nicht das Selbstvertrauen haben, sich den Gewichten im Fitnessstudio auch nur zu nähern. Oder sie wissen nicht, was genau sie wie damit anfangen sollen, und verletzen sich entweder, oder sie machen keine Fortschritte.

Die Hürden für Frauen, mit Gewichten zu trainieren, sind häufig keine körperlichen, sondern soziale. In einer Umfrage von 2021 unter 400 Frauen, die regelmäßig ins Fitnessstudio gingen, kam heraus, dass 73 Prozent sich nicht trauten, dort Gewichte zu heben. Und 64 Prozent fühlten sich sicherer, wenn sie zu Hause trainierten statt in einem öffentlichen Studio, weil die dort trainierenden Männer dafür sorgten, dass sie sich unwohl fühlten.[185] Diese Fitnessstudiokultur hält Frauen vom Krafttraining ab, obwohl sie grundsätzlich zunehmend Interesse daran haben, es in ihr Programm zu integrieren (die Boutique-Studiokette Third Space sagt, dass ihre Kraft-und-Ausdauer-Kurse zu mehr als 50 Prozent von Frauen besucht werden),[186] während Online-Fitness-Communities von Frauen, die Gewichte heben und Krafttraining machen, sehr beliebt sind. Offensichtlich wollen viele Frauen ihre Kraft verbessern, doch fehlt ihnen dafür das Selbstvertrauen oder die Sicherheit. Es wird noch länger dauern und Engagement von Studios, ihren Kund:innen und Trainer:innen verlangen, diese Kultur zu verändern. Die Frauen, die dort trainieren, dürfen sich nicht unterkriegen lassen und sollten unangenehme Situationen melden (ja, das ist leichter gesagt als getan). Aber falls Ihnen tatsächlich der Mut fehlt, bestimmte Bereiche des Fitnessstudios zu nutzen, und Sie deshalb kein Krafttraining machen: Es gibt andere Möglichkeiten. Sei es, dass Sie spezielle Krafttrainingskurse besuchen oder sich großartigen Online-Communities wie der von @aliceliveing, @wearejennis, @Doclyssfitness oder @LauraBiceps anschließen.

Krafttraining funktioniert ein Leben lang

Krafttraining ist essenziell für alle, die gern intensiv Sport treiben, egal auf welchem Level, aber auch für alle anderen Frauen jeden Alters. Und dies sind die Gründe:

- Die Entwicklung eines starken, widerstandsfähigen Körpers, wenn wir in die Pubertät kommen und das Risiko für Gelenkverletzungen zunimmt. Denken Sie daran, unser Risiko für diese Art von Verletzungen ist viel höher als bei Männern. Wenn wir gleich zu Beginn der Pubertät mit Krafttraining und Verletzungsprävention anfangen und noch lange danach damit weitermachen, sorgen wir dafür, dass unser Körper unser ganzes Leben lang weniger verletzungsanfällig ist.
- Wir wissen, dass bei Mädchen mit einem gesunden Zyklus 90 Prozent der Knochendichte im Alter von 20 Jahren festgelegt ist. Die höchste Dichte wird um die dreißig erreicht, und von da an nimmt sie stetig ab. Die gute Nachricht ist jedoch, dass dies durch Krafttraining verlangsamt und in manchen Fällen sogar gebremst werden kann. Da wir heute viel länger leben, ist Krafttraining ein wirklich wichtiger Bestandteil der sportlichen Betätigung von Frauen, mit dem wir dafür sorgen, dass wir uns gut und gesund bewegen und Verletzungen und Stürze vermeiden.
- Durch korrekt ausgeführtes Krafttraining werden wir besser in unseren Sportarten und Hobbys. Baz hat mit einer Gruppe von

Läuferinnen mittleren Alters in Irland gearbeitet, die ein paar Laufeinheiten in der Woche gegen Krafttraining ausgetauscht haben, und alle berichteten, dass sie jetzt schneller laufen und weniger Beschwerden – wie Rückenschmerzen oder Probleme mit der Achillessehne – haben. Selbst Läuferinnen, die anfangs keine Lust hatten, ihre Routine zu verändern, sahen die Verbesserungen bei ihren Lauffreundinnen und gingen dazu über, einige Einheiten pro Woche dem Krafttraining zu widmen.

- Krafttraining hilft uns auch, unsere Muskelmasse zu erhalten, wenn wir älter werden. Das kann Gewichtszunahme im mittleren Alter verlangsamen oder ganz verhindern. Ausdauereinheiten werden üblicherweise nach verbrannten Kalorien berechnet; wir wissen jedoch, dass die Wirkung von Training mit schweren Gewichten auf die Stoffwechselrate – also das Fett verbrennende Potenzial – viel größer ist als beim Kardiotraining und dass die Muskeln, die Sie dabei aufbauen, mehr Kalorien im Ruhezustand verbrauchen. Beginnt der Östrogenspiegel bei Frauen im mittleren Alter zu schwanken und abzusinken, nehmen viele ungewollt zu. Statt mehr Kilometer abzureißen, ist es spätestens dann sinnvoll, gut durchdachte Krafteinheiten in das Sportprogramm zu integrieren, um die Körperform zu erhalten.
- Die Vorteile von Krafttraining sind nicht nur körperlich. Frauen, die es praktizieren, haben auch ein positiveres Körpergefühl als Frauen, die das nicht tun.[187] Man hat außerdem festgestellt, dass Krafttraining Depressionen lindern, die Stimmung heben und Lethargie vorbeugen kann.[188]

Wir hoffen, dass es uns gelungen ist, Sie von den Vorteilen des Krafttrainings zu überzeugen. Vieles von dem, was wir im Augenblick darüber wissen, wie man Krafttraining aufbauen sollte, basiert jedoch – Sie ahnen es – bisher auf dem, was Männer fitter und stärker macht. Die weibliche Physiologie ist eine andere, und wir brauchen Pläne und Programme, die das berücksichtigen.

Auf die Nerven gehen

Viele nehmen an, dass Männer mit ihrem muskelaufbauenden Testosteron viel besser auf Krafttraining ansprechen und schneller stärker werden. Mit einem gut geplanten Programm gewinnen Männer und Frauen jedoch gleich viel Muskeln durch Krafttraining.[189] Ziemlich cool ist aber, dass die Art, *wie* wir Kraft entwickeln, sich leicht unterscheidet. Der Körper wird nicht einfach dadurch stärker, dass er eine Menge Muskeln aufbaut – der Vorgang ist komplexer. Das Gehirn wird besser darin, Signale an die Muskeln zu senden, dass sie stärker und koordinierter kontrahieren sollen, was für mehr Energie sorgt. Das passiert bei allen, die mit Krafttraining beginnen, aber bei Frauen ist die Kraftzunahme durch diese Veränderungen des Nervensystems größer als durch den Aufbau von Muskelmasse, wie es bei Männern der Fall ist. Durch diesen Gehirn-statt-Muckis-Ansatz bauen wir Frauen zwar Kraft, aber keine dicken Muskelpakete auf.

Das bedeutet für uns, wenn wir unser Krafttraining so organisieren, dass viele »funktionale« Bewegungen darin enthalten sind – solche mit ähnlichen Mustern wie die Sportart oder sonstige Aktivitäten, die wir gern machen –, können wir die Vorteile in Form einer besseren Performance ernten. Wir werden stark, indem wir unsere Gehirne darauf trainieren, sehr effizient mit unseren Muskeln zu kommunizieren. Wenn Sie eine Läuferin sind, verbessert es Ihre Leistung beim Laufen, ein paar Krafteinheiten einzubauen, in denen die Muskeln auf eine für Läufer:innen spezifische Art und Weise beansprucht werden (z.B. durch Ausfallschritte und Squats). Wie oft haben Sie schon gehört, dass sich jemand den Rücken beim Tragen von schweren Gegenständen verletzt hat? Oder die Knie beim Hinterherlaufen hinter einem Zug? Oder die Hüfte verrenkt, weil das Kleinkind auf der Hüfte getragen wurde und einen Wutanfall bekommen hat? Auf »funktionelle« Art und Weise zu trainieren, verbessert die Chancen, auch nicht mit dem Sport assoziierte Verletzungen zu reduzieren.

Emma

In meinen Zwanzigern habe ich Hirnforschung betrieben, genauer gesagt, ich habe untersucht, wie gut das Gehirn unter unterschiedlichen Bedingungen – beispielsweise, wenn uns nach einem Marathon oder Krafttraining zu warm ist und wir zu wenig Sauerstoff haben – Signale an die Muskeln sendet. Getreu der »Kultur« der sportwissenschaftlichen Forschung habe ich das nur an männlichen Probanden oder gemischten Gruppen getestet, und keinen Gedanken an die Unterschiede zwischen den Geschlechtern verschwendet. Damals habe ich diese Herangehensweise nicht infrage gestellt, und ich bin immer noch ein wenig wütend auf mich, dass mich die mangelnde Aufmerksamkeit für Forschung an Frauen nicht weiter gekümmert hat. Wie um dieses Versäumnis zu korrigieren, arbeitet nun, Jahre später, der erste Doktorand, den ich betreue, in seiner eigenen wissenschaftlichen Arbeit daran, die sportliche Leistungsfähigkeit von Frauen zu verstehen. Er und seine Kolleg:innen an der Northumbria University sind dabei, einige interessante Fakten darüber aufzudecken, wie die Muskeln von Frauen ermüden und weniger Kraft erzeugen (Erkenntnisse, die wir in dieses Kapitel integriert haben).[190]

Ain't no stopping us now

Weit entfernt davon, das »schwache Geschlecht« zu sein, können Frauen Männer bei der Wiederholung von Kraftübungen sogar übertreffen. Frauen ermüden weniger leicht, was bedeutet, dass sie beim Krafttraining länger durchhalten als Männer. Und der Unterschied ist kein geringer: Studien haben gezeigt, dass die Ausdauer von Frauen Wiederholung um Wiederholung bei derselben Übung um 60 Prozent größer ist als bei Männern.[191] Noch besser: In der zweiten Zyklushälfte, wenn der Progesteronspiegel hoch ist, verstärkt sich dieser Effekt sogar noch.[192]

Wie können Sie dieses Wissen im Fitnessstudio oder bei Ihren sonstigen Workouts nutzen? Sie müssen dafür sorgen, dass die letzten Wiederholungen eines Sets besonders fordernd sind (natürlich bei gleichbleibend guter Technik). Arbeiten Sie bei den letzten Wiederholungen nicht richtig hart, dann sollten Sie entweder das Gewicht oder die Zahl der Wiederholungen erhöhen, sodass Ihre Muskeln am Ende des Sets wirklich müde sind. Sonst werden sie nicht genug stimuliert, um sich anzupassen und stärker und kräftiger zu werden. Wenn Sie ein Programm machen, das auf der Grundlage der männlichen Physiologie entwickelt wurde, reicht die Anzahl der Wiederholungen möglicherweise nicht aus, damit ihre weibliche Muskulatur wirklich etwas zu tun hat!

Fragen zum Krafttraining, die wir immer wieder hören

Jede Frau verfolgt mit ihrem Training andere Ziele, und das beeinflusst, welche Art und wie viel Krafttraining sie machen möchte. Aber egal, was Sie tun – Krafttraining sollte dabei sein, damit Sie ein Leben lang gesund und mobil bleiben, Bewegung genießen und das Beste aus sich herausholen können. Da Krafttraining vielleicht eine der letzten Bastionen der männlich dominierten Sportarena ist, haben Frauen nicht nur das Gefühl, keine speziell für sie relevanten Fragen stellen zu können, sondern dass die Antworten wahrscheinlich auch nach wie vor aus der männlichen Perspektive kommen würden. Doch um diesen Mangel zu beheben, dafür sind wir und dieses Buch da.

Häufig gestellte Fragen

Hier einige der Fragen, die uns Rat suchende Frauen stellen, um es richtig anzugehen, wenn sie mit dem Krafttraining beginnen oder weiterkommen wollen.

Können Frauen stärkere Oberkörper bekommen?
Was die absolute Kraft anbelangt, haben Frauen davon im Schnitt 50 Prozent weniger im Oberkörper als Männer (in der unteren Körperhälfte beträgt der Unterschied dagegen nur 30 Prozent).[193] Das heißt aber nicht, dass unsere Oberkörper nicht auch stark sein können. Die Forschung zeigt: Wenn eine Gruppe von Frauen und Männern dasselbe Krafttraining für den Oberkörper absolviert, ist die Adaptation bei den Frauen besser als bei den Männern.[194] Man weiß nicht genau, warum, aber wahrscheinlich liegt es daran, dass Frauen im Allgemeinen ihren Oberkörper im Laufe ihres Lebens weniger trainieren. Jemand, der oder die etwas Bestimmtes noch nicht trainiert hat und dann ein entsprechendes Programm durchläuft, reagiert meist besser als andere, die in diesem Bereich bereits geübt sind. Das hat weniger mit Anfängerglück zu tun als mit den großen Veränderungen im Gehirn, im Nervensystem und in den Muskeln, die geschehen, wenn man etwas Neues lernt. Also: Ja, Frauen können starke Oberkörper bekommen, und wegen der Vorteile des Ganzkörpertrainings als Verletzungsprävention sowie für die Beweglichkeit und die Alltagsbewältigung sollten wir das auch definitiv tun!

Ich trainiere bereits viermal pro Woche. Wie soll ich da Zeit für eine zusätzliche Einheit finden?
Viele von uns haben eine etablierte Trainingsroutine, die für uns und unser Leben funktioniert. Überlegen Sie also, mit dem Krafttraining zu beginnen, dann sollten Sie darüber nachdenken, wie Sie es in Ihr bereits bestehendes Programm einbauen können. Versuchen Sie nicht nur, eine weitere Einheit in Ihren Plan zu quetschen – die wird dann unweigerlich oft ausgelassen, weil Ihnen dafür die Zeit, die Energie oder beides fehlt.

Ich mache mir Sorgen, ich könnte Urin verlieren, wenn ich Gewichte hebe. Was soll ich tun?
Das ist für viele Frauen eine Sorge und eine Realität. Aber wenn Sie Probleme mit dem Beckenboden haben, gibt es Hilfe. Unsere

Empfehlung ist, nur so viel Gewicht aufzulegen und nur so viele Wiederholungen zu machen, dass die Symptome nicht auftreten, und zu einer speziellen Physiotherapie für Frauen zu gehen, wo man versteht, dass Ihnen Ihr Training wichtig ist. Dort wird man Ihnen dabei helfen, Beckenbodenübungen in Ihr bestehendes Sportprogramm zu integrieren – ein ganzheitlicher Ansatz, den Sie grundsätzlich immer anstreben sollten um nachhaltige und wirklich gesunde Ergebnisse zu erzielen.

Ich nehme die Pille. Hat dies Auswirkungen darauf, ob ich in der Lage bin, Kraft aufzubauen?
Das ist unwahrscheinlich, aber wenn die von Ihnen erwarteten Erfolge ausbleiben, obwohl Sie gut trainieren, sich vernünftig ernähren und regenerieren, sollten Sie überprüfen, ob Ihre Pille nicht eine antiandrogene ist. Solche Pillen können nämlich den Kraftzuwachs bei Frauen verlangsamen.[195]

Ich habe chronische Schmerzen im unteren Rücken. Wie fange ich am Besten mit dem Training an?
Super, dass Sie etwas tun wollen! Bewegung ist gut gegen Schmerzen im unteren Rücken, und Beckenbodenarbeit und Krafttraining sind häufig eine wichtige Kombination, um sie zu lindern. Physiotherapeut:innen können meist Trainer:innen empfehlen, denen sie vertrauen, oder welche finden, die mit Ihren Symptomen vertraut sind. Machen Sie selbst auch Ihre Hausaufgaben, und schauen Sie, ob Ihnen deren Ansatz zusagt. Sie sollten wie eine Frau mit Potenzial behandelt werden, nicht wie eine zerbrechliche Puppe, aber auch nicht angestachelt werden, den Schmerz zu ignorieren und zu übergehen. Diese Trainer:innen sollten Ihr Fitnesslevel einschätzen, Ihnen einige grundlegende Bewegungsmuster beibringen und ein angemessenes Programm für Sie entwickeln können. Das kann vier bis zwölf Einheiten dauern, aber Zeit und Geld sind damit auf lange Sicht gut investiert.

Ich liebe meinen Sport, aber ich hasse es, ins Fitnessstudio zu gehen. Wie kann ich sonst Krafttraining machen?
Werden Sie kreativ, und binden Sie andere ein. Gibt es eine Möglichkeit, ein paar Kraftübungen in Ihr aktuelles Training zu integrieren? Es ist wirklich wichtig, besonders bei sanften Sportarten wie Schwimmen oder Radfahren, dass Sie Ihre Muskeln und Knochen entweder durch mehr Impact oder Gewicht genügend belasten. Andernfalls können Ihre Knochenstärke und Muskelkraft zurückgehen, egal, wie fit Sie sonst sind. Um Ihnen eine Vorstellung zu geben: Ein Acht-Minuten-Zirkel mit Squats, Ausfallschritten, Burpees und Skipping wäre ein tolles Warm-up- oder Cool-down-Programm für Radfahrerinnen. Schwimmerinnen können eine Einheit im Becken für diese Art von HIIT-Training am Beckenrand tauschen.

Muss ich schwere Gewichte heben oder reichen ein paar Kurzhanteln?
Wenn Sie ganz neu anfangen, sind kleine Hanteln, Bänder oder Ihr Körpergewicht in Ordnung, aber mit der Zeit müssen Sie sich steigern, sonst verändert sich Ihr Körper nicht. Je schwerer die Gewichte, die wir heben, desto mehr Muskeln nutzen wir und desto größer ist der Effekt auf Muskulatur, Knochen und Stoffwechsel. Aber alles ist besser als nichts, also fangen Sie mit dem an, was sich für Sie richtig anfühlt, und behalten Sie im Kopf, dass Sie mit der Zeit anstreben sollten, das Gewicht zu erhöhen.

Kann ich mit meinen Kindern Gewichte heben?
Ja, und es ist eine super Möglichkeit, Kinder, die nicht gern laufen, fangen oder werfen, dazu zu bringen, sich zu bewegen. Der Fokus sollte bei Kindern immer auf der Technik liegen. Wenn Sie bereits früh lernen, sich gut zu bewegen, werden sie diese Fähigkeit nie verlieren. Außerdem macht es Spaß, und es ist etwas, was Sie gemeinsam tun können. Vorsicht jedoch bei Kursen, bei denen Kinder als Gewichte dienen! Babys sind keine Gewichte, und sie als solche zu benutzen, ist nicht gut für Ihre Technik und erhöht Ihr Verletzungsrisiko zu einer Zeit – nach der Geburt –, in der Ihr Körper ohnehin

anfälliger ist. Es gibt eine Menge Hilfsmittel, die Sie verwenden können, also legen Sie Ihr Baby in den Kinderwagen oder auf eine Matte, und lassen Sie es dabei zusehen, wie Sie Ihr Ding machen.

Was sind die besten und was die schlimmsten Übungen?
Das ist eine der häufigsten Fragen, die wir jedoch am wenigsten gern beantworten. Wir sind wirklich der Meinung, dass es keine guten oder schlechten Übungen gibt, nur gute oder schlechte Ausführungen. Eine Liste mit guten und schlechten Übungen ist daher nicht hilfreich. Baz mag jedoch am liebsten Squats und findet, die richtige Squattechnik zu lernen sei genauso wichtig wie Lesenlernen. Jede Bewegung, die so relevant in unserem Alltag ist, sollten wir alle beherrschen. Fangen Sie daher mit den Basisübungen an, bevor Sie extravagantere ausprobieren – mit Basisübungen meinen wir Squats, Kreuzheben, Zug- (Rudern, High Pulls) und Druck-Bewegungen (Schulterdrücken). Legen Sie so viel Gewicht auf, wie Sie können (unter Beibehaltung einer exzellenten Technik), dann sind diese Übungen ein hervorragender Ausgangspunkt.

Wie oft in der Woche sollte ich Gewichte heben und für wie lange?
Dies sind unsere Empfehlungen für gesunde Frauen jeden Alters:

- Machen Sie sechs bis acht unterschiedliche Übungen.
- Wiederholen Sie jede Übung sechs- bis zwölfmal – denken Sie daran, das Gewicht so zu wählen, dass die letzten Wiederholungen Ihnen richtig schwerfallen.
- Verändern Sie alle sechs bis acht Wochen Ihr Programm, und erhöhen Sie das Gewicht.
- Wenn Sie nur zweimal wöchentlich Zeit für das Krafttraining haben, versuchen Sie, etwas in eine andere Trainingseinheit zu integrieren, oder machen Sie ein paar Körpergewichtsübungen zu Hause.
- Sie sollten mindestens zweimal wöchentlich Gewichte heben, um einen Effekt zu spüren – mit einem Mal pro Woche werden Sie sich nicht verbessern.

Ich trainiere mit Männern, und mein Trainer ist ebenfalls ein Mann. Was sollte ich anders machen?
Schütten Sie das Kind nicht mit dem Bade aus – nicht alle Trainingsprogramme sind schlecht, bloß weil Sie nicht unter Berücksichtigung der weiblichen Physiologie entwickelt wurden. Probieren Sie stattdessen, Ihr Training mit dem Wissen, das Sie jetzt haben, anzugehen und zu schauen, wie Sie das Beste daraus machen können.

Ich werde nicht stärker. Warum?
Wenn Sie keine Fortschritte bei Kraft und Leistung feststellen, gehen Sie zurück zu den Basics. Achten Sie darauf, nach und nach die Gewichte zu erhöhen, um Adaptationsreize zu setzen? Sobald sich ein Gewicht oder eine Anzahl von Wiederholungen leicht anfühlt, sollten Sie mehr Gewicht auflegen oder mehr Wiederholungen machen. Andererseits kann zu viel des Guten auch dazu führen, dass Sie sich nicht genug erholen und möglicherweise übertrainieren, und auch das verhindert einen Trainingsfortschritt. Am Anfang ist es nicht leicht, hier das richtige Maß zu finden, also treten Sie einen Schritt zurück und schauen Sie sich Ihr Energielevel an. Wenn Sie den Eindruck haben, dass Sie dauerhaft stagnieren oder sich überfordert fühlen, hat Ihr Körper wahrscheinlich nicht die Kapazitäten für die Adaptation an das Training. Ihre Lebensumstände können dabei eine große Rolle spielen: Ihre Arbeitsbelastung, Ihre Sorgearbeit, Ihr Umgang mit Stress und so weiter. All diese Elemente müssen in Betracht gezogen werden, wenn Sie Ihr Trainingsprogramm entwickeln. Manchmal ist weniger mehr und kann Sie auf lange Sicht stärker, schneller und gesünder machen.

Brauchen Männer und Frauen unterschiedliche Übungen?
Liest man die Sonntagsbeilage der Zeitung, könnte man das annehmen – es gibt so viele Artikel über Übungen von Männern, in denen es um Kraft und Leistung geht, während Fitnessübungen für Frauen mit spärlich bekleideten Models illustriert werden, die rosafarbene Hanteln in den Händen halten, und die Übungen selbst

sollen straffen und formen. Selbst in den Namen von Fitnesskursen spiegelt sich das traditionell wider, von »Bauch-Beine-Po« bis »Bodyforming«. Frauen *müssen* Gewichte heben und das mit einer exzellenten Technik. Sie heben vielleicht weniger als Männer, aber es gibt keine speziellen Übungen nur für Frauen oder Männer – wir sollten alle in der Lage sein, alle Bewegungen auszuführen.

Muss ich auch meine Ernährung anpassen?
Aktive Frauen brauchen mehr Protein – damit ihre Muskeln regenerieren und wachsen können und für andere wesentliche Körperfunktionen. Zum richtigen Zeitpunkt eingenommene Kohlenhydrate unterstützen Energie, Hormongesundheit, Leistung und Regeneration. Für viele Frauen ist es schon schwierig genug, ins Fitnessstudio oder anderweitig zum Sport zu gehen, geschweige denn, auch noch dafür zu sorgen, dass sie vor, während und nach dem Training ausreichend mit Nährstoffen und Flüssigkeit versorgt sind. Baz sagt immer, dass wir so hart trainieren können, wie wir wollen, aber wir müssen dafür sorgen, dass wir dafür die richtige Unterstützung haben und dass wir uns vollständig davon erholen – und Ernährung ist dabei ein wichtiger Faktor.

Wie Sie dafür sorgen können, dass sich Ihr Körper gut und gesund bewegt

- Bewegen Sie sich so früh im Leben wie möglich auf unterschiedlichste Arten und reduzieren Sie Ihre sportlichen Aktivitäten nicht auf eine Bewegungsform, besonders als junge Frau. Abwechslung baut sowohl gute Körpererfahrung als auch Resilienz auf.
- Begegnen Sie Ihrem erhöhten Verletzungsrisiko als Frau proaktiv. Bauen Sie dauerhaft dreimal wöchentlich zehn Minuten Conditioning (Ganzkörper-Krafttraining) in Ihr bestehendes Trainingsprogramm ein.
- Beobachten Sie Ihre Beschwerden und Ihren Zyklus mithilfe eines Zyklustagebuchs. Verändern Ihre Menstruationshormone,

wie Sie sich bewegen oder wie sich die Bewegung anfühlt? Passen Sie Ihre Planung entsprechend an.

- Conditioning sollte ein essenzieller Teil jedes Trainingsprogramm sein, ein Leben lang, für jede Frau. Wenn Sie sich nicht sicher sind, wie, oder nicht wissen, ob Ihre Technik gut ist, holen Sie sich professionelle Hilfe, nehmen Sie an einem Kurs teil oder finden Sie online ein gutes Coaching.

Kapitel 8

Gut essen

Wäre es nicht toll, wenn Essen statt im Kontext von »Bikinibodys« und »Abnehmwunder«, also unserem Aussehen, einmal als etwas dargestellt würde, das dafür sorgt, dass wir uns wohlfühlen und funktionieren können? Was wir essen, ist die Grundlage für unsere Gesundheit und unser körperliches und emotionales Wohlbefinden, und insofern unverzichtbar für Training und Leistungsfähigkeit. Was wir essen, kann sich so stark auf unsere Gesundheit auswirken, dass wir durch eine optimale Ernährung zehn Jahre länger leben können.[196] Doch obwohl unsere Nahrung unentbehrlich für unsere Vitalität ist, haben wir Frauen im Allgemeinen eine andere Haltung zum Essen als Männer. In einer Studie mit Hunderten männlichen und weiblichen Studierenden wurde festgestellt, dass sehr viel mehr Frauen eine Low-Fat- oder Low-Carb-Diät ausprobiert hatten, und mehr Frauen hielten es für wichtig, die Menge an Fetten und Kohlenhydraten zu begrenzen, die sie zu sich nehmen.[197] Darüber befragt, inwiefern unser Geschlecht beeinflusst, was wir essen, sagte die Ernährungsexpertin Yvonne Bishop-Weston, dass Frauen ein emotionaleres Verhältnis zu Nahrung haben, aufgrund des medialen Drucks Schuldgefühle mit Kohlenhydraten und saturierten Fetten assoziieren und sich häufig auf eine Art und Weise verpflichtet fühlen, sich gesund zu ernähren, wie es Männer nicht tun.[198]

Aber »gesund essen« ist ein irreführender Ausdruck: Es ist nicht gesund, weniger Kalorien zu sich zu nehmen, als man benötigt. Es ist nicht gesund, ganze Lebensmittelgruppen wie Fette oder

Kohlenhydrate auszusparen. Es ist nicht gesund, seine Ernährung einzuschränken oder auf Lebensmittel zu verzichten, um eine wie mit Photoshop bearbeitete Körperform zu erreichen, die ein Trugbild von Gesundheit vermittelt.

Ein britischer Ruderclub hat einen Instagram-Account, auf dem gezeigt wird, was die männlichen Ruderer essen – so beeindruckend sind die Mengen, die sie häufig zu sich nehmen. Ruderer trainieren hart, sehr hart, und diese gewaltigen Mahlzeiten sind absolut notwendig, wenn man bedenkt, wie viel Energie die Sportler an Trainingstagen aufwenden. Schauen wir uns das Essverhalten weiblicher Athletinnen an, wird Nahrung weniger gefeiert. Es geht mehr um Verzicht und Beschränkung als um Genuss, und der Fokus wird stark auf das Gewicht und die Gestalt des Körpers gelegt.

In Bezug auf die Ernährung kann man eher von einem Abgrund als von einer »Handlungslücke« sprechen. Sämtliche Ratschläge dazu, was und wann man essen sollte, sind vergebens, wenn das emotionale Verhältnis von Frauen zu Nahrung grundsätzlich beschädigt ist. Den meisten von uns ist klar, was sie essen sollten und wie eine gesunde, ausgewogene Ernährung aussieht. Das in die Tat umzusetzen, ist jedoch wirklich schwierig. Dabei geht es nämlich um mehr als darum, zu wissen, was das Beste für uns wäre.

Das Google-Informationszeitalter stellt uns jedoch auch vor eine besondere Herausforderung in Bezug auf das »Wissen« selbst. Wie können wir sicher sein, was wirklich gut für uns ist, wenn uns so viel Unfug über Nahrungsergänzung, irgendwelche Mittelchen und Pillen erzählt wird, angebliche Wunderwaffen für Gesundheit und Fitness? Ernährung, besonders Ernährung im Sportkontext, ist ein großes Geschäft. Der weltweite Sporternährungsmarkt war 2018 mehr als 50 Milliarden Dollar wert und soll 2023 auf über 81 Milliarden anwachsen.[199] Ein so großes kommerzielles Interesse sollte ein Warnsignal sein, was die wissenschaftlichen Erkenntnisse hinter all den glänzenden Pulver- und Pillenpackungen im Regal angeht, die versprechen, Ihnen Ihren Traum von Gesundheit und Leistungsfähigkeit zu erfüllen. In vielen Fällen erreichen Sie genauso viel, wenn Sie sich auf die Ernährung konzentrieren. Sie sorgen dafür, dass Ihre Ernährung alle notwendigen Mikro- und Makronährstoffe enthält, bevor Sie Ihr Geld für Nahrungsergänzungsmittel ausgeben, indem sie die natürliche, kostengünstigere Variante wählen: Obst und Gemüse aus dem Lebensmittelgeschäft.

Es gibt ein weiteres großes Warnsignal bei Sporternährung. Die meisten Erkenntnisse in Bezug auf die Ernährung und die Entwicklung einer optimalen Herangehensweise zum Auffüllen und Ergänzen der Energiespeicher für sportliche Leistung wurden an Männern erforscht. Die Ergebnisse für Frauen sind davon abgeleitet.[200] Doch die Belege für zahlreiche Unterschiede zwischen den Ernährungsbedürfnissen der Geschlechter im Zusammenhang mit Sport häufen sich. Zum Beispiel:

- Beim Training verbrauchen Frauen mehr Fette und weniger Kohlenhydrate als Energielieferanten. In der zweiten Hälfte des Monatszyklus ist diese Fette bevorzugende, auf Kohlenhydrate verzichtende Physiologie noch stärker ausgeprägt.[201] Dies bedeutet, dass der weibliche Körper besser für Ausdauersport oder kontinuierliches Training mit geringerer Intensität geeignet ist als für hochintensive Workouts. (Das soll Sie nicht davon abhalten, beide Trainingsformen zu praktizieren, es bedeutet nur, dass unseren Körpern die eine leichter fällt als die andere.)
- Die Hormone des Monatszyklus können die Stabilität unseres Blutzuckerniveaus beeinflussen. In der zweiten Zyklushälfte kann es zu mehr Spitzen und Einbrüchen beim Blutzucker kommen, was unseren Appetit und unsere Stimmung beeinflussen kann.[202]
- Das Zeitfenster, in dem eine Frau ihre Energiereserven in den Muskeln wieder auffüllen und ihnen so nach dem Training helfen kann, sich zu regenerieren, ist kürzer als bei Männern. Sie werden sich schneller erholen, wenn Sie innerhalb von 30 Minuten nach Trainingsende einen Protein und Kohlenhydrate enthaltenden Snack zu sich nehmen.[203]

- Frauen haben ein größeres Risiko, nicht genügend Energie für einen aktiven und gesunden Lebensstil über ihre Ernährung zu bekommen. Sie neigen eher dazu, deren Brennwert zu überschätzen und ihre Nahrungsaufnahme einzuschränken, weil sie mit ihrem Körper unzufrieden sind, weil sie unter dem gesellschaftlichen Druck leiden, ein »Schlankheitsideal« erfüllen zu müssen, und/oder weil sie zu wenig über Ernährung wissen.[204]
- Aktive Frauen haben ein erhöhtes Eisenmangelrisiko. Wir verlieren Eisen während der Periode, wenn wir schwitzen und wenn wir High-Impact-Sport treiben, und wir essen in der Regel nicht genug eisenhaltige Lebensmittel.[205]
- Sich nicht richtig zu ernähren, auch unabsichtlich, kann den Menstruationszyklus mit seinen wunderbaren Hormonen stören oder ganz zum Stillstand bringen, was Auswirkungen auf die reproduktive Gesundheit, die Knochengesundheit, Immunfunktion, Fitness und Psyche hat.[206]

Als aktive Frau können Sie nicht lange Spitzenleistungen bringen, wenn Ihre Energiespeicher leer sind. Dann schleppen Sie sich dahin, sind frustriert und erschöpft. Gute Ernährungsgewohnheiten mit essenziellen Nährstoffen sind notwendig, um einen aktiven Lebensstil und sportliche Leistung zu unterstützen. Emma hat mit einer Sporternährungswissenschaftlerin zusammengearbeitet, die immer vom »Entfesseln der Kraft der Nahrung« gesprochen hat, und uns gefällt diese Perspektive sehr. Ihre Ernährung kann eine Superkraft sein, wenn Sie sie richtig angehen.

Großartige Grundlagen

Wir beginnen mit den Grundlagen, denn diese sind keineswegs einfach, aber das mächtigste Werkzeug im Zusammenhang mit leistungsfördernder Ernährung. Immer wieder haben wir beim Behandeln, Trainieren oder Coachen von Frauen – häufig zufällig – Ernährungsprobleme beobachtet und gesehen, wie diese die Gesundheit, das Wohlbefinden und die Fitness ruinieren. Wenn Sie Energie auf eine Weise in den Körper bekommen, die der weiblichen Physiologie entspricht und Ihre hormonelle Gesundheit fördert, kann das weitreichende Auswirkungen haben. Nicht nur Ihr Training wird profitieren, wenn Sie angemessen essen, sondern all Ihre physiologischen Systeme. Nicht die richtige Menge zu essen oder zu trinken, schränkt nicht nur Ihre Fähigkeit ein, aktiv zu sein, sondern auch die Adaptationsfähigkeit Ihres Körpers an das Training. Sie können Muskelmasse verlieren statt aufzubauen, Ihre Knochendichte kann abnehmen, das Immunsystem kann beeinträchtigt und die Verletzungsgefahr erhöht werden – ganz zu schweigen von der dysfunktionalen menstruellen Gesundheit. Das sind nur ein paar Gründe, weshalb eine vernünftige Ernährung essenziell ist, damit es Ihnen als aktiver Frau gut geht.

Energie für alle

Fangen wir mit den Kohlenhydraten an. In einer in Großbritannien beliebten Reality-TV-Serie, *The Only Way is Essex*, rufen die Protagonistinnen: »No carbs before Marbs!« – keine Kohlenhydrate vor dem Urlaub in Marbella. Doch richtig aufgenommen, sind Kohlenhydrate nicht Ihr Feind – im Gegenteil, für einen fitten, gesunden Körper sind sie Ihre besten Freunde. Kohlenhydrate werden von Ernährungsexpert:innen häufig als »Super-Energiequelle« bezeichnet, weil sie vom Körper sowohl für kurze Einheiten hochintensiven Trainings als auch für länger andauernde Einheiten mit geringerer Intensität genutzt werden können.[207]

Kohlenhydrate liefern die Energie für so gut wie alles, was wir tun. Sie sind außerdem die einzige Energiequelle für unser Nervensystem (inklusive des Gehirns). Wenn wir den ganzen Tag arbeiten oder lernen, sind Kohlenhydrate essenziell für unsere kognitive Leistung. Aktive Frauen sind hervorragend darin, Fett als Energiequelle zu nutzen, aber selbst hierbei spielen Kohlenhydrate eine wichtige Rolle, da der Körper sie braucht, um Fett in Energie zu verwandeln. Und als wäre das nicht schon genug: Haben wir nicht ausreichend Kohlenhydrate in unserem Organismus, wenn wir Sport treiben, dann beginnt unser Körper, das Protein aus unseren Muskeln in Glukose umzuwandeln, und zapft es als Energiequelle an. Nach dem Training können die Muskeln nicht gut regenerieren oder stärker werden, wenn wir nicht schnell unsere Kohlenhydratspeicher auffüllen.[208] Wir können die Wirkung des Trainings buchstäblich umkehren, wenn wir keine Kohlenhydrate zum Verbrennen haben. Das Training sollte dem Muskel*aufbau* dienen, nicht dem *Abbau*. Retten Sie Ihre Muskeln: Essen Sie Kohlenhydrate!

Die weiblichen Hormone reagieren besonders empfindlich auf unsere Kohlenhydratlevel. Erinnern Sie sich, dass der Menstruationszyklus im Gehirn beginnt? Der Hypothalamus und die Hirnanhangdrüse senden Signale zu unseren Eierstöcken, um die Produktion von Östrogen und Progesteron im Verlauf des Zyklus in Gang zu setzen. Dieser Signalpfad vom Gehirn zu den Eierstöcken lässt nach, wenn nicht genügend Energie über Kohlenhydrate hereinkommt. Sinkt der Spiegel zu stark ab, funktioniert das Signal vom Gehirn zum Reproduktionssystem nicht mehr richtig. Irgendwann bricht es ganz ab, und der Menstruationszyklus setzt aus.

Die Forschung hat gezeigt, dass es nicht nur um die Gesamtzahl der Kalorien geht, die wir aufnehmen, sondern auch um den Zeitpunkt – darum, das Blutzuckerniveau stabil zu halten und dem Körper keine langen Phasen ohne Energie zuzumuten. In einer Studie wurde nachgewiesen, dass nicht das Körpergewicht einer Frau oder die Gesamtmenge der am Tag zugeführten Kalorien die Signalunterbrechung am meisten gefährdeten, sondern dass lange Phasen ohne ausreichend Energie – entweder durch unregelmäßige Mahlzeiten, Sport, ohne vorher gegessen zu haben, oder Training, ohne hinterher die Speicher wieder aufzufüllen – den Zyklus unterbrachen.[209]

Wie oft und wann sollte ich idealerweise essen?

Als aktive Frau sollten Sie versuchen, mindestens alle drei Stunden etwas zu sich zu nehmen, um Ihren Körper und Ihre Fortpflanzungshormone glücklich und gesund zu halten. Essen oder trinken Sie einen Snack oder eine Mahlzeit mit Kohlenhydraten vor dem Training – ja, auch wenn das Training frühmorgens stattfindet und sie 20 Minuten früher aufstehen müssen, um irgendetwas zwischen die Zähne zu bekommen. Es muss kein ausgiebiges Frühstück sein, bloß eine Banane oder ein Müsliriegel, um die Energieverwertung vor dem Training anzukurbeln. Nach dem Sport sollten Sie innerhalb von 30 Minuten etwas essen, das Kohlenhydrate und Protein enthält. In dieser Zeit kann der weibliche Körper am besten Energie aufnehmen und die Muskeln reparieren.

Frauen sind schlecht darin zu essen, um Energie für ihre sportlichen Aktivitäten zu gewinnen. Die Forschung zeigt, dass die Kohlenhydratzufuhr aktiver Frauen häufig nicht ausreicht, um die aufgewandte Energie auszugleichen.[210] Ob wir Sport treiben, um gesund zu bleiben, oder Leistungssportlerinnen sind, die auf höchstem Niveau trainieren: Wir essen nicht genügend Kohlenhydrate.

Nehmen Sie beispielsweise die englische Fußballnationalmannschaft. Dieses Team von Sportlerinnen wird von zwei Ernährungsexperten unterstützt und eigens bekocht. Doch als Ernährungswissenschaftler:innen, angeleitet von Dr. James Morehen, eine Studie durchführten, um zu sehen, ob die Mannschaft sich den Anforderungen der Trainingslager und Spiele entsprechend ernährte, stellten sie fest, dass nur eine der vierundzwanzig Spielerinnen genügend Kohlenhydrate aß.[211] 88 Prozent der Spielerinnen nahmen nicht genügend Kalorien zu sich, um den täglichen Energieaufwand auszugleichen. Es ist naheliegend, nun zu denken: Wenn die Profis es mit Ernährungsexperten und einem eigenen Koch nicht richtig hinbekamen, wieso sollten Sie es dann überhaupt erst versuchen? Aber Sie können ein paar einfache Schritte unternehmen, um die notwendigen Kohlenhydrate zu bekommen.

Die Grundlage ist, dass mindestens die Hälfte dessen, was wir bei jeder Mahlzeit auf dem Teller haben oder als Snack zu uns nehmen, Kohlenhydrate sein sollten. Wenn Sie genauer wissen wollen, wie viel *Sie* individuell benötigen, multiplizieren Sie Ihr Körpergewicht in Kilogramm mit sechs – das ist Ihr täglicher Kohlenhydratbedarf in Gramm. Eine 65 Kilogramm wiegende aktive Frau braucht also täglich 6 x 65, also etwa 390 Gramm Kohlenhydrate.[212] Zur Orientierung: 50 Gramm Kohlenhydrate sind in zwei dicken Scheiben Vollkornbrot enthalten, in einer mittelgroßen Ofenkartoffel, einer Schüssel Vollkornspaghetti (65 Gramm Trockengewicht), zwei Bananen, einem einfachen Bagel oder einer 80-Gramm-Schale Porridge. Um sicherzustellen, dass Ihre Ernährung die optimale Mischung aus essenziellen Nährstoffen aufweist, sollten Sie die folgenden Schritte unternehmen:

- Integrieren Sie Kohlenhydrate wie Vollkornprodukte, Obst und Gemüse. Diese sind außerdem ballaststoffreich, was wichtig für die Darmgesundheit ist, und enthalten Vitamine und Mineralstoffe, die erwiesenermaßen die Gesundheit unterstützen und Krankheiten verhindern.
- Wählen Sie komplexe Kohlenhydrate wie Vollkornbrot oder -reis, Süßkartoffeln, Bohnen und Linsen.
- Lassen Sie Einfachzucker weg – Zucker ist zwar ein Kohlenhydrat, aber stark zuckerhaltige Lebensmittel wie Kuchen, Gebäck, Süßigkeiten und gezuckerte Getränke zu sich zu nehmen eignet sich nicht für die Kohlenhydratzufuhr. Zucker wirkt sich verheerend auf das Energieniveau aus und ist langfristig gesundheitsschädlich.

Es gibt Apps, die Ihnen ermöglichen, Ihre tägliche Aufnahme von Kohlenhydraten, Protein und Fett zu ermitteln. Aber achten Sie darauf, solche Apps nicht täglich zu verwenden, denn das kann leicht zur Sucht werden. Wenn Sie sich Sorgen um Ihre Ernährung machen oder sich fragen, ob Sie sinnvoll essen, nutzen Sie einige Tage lang eine App. Dokumentieren Sie Ihre Ernährung, wenn Sie aus Ihrer Sicht normal essen, und schauen Sie sich den Brennwert Ihrer Mahlzeiten (die Gesamtmenge der Kalorien) und die Makronährstoffe (wie viele Kohlenhydrate, Protein und Fett Sie essen) im Einzelnen an. So bekommen Sie eine gute Vorstellung davon, wie Ihre Ernährung insgesamt aussieht. Die Frauen, mit denen wir arbeiten, sind oft überrascht von den Ergebnissen. Häufig weichen sie sehr von dem ab, was sie erwartet hatten.

Emma

Ich habe mit einer jugendlichen Triathletin gearbeitet, die zu mir kam, weil sie Probleme mit ihren Energieniveaus hatte. Ihre Periode hatte fünf Monate zuvor ausgesetzt, und ihre Laufleistung war schlecht. Bei einem ansonsten gesunden Teenager, dessen Blutwerte gut aussahen, deutete alles auf die Ernährung als Ursache hin. Sie war jedoch überzeugt, sich sehr gesund zu ernähren: Sie hatte ein angemessenes Körpergewicht für ihre Größe und ihr Alter, und sie aß regelmäßig und vielseitig, viel Gemüse, aber auch Kuchen und Kekse.

Sie war perplex, wie sie mit ihrer Ernährung danebenlag, wo sie doch penibel darauf achtete, genügend Energie für ihr intensives Training zu bekommen. Mithilfe einer App schauten wir uns an, was sie aß und wann, und hielten ihr Trainingstagebuch daneben. Sie dokumentierte sorgfältig eine Woche lang sowohl das Training als auch ihre Ernährung. Der Aufwand ist nicht zu unterschätzen, aber es war sehr aufschlussreich:

Obwohl sie geglaubt hatte, ihre Ernährung sei ausgezeichnet und ausgewogen, gab es darin drei wichtige Schwachstellen: Als wir uns ansahen, wie viel Energie ihr Training erforderte, stellten wir fest, dass sie kontinuierlich zu wenig zu sich nahm – manchmal nur ein bisschen, manchmal waren es jedoch um die 500 Kalorien. Ihr fehlten außerdem die Kohlenhydrate. Zu guter Letzt war sie wirklich schlecht darin, ihre Energiespeicher vor oder nach dem Training aufzufüllen. Manchmal ließ sie vor frühen Einheiten das Frühstück ausfallen und aß erst 90 Minuten nach dem Training etwas, oder sie snackte bloß etwas Obst, und erst Stunden später folgte die nächste Hauptmahlzeit. Kleine Anpassungen in diesen drei Bereichen führten dazu, dass ihre Periode zurückkehrte. Sie erreichte außerdem die persönliche Bestzeit, auf die sie das vergangene halbe Jahr hintrainiert hatte. Indem wir dieser Sportlerin halfen, die Grundlagen entsprechend der weiblichen Physiologie richtig hinzubekommen, erzielten wir eine 180-Grad-Wende und holten sie von einem Weg herunter, der ihre aktuelle und zukünftige Gesundheit und Leistung hätte gefährden können.

Volle Ladung

Wenn Sie Ausdauersport mögen, haben Sie vermutlich schon von Carboloading gehört. Damit stellt man sicher, dass man in den Tagen vor einem großen Ereignis – wie einem Marathon, einem Triathlon über die olympische Distanz, einer langen Wanderung oder einem Basketballturnier mit mehreren Spielen – nicht nur das Trainingspensum reduziert, sondern auch die Muskeln bis zum Anschlag mit Kohlenhydraten füttert. Die Schüsseln mit Pasta und haufenweise Kartoffeln, die Sie essen, werden in Ihren Muskeln als Glykogen gespeichert und beim Sport als Energiequelle genutzt. Diese Praxis basiert auf Forschung, die eine Verbindung zwischen der Fähigkeit, ein bestimmtes Tempo beim Ausdauersport aufrechtzuerhalten, und der Menge an Muskelglykogen zu Beginn des Ereignisses gezeigt hat.[213] Carboloading hat sich als vorteilhaft bei sportlicher Betätigung erwiesen, die länger als 90 Minuten andauert. Zu Beginn des Ereignisses – sei es ein Fußballspiel oder ein Marathon – genügend Kohlenhydrate gespeichert zu haben, führt dazu, dass Sie länger durchhalten (oder schneller sind), bis Sie die gefürchtete »Wand« erreichen – den Punkt, an dem Sie keine Kohlenhydrate mehr als Energielieferanten zur Verfügung haben und scheinbar alles zum Erliegen kommt.

Beim Carboloading gibt es große Unterschiede zwischen den Geschlechtern. Eine Studie mit Sportler:innen, die sich vor einem Leistungstest extrem viele Kohlenhydrate zuführten, zeigte, dass bei Männern auf diese Weise die Muskelglykogenlager um 40 Prozent voller waren, was sich in eine 45-prozentige Verbesserung ihrer Ausdauerleistung übersetzte.[214] Bei Frauen, die in derselben Weise Carboloading betrieben, wurden keine Zunahme der Muskelglykogenspeicher und keine Leistungsverbesserung beobachtet.

Die Forschungsgruppe schürfte daraufhin tiefer, um mehr über die geschlechtsspezifischen Unterschiede herauszufinden. Sie stellten fest, dass beim Carboloading, bei dem die Anweisung lautete, 75 Prozent der täglichen Kalorien in Form von Kohlenhydraten zu konsumieren, die Kohlenhydrataufnahme bei den Männern proportional größer war, weil sie insgesamt mehr aßen als die Frauen.[215] In der Praxis ist Carboloading für Frauen sehr schwer, denn um mit den Männern gleichzuziehen und den leistungsverbessernden Effekt zu erzielen, müssten sie mehr essen, wodurch sie in der Realität wahrscheinlich eher an Gewicht zunehmen würden als beispielsweise schneller zu laufen.

Sofern Sie sich ausgewogen ernähren, genügend Kohlenhydrate zu sich nehmen und den Trainingsumfang in der Woche vor dem Sportereignis stark zurückfahren, verfügen Sie wahrscheinlich über genügend Kohlenhydrate, um mit gefüllten Speichern zu starten. Wollen Sie jedoch ganz sichergehen, erhöhen Sie die Kohlenhydratmenge leicht – von sechs Gramm auf acht Gramm pro Kilogramm Körpergewicht, um genau zu sein – in den drei bis fünf Tagen vor dem großen Ereignis und essen Sie insgesamt mehr Kalorien aus allen Lebensmittelgruppen. Sie könnten beispielsweise von 2500 Kilokalorien am Tag mit einem Kohlenhydratanteil von 60 Prozent auf 3250 Kilokalorien mit 70 Prozent Kohlenhydraten in den Tagen kurz vor dem Wettkampf aufstocken.

Ein weiterer wichtiger Teil Ihrer Vorbereitung hinsichtlich der Ernährung ist, dafür zu sorgen, dass Sie einen guten Plan entwickeln, wie Sie während des Ereignisses Kohlenhydrate zuführen können. Dabei sollte es sich um echte Lebensmittel handeln, keine Energy-Gels (Lebensmittel werden besser aufgenommen, und die Energieversorgung ist damit konstanter und höher). Das könnten zum Beispiel Brownie-Stückchen sein, Sandwichhappen mit Erdnussbutter und Marmelade, Bananenbrot, Datteln oder Haferkekse. Sie sollten das Essen zwischendurch vor dem großen Ereignis üben. Sport und Essen sind eine gefürchtete Kombination, die Magen-Darm-Probleme – wie Blähungen, Übelkeit, Schmerzen und Unwohlsein – verursachen kann. Stellen Sie also sicher, dass Sie wissen, was für Sie funktioniert, damit Sie Ihr Energieniveau halten können, ohne sich den Magen zu verderben.

Protein hat es in sich

Während Kohlenhydrate die »Energielieferanten für alle« sind, bekommt das Protein die »Supernährstoff«-Krone. Protein spielt eine wichtige Rolle in buchstäblich allen Körpervorgängen. Dazu gehören die Immunfunktion, die hormonelle Gesundheit sowie Geweberegeneration und -wachstum. Wenn Sie leistungsfähig und gesund bleiben und durch ihr Training fitter und stärker werden wollen, sollte Protein ein wichtiger Bestandteil Ihrer Ernährung sein.

Bei der durchschnittlichen Frau (damit meinen wir eine, die drei- bis fünfmal wöchentlich trainiert, arbeitet und andere Aufgaben hat), besteht die Gefahr, dass sie nicht genügend Protein zu sich nimmt. Das gilt besonders, wenn Sie dazu neigen, Snacks und Mahlzeiten zum Mitnehmen zu essen. Auf diese Weise kann gut ein Tag vergehen, an dem Sie überwiegend Kohlenhydrate verzehrt haben: Müsli zum Frühstück, ein Hummus-und-Gemüse-Bagel oder eine Pasta-Pesto-Snackbox zum Mittagessen. Es kann schwierig sein, hier Proteine zu integrieren. Dabei sollte die Kalorienzufuhr aktiver Frauen zu 25 bis 35 Prozent aus Proteinen bestehen![216] Denken Sie sich, dass dies mindestens ein Viertel dessen ausmachen sollte, was Sie auf Ihrem Teller haben.

Ein wichtiger Fakt über Protein ist, dass der Körper nur begrenzte Möglichkeiten hat, es zu speichern. Es bringt also keinerlei Vorteile, viel Protein auf einmal zu essen und dann den Rest des Tages keins mehr. Im Gegensatz zu Kohlenhydraten können Sie Ihren Körper nicht mit Protein »auffüllen«. Die gute Nachricht ist: Die Forschung hat gezeigt, dass aktive Frauen, die insgesamt im Laufe des Tages etwa die richtige Kalorienmenge aufnehmen, im Allgemeinen auch ausreichend Protein bekommen.[217] Bei Sportlerinnen, die ein bestimmtes Körpergewicht anstreben (häufig ein geringeres) und deshalb ihre Kalorienzufuhr begrenzen, besteht jedoch das Risiko, dass sie nicht genug Protein bekommen.

Trainieren Sie häufiger als dreimal wöchentlich, dann kann es helfen, bestimmte Proteine in eine Mahlzeit vor dem Training oder einen Snack zu integrieren, um die Leistung zu verbessern. Die essenziellen Aminosäuren Leucin, Isoleucin und Valin unterscheiden sich von anderen Proteinen darin, dass sie leicht verfügbare Energiequellen für den Körper sind – diese mit einem Snack vor dem Training aufzunehmen, ist also eine gute Idee. Sie sind in Fleisch zu finden – besonders in Geflügel und Rindfleisch –, in Fisch, Eiern, Kichererbsen, Nüssen, Samen und braunem Reis. Protein in der Mahlzeit vor dem Training verlangsamt außerdem das Leeren der Kohlenhydratspeicher, wehrt Erschöpfung ab und kann auch helfen, die geistige Ermüdung hinauszuzögern, die auftritt, wenn wir beim Sport körperlich ermüden.[218]

Bei sehr aktiven Frauen (solchen, die mehr als fünfmal wöchentlich trainieren) ist der Proteinbedarf insgesamt noch höher. Das gilt besonders für die Erholungsphase nach dem Training. Auch wenn wir geschrieben haben, dass Sie Protein über den Tag verteilt immer wieder zuführen sollten, zeigt die Forschung, dass das

Protein nach dem Sport ausschlaggebend für Ihre Erholung ist. Es trägt dazu bei, Muskelmasse zu erhalten oder aufzubauen, und fördert außerdem allgemein eine optimale Gesundheit.[219] Proteine sind also ziemlich wichtig!

Muskeln müssen sich nach dem Training regenerieren und stärker werden, egal, welche Art von Sport wir betreiben und welche Art von Fitnessziel wir verfolgen. Der Schlüssel hier ist, das Zeitfenster unmittelbar nach dem Training zu nutzen. Dann ist Ihr Körper bereit, den Muskeln zu helfen, zu heilen und zu wachsen. Um das zu nutzen, sollten Sie daher innerhalb von 30 Minuten nach dem Training etwas Proteinhaltiges essen, das reich an essenziellen Aminosäuren ist, wie Quinoa, Eier, Hüttenkäse, Truthahn oder Fisch. Das wird nicht nur Ihre Trainingsadaptation unterstützen, sondern kann auch Ihre Immunfunktion verbessern – die in diesem Zeitfenster nach dem Training eingeschränkt sein kann – und den Muskelschmerz nach dem Workout reduzieren.

Wieder einmal unterscheidet sich die Reaktion weiblicher und männlicher Körper auf Ernährung nach dem Training: Studien legen nahe, dass Frauen für den maximalen Nutzen mehr Protein nach dem Sport brauchen als Männer.[220] Es gibt unzählige Optionen für Ihren Snack oder Ihre Mahlzeit nach dem Workout, in die sowohl die nötige Portion Kohlenhydrate als auch Proteine hineinpassen. Sie müssen es auch nicht komplizierter machen als nötig – einfach ist gut! Der beste Weg, an die nötigen Nährstoffe zu kommen, um Sie mit allem zu versorgen, was Sie brauchen, ist wie gesagt, echte Lebensmittel zu priorisieren, bevor Sie zu Nahrungsergänzungsmitteln greifen. Aber wenn Sie Mühe haben, genug von der richtigen Proteinart zu sich zu nehmen, kann in Milch oder Smoothies eingerührtes Molkeproteinpulver (Whey-Protein) durchaus hilfreich sein. Hier einige unserer liebsten Post-Workout-Snacks:

Unsere Lieblingserholungssnacks

Zum Mitnehmen:

- Ein Bagel mit Erdnussbutter und Marmelade
- Griechischer Joghurt, Tahini, Ahornsirup und Kürbiskerne
- Ein Smoothie aus Banane, Mandelmilch und zwei Löffeln Whey-Protein.
- Eine Schale übrig gebliebener Pasta mit Pesto und Erbsen

Für zu Hause:

- Süßkartoffel und Rindfleisch-Chili oder Thunfischmayonnaise und Mais
- Bohnen auf Toast mit etwas Feta oder Cheddar
- Reis mit Rührei, Erbsen, Schinken und Pilzen
- Räucherlachs, Rührei und Spinat in einem Pitabrot – und ein paar Chiliflocken oben drauf für die Schärfe

Energieaufnahme während des Trainings

Wir haben darüber geredet, wie wichtig es ist, dass Sie vor dem Training essen, und dass sie das Zeitfenster nach dem Training nutzen sollten, um Ihre Energiespeicher aufzufüllen. Aber wie sieht es während des Sports aus? In Lauf- und Radsportgeschäften werden dafür sehr viele Lösungen angeboten, von Gels über Kausnacks, doch auch hier ist der einfachere Ansatz meist der bessere. Die erste Daumenregel für Ernährung während des Events im Ausdauersport lautet: »Bei Durst trinken, nach Plan essen«.

Bei Durst trinken

Durst ist ein guter Indikator für die Flüssigkeitsversorgung. Wenn Sie trinken, sobald Sie durstig sind, sollte die richtige Versorgung gewährleistet sein. Das ist essenziell, wenn Sie Sport treiben. Blut besteht größtenteils aus Wasser, und je mehr Flüssigkeit Sie aufgenommen haben, desto größer ist Ihr Blutvolumen. Das wiederum ist wichtig, weil das Blut Energie in die arbeitende Muskulatur bringt und Abfallstoffe abtransportiert. Blut zögert also nicht nur Ermüdung während des Trainings hinaus, indem es den Muskeln Energie liefert, sondern es kühlt uns auch währenddessen. Deshalb kann bereits eine Dehydrierung von zwei Prozent unserer Körpermasse dazu führen, dass unsere Leistung abnimmt.

Schlichtes Wasser ist gut geeignet für Einheiten bis zu einer Stunde. Dauert Ihr Training länger oder trainieren Sie in heißem Klima, sind Elektrolyte in Ihrem Getränk eventuell eine gute Idee. Sie können eine Elektrolyttablette in Wasser auflösen oder frisch geschnittene oder gepresste Früchte und Kräuter in Ihre Wasserflasche geben, um Ihr eigenes elektrolythaltiges Wasser mit Geschmack zu bekommen. Kokosnusswasser ist ebenfalls ein tolles elektrolythaltiges Getränk.

Nach Plan essen

Im Gegensatz zu Durst ist Hunger ein Signal, das zu spät für die rechtzeitige Energieaufnahme kommt, wenn wir nicht vorab für den Bedarf unseres Körpers geplant haben. Das ist erst recht der Fall, wenn wir Sport treiben. Es gilt, das Gleichgewicht zu halten: Die Kohlenhydratspeicher müssen aufgefüllt werden, aber wir wollen dem Magen auch keinen Stress durch zu viele oder zu konzentrierte Kohlenhydrate verursachen. Bei ihrem Ironman-Triathlon hat Emma die erste Hälfte des Wettkampfes echte Lebensmittel gegessen – Marmeladensandwiches und Früchtebrot –, was gut funktioniert und ihr ausreichend Energie gegeben hat, ohne Verdauungsprobleme zu verursachen. In der zweiten Hälfte des Marathonabschnitts griff sie auf Energy-Gels zurück, deren Zuckergehalt jedoch für ihren Magen zu hoch war. Nehmen Sie eine so konzentrierte Dosis Kohlenhydrate wie in einem Gel zu sich, dann muss der Körper Wasser in den Magen ziehen, um sie zu verdünnen, bevor er sie als Energie verteilen kann. Das führt zu Dehydrierung und verursacht Blähungen, Durchfall und Magenschmerzen. Genau damit hatte Emma während der rund 15 letzten Kilometer ihres Ironmans zu kämpfen – zum Glück gibt es Dixie-Klos!

Die »Nach Plan essen«-Strategie besteht darin, Ihre Nahrungs- und Flüssigkeitsaufnahme vor dem großen Wettkampf zu üben. Emma hatte relativ regelmäßig Gels in langen Trainingsläufen verwendet, ohne irgendwelche Probleme zu bekommen. Nach zehn Stunden Wettkampf arbeitete ihr Körper jedoch sehr hart, um Energie aufzubringen und Ermüdung und Dehydrierung abzuwehren. Er hätte daher etwas leicht Verdauliches und Magenfreundliches gebraucht, was diese Gels nicht waren. So einfach und bequem sie auch erschienen, als Emma das nächste Mal ein vergleichbar langes Ausdauerereignis vor sich hatte – einen 100-Kilometer-Ultramarathon in South Downs in Sussex –, nahm sie die ganze Zeit nur echte Lebensmittel zu sich. Und obwohl sie zwölf Stunden auf den Beinen war, bekam sie keine Magenkrämpfe und musste auch keinen Notfall-Boxenstopp einlegen.

Fette zu sich zu nehmen bedeutet nicht, fett zu sein

Genau wie Kohlenhydrate und Proteine ihren eigenen Abschnitt verdient haben, sollen auch die Fette die ihnen gebührende Anerkennung bekommen. Sie sind nicht nur eine wichtige Energiequelle, sondern auch – besonders bei Frauen – essenziell für die Zellgesundheit im ganzen Körper. Sie helfen uns, bestimmte

Vitamine aufzunehmen, und sorgen dafür, dass unsere Hormonwerte ausgeglichen und gesund bleiben.

Obwohl es so wichtig ist, genug Fett mit unserer Ernährung aufzunehmen, sind aktive Frauen oft die Schlimmsten, wenn es darum geht, Fette zu vermeiden. Sie glauben, Fette zu essen sei dasselbe wie fett zu *sein*.[221] Es wird empfohlen, dass aktive Frauen mindestens 20 Prozent ihrer Energie aus Fett gewinnen, weil Frauen beim Sport mehr Fett verbrennen als Männer – bei Sportarten mit niedriger Intensität sind wir großartige Fettverbrennungsmaschinen![222] Die Forschung hat gezeigt: Wenn die Zufuhr von Fett unter dieses Niveau fällt, werden die Fettspeicher der Muskeln nach dem Training geleert, und die Leistung ist beim nächsten Workout niedriger.[223] Da Fette mehr als doppelt so viel Energie pro Gramm liefern wie Proteine oder Kohlenhydrate, sind sie eine sehr wichtige und effiziente Energiequelle für aktive Frauen. Es gibt jedoch dafür geeignete und ungeeignete Fette.

Welche Art von Fett sollten Sie zu sich nehmen?

Nicht alle Fette sind gleich, Sie sollten daher auf eine ausgewogene Mischung achten. Ihre Ernährung sollte Lebensmittel enthalten, die natürliche Quellen für gesättigte Fettsäuren sind, z.B. Fleisch – Geflügel, Rind- und Schweinefleisch – und Vollfett-Milchprodukte. Vielleicht haben Sie gehört, gesättigte Fettsäuren seien böse. Sie sind jedoch nur dann ein Problem, wenn die Lebensmittel stark industriell verarbeitet sind – wie es bei Fast Food, Frittiertem, Zuckergebäck und verarbeitetem Fleisch der Fall ist. Diese haben eine andere Wirkung auf Ihre Gesundheit als eine Ernährung mit geringen Mengen saturierter Fette in Form von Vollfettmilch und Fleisch aus Weidehaltung. Eine gesunde Ernährung sollte aber auch einfach und mehrfach ungesättigte Fettsäuren enthalten, die man in Samen, Nüssen und fettem Fisch (Lachs und Forelle), in Leinöl, Olivenöl und Avocados findet. Auch Lebensmittel, die reich an Omega-3- und Omega-6-Fettsäuren sind wie Leinsamen, Sojabohnen, fetter Fisch und Walnüsse, sind extrem wichtig. Diese sind nicht nur allgemein gut für die Gesundheit, sondern haben auch eine antientzündliche Wirkung, was Muskelschmerzen reduzieren und die Regeneration beschleunigen kann – ideale Eigenschaften für aktive Frauen.[224]

Fettreiche Kost

Eine fettreiche, kohlenhydratarme Ernährung ist vielen als ketogene oder »Keto«-Diät bekannt. Durch die geringe Menge an Kohlenhydraten nutzt der Körper Fett als hauptsächliche Energiequelle, und wenn er Fett verbrennt, erzeugt er sogenannte Ketone. Die Anhänger dieser Ernährung behaupten, der Körper müsse in Ketose sein, also in einem Zustand, in dem er Nahrungsfette in Ketonkörper umwandelt, damit er stärker Fett verbrennt, deshalb nutzen manche diese Ernährungsweise als Diät. Die Grundannahme ist jedoch nicht ganz korrekt, denn der Körper kann hervorragend Fett verbrennen, ohne Ketonkörper zu produzieren – wenn er eine angemessene Menge an Kohlenhydraten und Proteinen über die Nahrung zugeführt bekommt. Studien haben außerdem gezeigt, dass diese Art der Ernährung nicht optimal ist für aktive Frauen, weil diese eine ausgewogene Mischung aus Kohlenhydraten und Fetten für verschiedene Intensitätsstufen beim Sport benötigen.[225] Die Forschung hat erwiesen, dass aktive Menschen, die eine fettreiche, kohlenhydratarme Kost zu sich nehmen, schlecht abschneiden bei hochintensiven Belastungen, für die die Energieproduktion aus Kohlenhydraten notwendig ist. In einer Studie sank die Spitzenleistung um sieben Prozent, und die Distanz, die bei einem Lauftest zurückgelegt wurde, verkürzte sich nach nur vier Tagen einer Diät mit wenig Kohlenhydraten und viel Fett um 15 Prozent.[226]

Fettarme Kost

Bei den fettarmen Varianten von Lebensmitteln wird das vom Hersteller entfernte Fett häufig durch Kohlenhydrate wie Stärke und Zucker ersetzt – oder schlimmer noch: durch synthetische Zucker. Wenn wir versuchen, uns mit fettreduzierten Produkten fettarm zu ernähren, verlieren wir zudem den Nährstoff, der so wichtig ist für Energie, hormonelle Gesundheit und Immunfunktion. Nicht nur bleibt die wichtige Funktion von Fett in der Ernährung unerfüllt, fettarme Lebensmittel machen auch nicht satt. Sie füllen den Bauch einfach nicht ausreichend, sondern sorgen bloß für Blutzuckerspitzen. Ein schwankender Blutzuckerspiegel kann aber zu Heißhungerattacken, Konzentrationsschwierigkeiten und Stimmungsschwankungen führen. Ironischerweise wird durch Blutzuckerspitzen vermehrt Insulin freigesetzt, was wiederum einen Cortisolanstieg bewirken kann – und diese Kombination an Hormonen teilt Ihrem Körper mit, er solle Fett speichern.[227]

Trainieren auf leeren Magen

Fasten ist in den vergangenen zehn Jahren sehr beliebt geworden. Es wird als »Wellness« beworben, es gibt Fastenretreats, und viele Promis werben für unterschiedliche Fastenpraktiken. Fasten heißt, für eine gewisse Zeit auf Nahrung zu verzichten. Beim Intervallfasten beispielsweise soll man für 16 bis 24 Stunden nichts zu sich nehmen. Diese Empfehlungen beruhen darauf, dass Menschen als Jäger und Sammler darauf ausgerichtet sind, eine Zeit lang nichts zu essen. Unsere Vorfahren waren bei der Jagd nicht immer erfolgreich, und es gab noch keine ausgefeilten Konservierungstechniken, Lebensmittel waren also nicht immerzu verfügbar.

Es existiert jedoch nach wie vor keine belastbare, evidenzbasierte Forschung, die die gesundheitlichen Vorteile von Fasten bei nicht fettleibigen Menschen belegt, und bei leerem Magen zu trainieren widerspricht vollkommen den Anforderungen der weiblichen Physiologie.[228] Die Forschung hat tatsächlich gezeigt, dass Männer besser auf Nüchterntraining reagieren, was unterstreicht, wie wichtig es ist, Ernährung für aktive Frauen durch den weiblichen Filter zu betrachten. Ein wesentlicher Weg, gesund und zufrieden zu bleiben und sein gesamtes Potenzial auszuschöpfen, ist, genügend zu essen, um über ausreichend Energie für den Sport und das übrige Leben zu verfügen. Fasten hilft dabei nicht.

Nüchtern zu trainieren stand bereits im Fokus der Aufmerksamkeit, als Fasten noch keine Modeerscheinung war. Bewusst mit leerem Magen zu trainieren kann bedeuten, vor dem Training nichts zu essen oder während der Fastenphase des Intervallfastens zu trainieren. Nüchterntraining wurde zu einer beliebten Methode für Trainer:innen und Sportler:innen, weil es die Adaptation an das Ausdauertraining verbessern kann. Wie Studien gezeigt haben, greift der Körper rascher auf die Fettdepots als Energiequelle zurück (statt auf Kohlenhydrate), wenn wir mit leerem Magen trainieren. Als die Proband:innen über einen Zeitraum von sechs Wochen konsequent nüchtern trainierten, vervielfachte sich die durch das Training verbesserte Ausdauer verglichen mit der Kontrollgruppe, die vor dem Training aß.[229] Das waren spannende Ergebnisse für Sportler:innen: Indem sie vor dem Training nichts aßen, bekamen sie mehr für ihren Einsatz. Schneller fitter zu werden, davon träumen wir doch alle, oder?

Wenn etwas zu schön ist, um wahr zu sein, dann ist es in der Regel nicht wahr. Diese frühe Forschung wurde von neueren Studien überholt, die zeigen, dass die Effekte des nüchternen Trainings nicht ausschließlich positiv sind. In einer Untersuchung hat man festgestellt, dass beim Laufen mit leerem Magen doppelt so viel Muskelabbau stattfindet wie bei einem Training, bei dem vorher gegessen wurde. Das kann im Laufe der Zeit zu einem Verlust von Muskelmasse und Kraft führen.[230] In einer Metaanalyse zum Nüchterntraining fand man heraus, dass Menschen, die vorab etwas gegessen hatten, beim Ausdauertraining länger durchhielten als diejenigen, die nichts gegessen hatten. Die Leistung profitierte also von einer Mahlzeit vor dem Training.[231]

Mit leerem Magen zu trainieren, wirkt sich auch negativ darauf aus, wie viel und wie hart man trainieren kann. Das ergibt Sinn: Erhöhen wir die Intensität unserer Einheiten, dann müssen wir Kohlenhydrate als Energielieferanten nutzen, denn das ist der schnellste

Weg, um an Energie zu gelangen. Und wenn uns die Kohlenhydrate fehlen, aus denen wir Energie ziehen könnten, leidet die Intensität unseres Workouts darunter.[232]

Doch der weibliche Körper ist hervorragend darauf ausgelegt, beim Sport Fett zu verbrennen. Einen der Vorteile von nüchternem Training – Fett als Energiequelle zu verwenden – haben wir also bereits ohnehin. Bei aktiven Frauen bestehen die Risiken des Trainings mit leerem Magen aber nicht nur darin, dass sie nicht so viel von einer Trainingseinheit haben oder keine gute Muskeladaptation erreichen. Die Wirkungen können weitaus gefährlicher sein, denn beim Training auf nüchternen Magen entsteht eine Situation geringer Verfügbarkeit von Energie. Wenn Sie einmal zurückdenken: Früher in diesem Kapitel haben wir darüber gesprochen, wie wichtig eine konstante Energiequelle, besonders Kohlenhydrate, für ein funktionierendes Hormonsignalsystem und dementsprechend einen gesunden Menstruationszyklus ist. Die Forschung hat ergeben, dass bereits vorübergehende Phasen mit niedriger Energieversorgung – wie beim Nüchterntraining – den Zyklus stören können, weil dadurch die Produktion der Zyklushormone unterbrochen wird.[233] Dies hat bedeutende Konsequenzen für Ihre allgemeine Gesundheit und Ihre Fähigkeit, auf Ihrem persönlichen Spitzenniveau zu trainieren und Leistung zu erbringen.

Bei Frauen ist einer der Dominoeffekte des Fastens, dass die Konzentration des Stresshormons Cortisol steigt. Ein chronisch erhöhter Cortisolspiegel, der sich einstellen kann, wenn Sie wiederholt mit leerem Magen trainieren, kann sich negativ auf die Fortpflanzungshormone und auf die Gesundheit und das Wohlbefinden insgesamt niederschlagen.[234] Baz hat das in vielen Fällen bei Frauen gesehen, die wegen ihrer veränderten Physiologie und Körperform in der Perimenopause, wenn sich der Körper auf die Menopause vorbereitet, abnehmen wollten. Oft essen sie dann weniger oder probieren Fastenprogramme aus, was im Körper eine »Kampf oder Flucht«-Cortisolreaktion hervorruft. Diese regt wiederum die Fettspeicherung an, sodass die Frauen letztendlich zu- statt abnehmen. Der Schlüssel zur Aufrechterhaltung eines gesunden Körpergewichts ist, die Blutzuckerwerte stabil und das Cortisol unter Kontrolle zu halten, indem man regelmäßig isst.

Wir empfehlen Training auf nüchternen Magen also nicht. Das heißt nicht, dass Sportlerinnen niemals trainieren sollten, ohne vorher etwas gegessen zu haben – manchmal funktioniert es organisatorisch einfach nicht anders. Es ist aber keine gute Idee, sich das anzugewöhnen, und erst recht nicht im Zusammenhang mit hochintensiven oder langen (mehr als 90 Minuten) Einheiten. In diesen Fällen sollten Sie Ihre Energiespeicher immer vorher und nachher auffüllen. Sollte Ihnen jemand ein Trainingsprogramm empfehlen, das Ihr Training weniger effektiv macht, bei dem Sie weniger Fitnessfortschritte machen und das außerdem Ihr Risiko erhöht, krank zu werden oder sich zu verletzen, würden Sie diesen Rat ignorieren. Indem Sie Nüchterntraining (oder als aktive Frau irgendeine Form des Fastens) praktizieren, entscheiden Sie sich jedoch genau dafür.

Ihre Ernährung unter dem Mikroskop

Mikronährstoffe – dazu zählen Vitamine und Mineralstoffe – sind ein wichtiger Gesichtspunkt bei unserer Ernährung. Wie ihr Name schon sagt, brauchen wir davon nur geringe Mengen. Bekommen wir diese nicht, kann das schwerwiegende Konsequenzen für unsere Gesundheit, unser Wohlbefinden und unsere Leistungsfähigkeit haben. Da unser Körper keine Mikronährstoffe produzieren kann – mit Ausnahme von Vitamin D, das wir mit der Nahrung aufnehmen, aber auch herstellen, wenn unsere Haut der Sonne ausgesetzt ist –, müssen sie in unserer Ernährung enthalten sein. Bei aktiven Frauen ist das Verhältnis oft nicht ganz ausgewogen. Mit dem Fokus auf Frauengesundheit wollen wir uns deshalb einige Mikronährstoffe etwas genauer anschauen.

Eiserne Ladys

Bei uns Frauen besteht die Gefahr von Eisenmangel, weil wir Eisen mit dem Menstruationsblut verlieren. Bei aktiven Frauen ist das Risiko noch höher, da bei High-Impact-Sportarten rote Blutkörperchen platzen und absterben.[235] Auch über Urin und Schweiß verlieren wir Eisen. Unser erhöhter Bedarf bedeutet, dass wir häufig nicht genug Eisen über die Nahrung aufnehmen. Schätzungen zufolge leiden 60 Prozent der aktiven Frauen unter Eisenmangel.[236]

Eisen in der Nahrung stammt aus zwei Quellen: Hämeisen und Nicht-Hämeisen. Hämeisen wird leichter vom Körper aufgenommen und ist ausschließlich in tierischen Erzeugnissen wie Rindfleisch, Fisch oder Geflügel zu finden. Nicht-Hämeisen ist in pflanzlichen Lebensmitteln wie Soja, Trockenfrüchten, Hülsenfrüchten, mit Eisen angereicherten Cerealien, grünblättrigem Gemüse und Vollkorn enthalten. Damit der Körper das pflanzenbasierte Eisen besser absorbieren kann, sollten Sie gleichzeitig etwas Vitamin-C-Haltiges oder Lebensmittel mit Hämeisen zu sich nehmen.[237]

Wenn Sie Eisen als Nahrungsergänzung zu sich nehmen, obwohl Sie es nicht benötigen, kann das unangenehme gastrointestinale oder kardiovaskuläre Nebenwirkungen haben. Sie sollten also nicht aufgrund einer bloßen Vermutung, dass Ihre Eisenwerte zu niedrig sind, etwas einnehmen. Sprechen Sie mit Ihrem Arzt oder Ihrer Ärztin, und lassen Sie Ihr Blut untersuchen, wenn Sie glauben, Sie könnten unter Eisenmangel leiden. Zu den Symptomen gehören Erschöpfung, Schwindel und Abgeschlagenheit.[238] Bis ein Eisenmangel behoben ist, kann es bis zu einem halben Jahr dauern.

Harter Knochen und sonnige Diva: Kalzium und Vitamin D

Der Mikronährstoff Kalzium ist der Boss der Knochengesundheit: Es ist für den Bau, die Regeneration und den Erhalt unserer Knochen zuständig – essenziell für aktive Frauen, deren Knochen stark und gesund sein müssen –, sowie wichtig für die Blutgerinnung,

Flüssigkeitsregulierung und dafür, dass unsere Nerven effektiv Signale durch den gesamten Körper senden können. Weshalb Vitamin D und Kalzium zusammengehören? Ohne Vitamin D können wir kein Kalzium aufnehmen. Wenn Sie also einen Vitamin-D-Mangel haben, fehlt dem Körper auch das großartige Kalzium. Forschungen haben ergeben, dass Frauen, die eine Essstörung haben, Milchprodukte und andere kalziumhaltige Lebensmittel meiden oder ihre Nahrungsaufnahme anderweitig beschränken, ebenfalls anfällig für niedrige Kalziumwerte sein können.[239]

Kalzium und Vitamin D scheinen zudem die Symptome des prämenstruellen Syndroms (PMS) zu reduzieren. Vitamin D ist ein sogenanntes Steroidhormon und wichtig für eine gesunde Hormonantwort und für den Eisprung. Studien haben gezeigt, dass Frauen, die viel Vitamin D und Kalzium über die Ernährung aufnehmen, ein geringeres Risiko haben, PMS zu entwickeln.[240] Aufgrund dieser Ergebnisse haben sich Wissenschaftler:innen angeschaut, ob eine Vitamin-D- und kalziumreiche Ernährung oder Nahrungsergänzung PMS-Symptome lindern könnte. Tatsächlich deutet vieles darauf hin, dass dies einer der effizientesten Wege sein könnte, PMS zu bekämpfen.

Nur eine begrenzte Anzahl an Lebensmitteln enthält Vitamin D – dazu gehören fetter Frischfisch, Lebertran, Eigelb, Käse und Rinderleber. Daher bekommen wir 70 bis 80 Prozent des benötigten Vitamin D über die Sonne auf der unbedeckten Haut. Kalziumreiche Lebensmittel sind unter anderem Milch, Käse und andere Milchprodukte sowie Fisch, dessen Gräten mitgegessen werden können, wie beispielsweise Sardinen, und grünes Blattgemüse.

Die Ernährung mit Vitamin D zu ergänzen, wird für die Wintermonate empfohlen, wenn die UV-Strahlung in vielen Regionen nicht ausreicht. Sie können beim Arzt um einen Bluttest bitten, um Ihre Kalzium- und Vitamin-D-Werte zu überprüfen. Haben Sie einen Mangel, sollten Sie danach streben, den Anteil an Lebensmitteln zu erhöhen, die diese Nährstoffe enthalten. Überlegen Sie alternativ gegebenenfalls, Nahrungsergänzungsmittel zu nehmen.

Wenn Sie darüber nachdenken, Vitamin D oder Kalzium über Nahrungsergänzung zuzuführen, hier einige Empfehlungen:

- Calciumcitrat kann der Körper am leichtesten absorbieren, und Sie müssen es nicht mit dem Essen einnehmen.
- Mittel mit Calciumcarbonat sind günstiger, aber der Körper kann nicht so viel Kalzium daraus aufnehmen, und Sie müssen sie zu den Mahlzeiten nehmen, um die optimale Absorption zu gewährleisten.
- Vitamin D wird am besten in den Blutkreislauf aufgenommen, wenn Sie gleichzeitig etwas Fettiges essen. Nehmen Sie das Mittel also am besten zusammen mit einer Mahlzeit ein, so erhöhen Sie die Chancen, wirklich davon zu profitieren.[241]

Magisches Magnesium

Magnesium ist wichtig für die Gesundheit der Knochen und des Herz-Kreislauf-Systems sowie für den Blutdruck. Es bildet zudem die Basis für Hunderte von Reaktionen, die jede Sekunde in unserem Körper ablaufen, damit er gut funktioniert. Es spielt eine Rolle bei der Beruhigung des Nervensystems und der Regulierung der Signale, die vom Gehirn zu den Eierstöcken gesandt werden. Darüber hinaus unterstützt es einen gesunden Östrogenspiegel und steuert die Insulinproduktion. Insulin ist dafür zuständig, die Blutzuckerwerte stabil zu halten, und sorgt für eine normale Schilddrüsenfunktion.[242] Eine ausreichende Magnesiumversorgung hilft bei vielem – von Muskelkrämpfen bis Schlaflosigkeit.[243] Was den Menstruationszyklus angeht, so sagt die Ärztin für Naturheilkunde Lara Briden, Magnesium sei das Erste, was sie für einen gesunden Zyklus empfehle, insbesondere bei Frauen mit dem polyzystischen Ovarialsyndrom, PMS oder Periodenkrämpfen.[244] Puh! Das ist eine Menge Verantwortung für einen kleinen Mikronährstoff! Dennoch wird Magnesium häufig übersehen, wenn wir über gute Ernährung sprechen.

Enthält Ihre Ernährung viele magnesiumreiche Lebensmittel wie grünes Blattgemüse, Vollkornprodukte, Hülsenfrüchte, Nüsse und

Meeresfrüchte, und betreiben Sie ein effektives Stressmanagement, dann bekommen Sie wahrscheinlich genug Magnesium. Der Körper scheidet allerdings mehr Magnesium aus, wenn wir gestresst sind, was zu einem Mangel führen kann.[245] Die Magnesiumkonzentration zu testen, ist nicht leicht, weil es in den Zellen gespeichert wird und nicht durch Blut- oder Urintests entdeckt werden kann. Symptome von Magnesiummangel sind Muskelschwäche, Krämpfe, Kribbeln und Reizbarkeit.[246] Das Beste, wenn Sie die Magnesiumaufnahme über die Ernährung oder Nahrungsergänzung erhöhen, ist die Tatsache, dass Sie das Ergebnis vermutlich recht schnell spüren werden.

Nicht zurückhaltend sein beim Zink

Wie Magnesium ist auch Zink für viele verschiedene Körperfunktionen wichtig. Unter anderem unterstützt es das Immunsystem, ist an der Produktion und dem Transport aller möglichen Hormone sowie der Umwandlung von Nahrung in Energie beteiligt. Für aktive Frauen spielt es eine besondere Rolle wegen seiner Funktion bei Muskelwachstum und -reparation, es ist also wichtig für die Erholung nach dem Sport. Tatsächlich haben Sportler:innen aufgrund ihres Trainings und der notwendigen Regeneration danach häufig zu niedrige Zinkwerte, obwohl sie mehr essen als nicht aktive Menschen.

Die Forschung hat gezeigt, dass Zink auch für einen gesunden Eisprung und für die Linderung von Menstruationsschmerzen relevant ist,[247] während Zinkmangel zu unregelmäßigen Perioden und einer Verschlimmerung der Symptome führen kann. Der Körper kann Zink nicht speichern, es muss ihm also ständig zugeführt werden, aber wenn Ihre Ernährung zinkreiche Lebensmittel wie rotes Fleisch, Fisch, Eier, Vollkornprodukte, Hülsenfrüchte und Milch enthält, sind Sie wahrscheinlich auf der sicheren Seite. Die Zinkkonzentration kann mittels Bluttest überprüft werden.

Jedes Jahr im November schickt das English Institute of Sport (EIS) den olympischen und paralympischen Sportler:innen »Winter-

Survival-Pakete«, um die Anzahl der durch Krankheit verpassten Trainingstage in den Wintermonaten zu reduzieren.[248] Die Wahrscheinlichkeit, im Winter krank zu werden, ist bei Leistungssportler:innen viermal so hoch wie bei anderen Menschen. Dies gilt besonders für die Weihnachtszeit wegen der Trainingsunterbrechung, weil nicht mehr so streng auf die Ernährung geachtet wird, mehr gesellschaftliche Ereignisse stattfinden und sie dementsprechend mehr Keimen ausgesetzt sind. All das kann sich negativ auf das Training im Januar auswirken. Das Survival-Paket enthält nicht nur die Aufforderung, sämtliches Küssen unter dem Mistelzweig zu unterlassen, sondern auch eine Anleitung zum richtigen Händewaschen (ein einfacher, aber effektiver Weg, um die Übertragung von Keimen zu verhindern, wie wir alle durch die Coronapandemie gelernt haben) und Zinklutschtabletten. Eine aktuelle Studie legt nahe, dass Zink helfen kann, Infektionen der oberen Atemwege zu verhindern und die Dauer von Viruserkrankungen wie gewöhnlichen Erkältungen zu verkürzen.[249] In der Studie reduzierten 75 Milligramm Zink täglich in Lutschtablettenform die Dauer von Infektionen der oberen Atemwege um drei Tage, wenn sie weniger als 24 Stunden nach den ersten Symptomen und während der Gesamtdauer der Krankheit eingenommen wurden. Allerdings ist die Dosis wichtig, denn viele freiverkäufliche Produkte enthalten nicht genug Zink. Wissenschaftler:innen glauben, dass Zink antiviral wirkt und antioxidative sowie antientzündliche Eigenschaften besitzt, die unserem Immunsystem helfen können, Viren schneller zu bekämpfen.[250]

Mit dem Zyklus essen

Da unsere Ernährung so wichtig für die hormonelle Gesundheit und für eine angenehmere Zykluserfahrung ist, werden wir drei häufig gefragt: »Sollte ich meine Ernährung an die Zyklusphasen anpassen?« Unsere Philosophie ist, dass Ernährung am besten funktioniert, wenn man einen kontinuierlichen Ansatz verfolgt. Bei Ernährung geht es genauso um das Handeln wie um das Wissen, und um gesunde Gewohnheiten zu etablieren, ist es oft entscheidend, das Handeln so weit wie möglich zu erleichtern. Sicherzustellen, dass Ihre Ernährung Magnesium enthält oder dass Sie genug trinken, ist wesentlich einfacher, wenn diese Gewohnheit ein fester Bestandteil Ihres Alltags wird, als wenn Sie schauen müssen, an welchem Tag im Zyklus Sie sich befinden und welche Lebensmittel zu diesem Zeitpunkt am besten geeignet sein könnten. Nehmen Sie nur am Tag vor Beginn Ihrer Periode Omega-3, dann wird das Ihre Menstruationsschmerzen kaum lindern. Nehmen Sie es dagegen dauerhaft über Wochen und Monate ein, haben Sie möglicherweise so gut wie gar keine Schmerzen.

Gleichwohl könnten Sie, wenn Sie am Tag vor Periodenbeginn sehr wenig Energie haben, energetisierendere Lebensmittel wählen. Oder wenn Sie merken, dass Koffein Ihre Kopfschmerzen im Zusammenhang mit der Menstruation verschlimmert, könnten Sie diesen Stoff in den Tagen vorher vermeiden. Oder Sie nutzen die wunderbare Energie und Motivation in der ersten Zyklushälfte, um mehr zu trainieren. Denken Sie aber daran: Mehr Training bedeutet, dass Sie mehr Protein und Kohlenhydrate brauchen, um genug Energie für den Sport und die Regeneration zu haben. Statt die Ernährung an den Zyklus anzupassen, wenden Sie an, was Sie über *Ihren* Körper und *Ihren* Zyklus wissen, um Lebensmittel so zu verwenden, wie es Ihnen guttut.

Gehen Sie nach dem Bauchgefühl

Momentan sprechen alle über Darmgesundheit – und das wurde auch wirklich Zeit. Unser Bewusstsein für die Relevanz der Darmgesundheit war noch nie größer, und unser Verständnis vom Einfluss des Darms auf die Körperfunktionen verbessert sich fortwährend.

Ihr Darm beheimatet Billionen Mikroben, die das Darmmikrobiom bilden. Darunter sind Bakterien, Viren und Hefen. Dieses Mikrobiom interagiert mit vielen anderen physiologischen Systemen, vom Immunsystem über das Hormonsystem bis zur Neurophysiologie des Gehirns. Jüngere Studien haben beispielsweise gezeigt, dass 80 Prozent der Immunzellen im Darm leben, wo sie dazu beitragen, dass wir die richtige Immunantwort auf jede Bedrohung haben, Antikörper absondern und unsere antientzündliche Reaktion verstärken.[251]

Die Beziehung zwischen Darm und Gehirn wird ebenfalls zunehmend erforscht, und dabei kommen faszinierende Erkenntnisse ans Licht, nicht zuletzt über die Rolle, die das Darmmikrobiom in Bezug auf Angststörungen und andere psychische Erkrankungen spielt. Beispielsweise gelang es Wissenschaftler:innen, das Darmmikrobiom auf eine Weise zu manipulieren, dass sie damit Angststörungen behandeln konnten.[252]

Das Interessante an diesen Studien ist, dass die Nahrungsergänzung mit Probiotika zwar eine effektive Strategie sein kann, dass die alleinige Veränderung der Ernährung, durch die das Mikrobiom vielfältiger wird, sich jedoch als die bessere Herangehensweise erwies und mit einer Wirksamkeit von 86 Prozent die Symptome einer Angststörung reduzierte.

Unter den zahlreichen Bakterien im Darm gibt es eine Gruppe, die sogenannten Estrobolome, die Einfluss auf die Östrogenkonzentration im Körper haben können. Wir feiern die Macht des Östrogens – solange es durch Progesteron ausgeglichen wird. Zu viel Östrogen kann unsere Zyklussymptome verstärken oder zu chronischen Erkrankungen führen. Ist unser Darmmikrobiom gesund und bunt zusammengewürfelt und enthält verschiedene »gute« Bakterien, dann bleibt unser Östrogenspiegel auf einem gesunden Niveau. Leidet unsere Darmgesundheit – das bedeutet, schlechte Bakterien und keine Bandbreite –, dann kann das Östrogen durch die Decke gehen. Das Darmmikrobiom reguliert Östrogen, indem es ein Enzym namens Beta-Glucuronidase produziert. Dieses

»reaktiviert« Östrogen, das sich bereits im Stuhl auf dem Weg hinaus befand, und bringt es wieder in Umlauf. Ist zu viel von diesem Enzym im Darm vorhanden, dann wird eine zu große Menge Östrogen reaktiviert, und der Östrogenspiegel ist zu hoch. Wird jedoch nicht genug Östrogen reaktiviert, sondern ausgeschieden, kann es sein, dass wir zu wenig davon im Körper haben. Das kann Fettleibigkeit, das metabolische Syndrom, Herz-Kreislauf-Beschwerden und kognitiven Verfall bewirken. Zu viel Östrogen im Körper kann auch zu Krankheiten wie Endometriose und Krebs führen.[253]

Die Darmgesundheit ist offensichtlich sowohl für unsere Fortpflanzungshormone als auch für unsere langfristige Gesundheit wichtig. Wie erhalten Sie also einen gesunden Darm? Bevor Sie nun einen probiotischen Drink nach dem anderen trinken, denken Sie daran: Die Forschung hat gezeigt, dass allein Veränderungen der Ernährung die Darmgesundheit stark beeinflussen. Um mikrobielle Diversität zu fördern, sollten Sie darauf achten, dass Sie unterschiedliche Früchte, Gemüse und Ballaststoffe zu sich nehmen und dass Ihr Teller so viele Farben wie möglich enthält – und damit meinen wir natürliche Farben wie von Möhren, Brokkoli und Mais, nicht die Farbstoffe in Käsebällchen, Jelly Beans oder Pudding. Präbiotische Lebensmittel wie Knoblauch, Zwiebel, Spargel und Bananen liefern das Futter für die Darmbakterien, und probiotische Lebensmittel wie Kefir, Kombucha, Kimchi und andere fermentierte Nahrung sind sehr nützlich, um günstige Bakterienstränge wie Lactobacillus im Darm aufzubauen. Der Unterschied zwischen prä- und probiotisch? Probiotisch sind Lebensmittel oder Nahrungsergänzungsmittel, die lebende Mikroorganismen enthalten und die »guten« Bakterien, also das Mikrobiom, aufrechterhalten oder aufbauen sollen, während Präbiotika im Allgemeinen ballaststoffreiche Lebensmittel sind, die der menschlichen Mikroflora als Nahrung dienen.

Es gibt sogar Belege dafür, dass sich draußen aufzuhalten, schmutzig zu werden, Barfußgehen und Bäume zu berühren die Vielfalt des Darmmikrobioms erhöhen kann.[254] Schließlich enthält ein Teelöffel gesunder Erde mehr Mikroben, als es Menschen auf der Erde gibt. Aber Sie müssen nun nicht Ihre schmutzigen Hände ablecken oder einen Teelöffel Erde essen.[255] Die in der Erde enthaltenen gesunden Mikroben können durch die Haut und Nasengänge in Ihren Körper gelangen. Durch Outdoor-Aktivitäten in ländlichen Gegenden können Sie also nicht nur Ihre Fitness verbessern, sondern auch Ihre Darmgesundheit.

Nahrungsergänzung: ja oder nein?

Nahrungsergänzungsmittel sind ein großes Geschäft – sehr groß. Aber denken Sie dran: Sie können sich nicht mit Nahrungsergänzung aus einer schlechten Ernährung retten. Bei einer aktiven Frau schadet eine ungünstige Ernährung – selbst wenn Sie sich dafür entscheiden, sie durch die tollsten Vitamine und Mineraltabletten der Welt zu ergänzen – der Gesundheit kurz- und langfristig, genau wie Ihrer Energie und Ihrer sportlichen Leistung. Bei einer mangelhaften Ernährung fehlen Ihnen die nötigen Kohlenhydrate, Fette und Proteine, um die richtige Menge an Kalorien zum richtigen Zeitpunkt zu bekommen, damit Ihre Blutzuckerwerte stabil bleiben und die Signalübertragung Ihrer Fortpflanzungshormone funktioniert. All das wird durch eine unzureichende Ernährung beeinträchtigt, auch wenn Sie dazu Nahrungsergänzungsmittel einnehmen. Gut zu essen ist der effizienteste Weg, Mikronährstoffmangel zu bekämpfen, denn diese sind am wirksamsten, wenn Sie aus der Nahrung stammen. Darüber hinaus sind Lebensmittel nicht nur die beste Quelle für Vitamine und Mineralien, sondern liefern auch alle anderen nicht lebensnotwendigen, aber förderlichen Nährstoffe wie Carotinoide (die antientzündliche Eigenschaften besitzen), Flavonoide (um den Körper vor Giftstoffen und Stressoren zu schützen) und andere Antioxidantien (gegen die Beschädigung von Körperzellen). All diese Nährstoffe sind in der Regel nicht in Vitaminpillen enthalten. Außerdem sind Lebensmittel häufig günstiger als Nahrungsergänzungsmittel. Wir empfehlen immer, zuerst über die Ernährung zu gehen – also zu versuchen, alles, was Sie benötigen, zunächst durch die Nahrung zu bekommen. Wenn Sie bei bestimmten Dingen nicht genau wissen, was Sie brauchen, stecken Sie Ihr schwerverdientes Geld nicht in mehrere Monatsrationen Nahrungsergänzungsmittel, sondern buchen Sie einen Termin bei einer Ernährungsberatung.[256]

Die zwei Ausnahmen von der Regel, dass Nährstoffe aus Lebensmitteln und nicht aus Tabletten oder Pulvern stammen sollten, sind Vitamin D und Magnesium. Der britische NHS rät, den Winter über wegen der geringen Sonneneinstrahlung täglich Vitamin D zu nehmen. Magnesium ist essenziell für unsere Gesamtgesundheit und unser allgemeines Wohlbefinden. Es ist aber nicht leicht, genug davon über Lebensmittel aufzunehmen, zumal unser Körper als Reaktion auf Stress Magnesium absondert. Da Sie Ihren Magnesiumspiegel nicht überprüfen können, sollten Sie sich Ihre Ernährung und Ihren Lebensstil anschauen und Magnesium als Nahrungsergänzung ausprobieren, um zu sehen, ob es Ihnen damit bessergeht. Magnesium wirkt ziemlich schnell. Falls Sie jedoch eine Nierenerkrankung haben, ist es gefährlich, Magnesium über einen längeren Zeitraum zu ergänzen, also sprechen Sie mit Ihrem Arzt oder Ihrer Ärztin, bevor Sie damit beginnen.

Wenn Sie sich für Nahrungsergänzungsmittel entscheiden, achten Sie darauf, dass es Unterschiede in der Qualität, Reinheit, Wirksamkeit und Nachhaltigkeit der Produkte geben kann. In den meisten Ländern gelten Nahrungsergänzungsmittel als Lebensmittel. Dort sind die Kontrollen häufig weniger streng als bei medizinischen oder kosmetischen Produkten. Einige Nahrungsergänzungsmittel enthalten Zutaten, die leichter vom Körper aufzunehmen sind, schneller wirken oder für größere Reinheit gefiltert wurden. Bei einigen stammen die verwendeten Zutaten nicht aus nachhaltigen Quellen oder die Produktion ist nicht umweltfreundlich. Falls Sie als Sportlerin Wettkämpfe bestreiten, bei denen Anti-Doping-Bestimmungen gelten, müssen Sie außerdem darauf achten, dass

Ihre Nahrungsergänzungsmittel von einem unabhängigen Labor überprüft wurden, damit darin keine verbotenen Substanzen enthalten sind. Nicht alle Nahrungsergänzungsmittel werden so streng getestet, schauen Sie daher auf der Kölner Liste nach, um sicherzugehen, dass unabhängige Tests stattgefunden haben.

Gut im Hafer?

Zweifellos ist es schwieriger, die essenziellen Makro- und Mikronährstoffe aus der Ernährung zu bekommen, wenn Sie sich vegetarisch oder vegan ernähren. Die Forschung hat ergeben, dass Veganer:innen weniger Energie aufnehmen als Menschen, die alles essen, und dass eine vegetarische Ernährung generell im Vergleich mit einer omnivoren Ernährung weniger Protein, Fett, Vitamin B12, Riboflavin, Vitamin D, Kalzium, Eisen und Zink enthält.[257] Das liegt daran, dass tierische Lebensmittel wirklich die beste Quelle für Protein, Zink und Omega 3 sind, um nur ein paar Nährstoffe zu nennen. Sie sind darüber hinaus die einzige Vitamin-B12-Quelle. (Dieses Vitamin trägt dazu bei, Nerven und Blutkörperchen gesund zu halten und DNS – das genetische Material in allen Zellen – zu produzieren. Und als wäre das nicht schon genug, hilft es auch, Blutarmut zu verhindern.) Eine wohlüberlegte vegetarische Ernährung kann nährstoffreich genug sein, um gesund und leistungsfähig zu bleiben, aber die Qualität und die Zeitpunkte, zu denen Sie essen, müssen optimal passen. Es sollten Lebensmittel bevorzugt werden, denen Eisen, Zink, Kalzium und Vitamin B12 zugesetzt wurden, und Nahrungsergänzungsmittel für diese »Gefahrenzonen« für Mängel sollten in Erwägung gezogen werden. Vegane Sportler:innen konsumieren offenbar weniger Protein als Allesesser und Vegetarier. Die Herausforderung bei pflanzenbasierten Proteinen ist, dass ihnen wichtige Aminosäuren fehlen, sie als Quellen also häufig unvollständig sind. Falls Sie sich vegan ernähren, sollten Sie dafür sorgen, dass Sie genug Protein über Nahrungsmittel wie

Bohnen, Linsen, Tofu, Nüsse, Samen und die meisten Getreide sowie Quinoa erhalten, und wenn Sie Vegetarierin sind, sollten Sie für die Proteinzufuhr Milch, griechischen Joghurt oder Quark, Hüttenkäse und Eier zu sich nehmen. Falls Sie vermuten, nicht ausreichend Kalorien durch Ihre vegane oder vegetarische Ernährung zu bekommen, ist es eine gute Strategie, die Häufigkeit Ihrer Mahlzeiten und die Menge an Lebensmitteln mit einer hohen Energiedichte – wie Nüsse, Samen und Öle – zu erhöhen.

Wir urteilen nicht darüber, ob Sie sich für eine vegane oder vegetarische Ernährung entscheiden, aber wir raten Ihnen dringend, anzuerkennen, dass diese Ernährungsweise ihren Preis haben kann, besonders für aktive Frauen. Regelmäßig qualitativ hochwertiges Protein zu bekommen, um das Training und die Adaptation zu unterstützen, sicherzugehen, dass Ihre Aufnahme von Mikronährstoffen Ihre hormonelle Gesundheit fördert und dass die Gesamtmenge an Energie, die Sie zu sich nehmen, ausreicht und Sie kein Energiedefizit haben, ist schwieriger, wenn Sie kein Fleisch oder gar keine tierischen Produkte konsumieren. Trotz des Hypes existieren bisher keine Belege für die Annahme, dass die Leistungsfähigkeit durch diese Ernährungsweisen verbessert wird, und da bei ihnen das Risiko, zu wenig zu essen, erhöht ist, ist es wahrscheinlich auch die Gefahr eines Energiedefizits und der entsprechenden Auswirkungen auf die Leistung. Indem Sie gewissenhaft und organisiert an die Sache herangehen, können Sie problemlos eine Menge nährstoffreicher pflanzenbasierter Mahlzeiten essen, die genügend Proteine, Fette und Mineralstoffe wie Zink und Kalzium enthalten. Aber gewissenhaft und organisiert zu sein, liegt nicht allen, und ganz bestimmt nicht Jugendlichen, deren vegetarische Ernährung unserer Erfahrung nach auf Käse und Pasta beruht. Falls Sie sich also für eine vegetarische oder vegane Lebensweise entschieden haben oder darüber nachdenken, oder Ihre jugendlichen Töchter/Nichten/Freundinnen das tun, achten Sie bitte sorgfältig darauf, dass Sie Ihre oder deren sportliche und andere Aktivitäten durch eine gut ausgewogene Ernährung unterstützen.

Die magische Formel für Ernährung

Gibt es so etwas wie die »beste« Ernährungsweise, eine, die wir alle befolgen sollten, um unser Leben lang gesund, glücklich, fit und leistungsfähig zu bleiben? Nein. Sie kennen uns drei inzwischen gut genug, um zu wissen, dass wir das mit voller Überzeugung sagen. Jede Frau ist anders, und ihr Körper im Kontext ihres Sports, ihrer Beziehungen, ihrer Arbeit, ihres Lebens ebenfalls. Bedenkt man außerdem, dass sich Ihr Ernährungsbedarf verändert, wenn Sie phasenweise mehr oder weniger trainieren oder sich Ihre sportlichen Ziele verändern, dann wird deutlich, dass wir unmöglich den einen Ernährungsplan für alle entwerfen können. Zugleich sind wir der Ansicht, dass es nicht kompliziert sein sollte, die Ernährung richtig hinzubekommen. Hier unsere Richtlinien für aktive Frauen:

- Nehmen Sie ausreichend Energie für Ihr Training und Ihren aktiven Lebensstil auf. Das bedeutet, genügend Kalorien zu bekommen und sie Ihrem hart arbeitenden Körper in regelmäßigen Abständen über den Tag verteilt zuzuführen, damit er nie glaubt zu verhungern.
- Stellen Sie sicher, dass die Makronährstoffe, die Sie essen, ausgewogen sind: im Laufe des Tages etwa 55 Prozent Kohlenhydrate, 20 Prozent Fett und 25 Prozent Protein.
- Decken Sie den Bedarf, der durch Ihr Training entsteht, wenn sich dessen Inhalt verändert – mehr Krafttraining bedeutet beispielsweise, dass Sie mehr Protein zu sich nehmen sollten, damit die Muskelregeneration und -adaptation gewährleistet ist.
- Beschränken Sie den Konsum von industriell verarbeiteten Lebensmitteln auf besondere Leckereien – sie sollten Ausnahmen bleiben, kein regulärer Bestandteil Ihres Speiseplans. Und essen Sie vielfältig, unter anderem eine Menge Gemüse. Auf diese Weise stellen Sie sicher, dass Sie eine angemessene Menge an wichtigen Mikronährstoffen aufnehmen und ein wunderschön reiches Darmmikrobiom erhalten.

Solange Sie sich daran halten, sind die Details Ihre Sache. Wirklich wichtig ist, dass Sie genießen, was Sie essen. Sie sollten keine Angst davor haben – auch nicht davor, Appetit zu haben: Ihr aktiver Körper verlangt nach Energie, der Appetit zeigt Ihnen das an. Alles, was Sie essen, liefert die nötige Energie, damit Sie die beste Version Ihrer selbst sein können, ob Sie den Kindern oder Ihrer persönlichen Bestzeit hinterherlaufen. Nahrung ist Energie und kann Ihr Training und Ihre Leistungsfähigkeit unterstützen. Sie kann auch Medizin sein und dazu beitragen, dass Sie sich besser und zufriedener fühlen und länger leben. Je gesünder das ist, was Sie zu sich nehmen, desto gesünder ist auch, was am Ende herauskommt (damit meinen wir nicht nur den Stuhl – aber ja, den auch).

Energiemangel im Sport – alles relativ?

Jede aktive Frau sollte das Phänomen des Relativen Energiemangels im Sport (RED-S) kennen. Er ist ein deutliches Zeichen dafür, dass etwas mit Ihrer Gesundheit und Ihrem Wohlbefinden nicht stimmt und dass Sie etwas unternehmen müssen. Energiemangel kann dadurch entstehen, dass Sie zu wenig essen oder zu viel trainieren (oder beides), aber auch aus Gründen wie emotionalem Stress oder Trauma. Anzeichen für RED-S sind unter anderem:

- Gewichtsverlust oder Untergewicht
- Die Menstruation bleibt aus oder wird unregelmäßig
- Wiederkehrende Krankheitsphasen, z.B. Erkältungen oder grippale Infekte/Grippe
- Verschlechterte sportliche Leistung
- Stimmungsschwankungen
- Wachstum oder Entwicklung bei Kindern und Jugendlichen sind verzögert/unregelmäßig
- Eisenmangel
- Psychische Erkrankungen (z.B. Angststörung)[258]

Seit 2014, als Forschende auf diesem Gebiet den ersten Bericht zu RED-S veröffentlicht und Ursachen und Wirkungen auf Sportler:innen erklärten, wurden Fortschritte erzielt im Verständnis der Konsequenzen für aktive Frauen, die über einen zu langen Zeitraum nicht genügend Energie für ihren aktiven Lebensstil zuführen.[259] Wie man heute weiß, betreffen diese Konsequenzen den gesamten Körper und die physische, psychologische und emotionale Gesundheit sowie die Fähigkeit, bei sämtlichen sportlichen Aktivitäten gut zu trainieren, zu adaptieren und Leistung zu erbringen. Zusätzlich zu körperlichen Symptomen leiden Frauen mit einer zu geringen Energiezufuhr häufig auch an Beeinträchtigungen der psychischen Gesundheit. Das Depressionsrisiko ist bei Frauen mit RED-S stark erhöht.

Emma

Vor ein paar Jahren begleitete ich als Mentorin einige angehende Sportwissenschaftlerinnen, die über die Gesundheit von Athletinnen für Ihre Doktorarbeit forschten. Bei einem unserer ersten Treffen bat ich die Frauen, zu erzählen, was sie dazu gebracht hatte, sich mit diesem Thema zu beschäftigen. Die Geschichte einer von ihnen, Jen, hat mich umgehauen. Zu Beginn ihrer Jugend litt sie unter Anorexie. Sie verbarg das Ausmaß der Erkrankung und fing sehr erfolgreich an zu laufen, lief sogar irgendwann für Großbritannien. Doch als sie zwanzig wurde, konnte sie ihre Essstörung nicht mehr verstecken und wurde so krank, dass sie mehrere Monate im Krankenhaus behandelt werden musste. Nach Jahren der Unterernährung waren ihre Knochen von Osteoporose durchzogen – die knochenzersetzende Krankheit, die Frauen normalerweise in den Achtzigern bekommen, nicht mit einundzwanzig. Sie hatte ihr Verhältnis zum Essen genutzt, um mit ihrem Leben zurechtzukommen und es zu kontrollieren. Durch die Behandlung bekam sie nach und nach ihr altes Körpergewicht zurück. Ihre psychische Genesung dauerte nach wie vor an, als ich sie kennenlernte. Ihre Erfahrung hat sie jedoch dazu motiviert, als Doktorandin über RED-S zu forschen und das Bewusstsein für das Syndrom zu verbessern, sodass Trainer:innen und Sportler:innen gleichermaßen Anzeichen und Symptome verstehen sowie die gravierenden Auswirkungen, falls diese ignoriert werden.

Seit vielen Jahren kläre ich Sportler:innen und Trainer:innen über RED-S auf und habe mit Sportlerinnen gearbeitet, deren Periode ausblieb, weil sie nicht genug Energie für ihr Training aufnahmen. Das war jedoch in der Regel unbeabsichtigt, und wir konnten das Problem lösen, indem wir uns mit der Ernährung und den optimalen Zeitpunkten für die Mahlzeiten auseinandersetzten. Jen war die erste Frau, die ich traf, die aufgrund ihrer Essstörung die Warnzeichen ihres Körpers ignoriert hatte, darunter auch das Ausbleiben ihrer Periode. Sie aß weiterhin zu wenig und trainierte zu viel und lebte nun mit den verheerenden Konsequenzen, nicht nur was ihre Möglichkeiten im Sport anging, sondern auch ihre Gesundheit für den Rest ihres Lebens. Jens Geschichte ist eine von vielen in Bezug auf Sportlerinnen, deren ehrgeiziges Verfolgen ihrer sportlichen Ziele – gepaart mit einer Kultur im Sport, die glaubt, ein leichter, schlanker Körper um jeden Preis sei der einzige Weg, um im Leistungssport bestehen zu können – sie krank gemacht haben.

Der Grund, weshalb die Menstruation ausbleibt, wenn eine Frau an RED-S leidet: Der Körper schaltet, wenn er nicht genügend Energie bekommt, als Erstes das Fortpflanzungssystem ab, um auf diese Weise Energie zu sparen und überleben zu können. Wir brauchen unser Herz-Kreislauf- und unser Immunsystem zum Überleben. Aber unsere reproduktiven Funktionen sind nicht unbedingt notwendig, um den nächsten Atemzug zu nehmen oder um nicht in den nächsten Tagen oder Wochen zusammenzubrechen. Das Ausbleiben der Periode findet neben anderen Funktionsstörungen im Körper statt, die weniger offensichtlich sind, weil sie nicht durch etwas so deutlich Wahrnehmbares wie die fehlende Periodenblutung gekennzeichnet sind.

Nicht alle Frauen mit RED-S verlieren ihre Periode vollständig: Bei manchen wird der Zyklus unregelmäßig oder die Blutungen und die Symptome werden stärker. Der Menstruationszyklus gibt bekanntlich einen Einblick in unsere Gesundheit und unser Wohlbefinden im Allgemeinen, und das gilt auch für Frauen, die an RED-S leiden. RED-S besteht nicht nur in einem dysfunktionalen Monatszyklus und den katastrophalen Folgen des Hormonmangels, sondern es hat auch psychologische Auswirkungen, betrifft das Immunsystem, die Verdauung, den Stoffwechsel … und damit ist die Liste noch nicht vollständig.

Wie Sie sich vorstellen können, kommt RED-S häufiger in Sportarten vor, in denen das Gewicht reguliert wird, wo es ein wichtiger Erfolgsfaktor ist und Trainer:innen und Sportler:innen glauben, leichter sei beispielsweise gleichbedeutend mit schneller. Das stimmt eine Zeit lang – bis gar nichts mehr geht. Sportler:innen müssen leicht *und* gesund sein, wenn sie erfolgreich sein wollen, und häufig gehen diese beiden Dinge nicht Hand in Hand. An RED-S leidet ein größerer Anteil an Frauen in Sportarten, wo das Aussehen ein wichtiger Leistungsfaktor ist, wie Gymnastik oder Tanz, sowie Mädchen, die den gesellschaftlichen oder medialen Druck spüren, eine bestimmte Figur oder Größe zu haben. Eine Studie ergab beispielsweise, dass 100 Prozent der teilnehmenden College-Cheerleaderinnen an RED-S litt.[260] Wichtig ist jedoch, dass jede aktive Frau RED-S bekommen kann; sie muss nicht besonders dünn aussehen oder so wirken, als würde sie ihre Ernährung einschränken. Häufig tritt RED-S auf, ohne dass diese Faktoren eine Rolle spielen – beispielsweise, wenn eine Frau ihr Trainingspensum erhöht, ihre Nahrungsaufnahme aber nicht entsprechend anpasst bzw. zeitlich einplant. Oder Sportlerinnen schätzen den übrigen

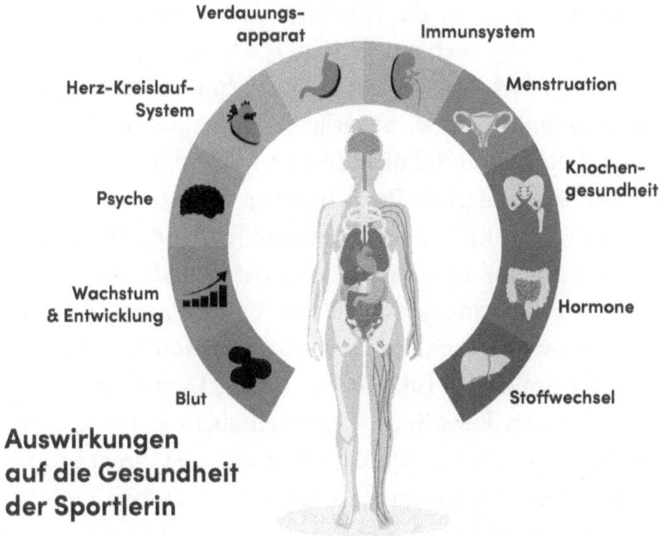

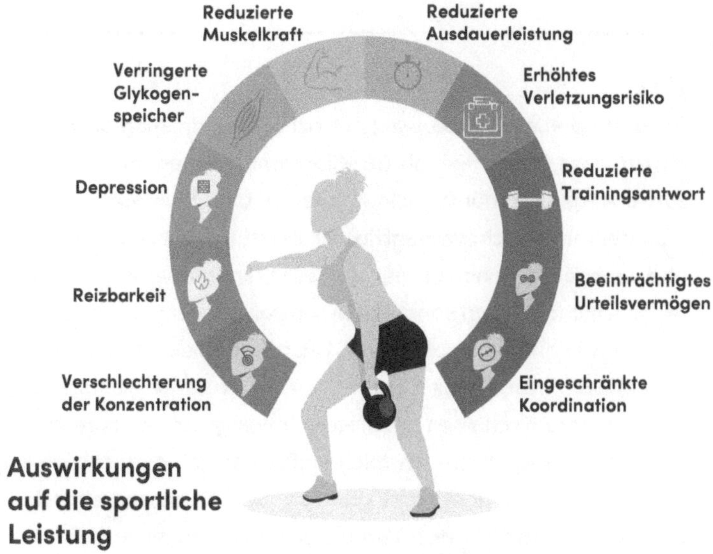
Reduzierte
Muskelkraft
Reduzierte
Ausdauerleistung
Verringerte
Glykogen-
speicher
Erhöhtes
Verletzungsrisiko
Depression
Reduzierte
Trainingsantwort
Reizbarkeit
Beeinträchtigtes
Urteilsvermögen
Verschlechterung
der Konzentration
Eingeschränkte
Koordination
Auswirkungen
auf die sportliche
Leistung

Die Auswirkungen von RED-S auf Gesundheit und sportliche Leistungsfähigkeit

Energieaufwand, z.B. für die Fahrt mit dem Fahrrad zur Arbeit oder zur Schule oder auch nur den Energiebedarf von Schule und Arbeit an sich, falsch ein. Merken Sie auf, wenn Ihr Trainingspensum zunimmt und sie Gewicht verlieren, schlechter regenerieren, ständig erschöpft sind oder nicht in dem Maße fitter oder stärker werden, wie Sie es aufgrund Ihres Trainings erwarten würden.

Manchmal kann RED-S wegen absichtlicher Beschränkungen der Energieaufnahme durch eine Diät auftreten, und das wiederum kann an eine Essstörung gekoppelt sein. Essstörungen sind komplexe Erkrankungen, die durch eine Kombination sozialer, physischer und emotionaler Faktoren entstehen. Darauf einzugehen würde den Rahmen dieses Buches sprengen, aber wenn Sie glauben, dass Sie eine ungesunde Beziehung zum Essen und Ihrem Körperbild haben, sollten Sie wissen, dass Sie nicht allein sind und dass Sie bei Ärzt:innen oder Ernährungsberater:innen Hilfe bekommen können – bitte holen Sie sich die.

Baz

Bevor ich gerudert habe, war ich Hochspringerin. Man bestand darauf, dass ich weniger als 60 Kilogramm wiegen müsse (was zunächst ganz vernünftig klingt, aber ich bin 1,83 Meter groß … Also, nein, es ist nicht vernünftig). Ich begann, mehr zu trainieren und weniger zu essen. Es war ein Teufelskreis, aber ich wusste wirklich nicht, was ich sonst hätte tun sollen oder wie ich hätte aufhören können, obwohl meine Leistung rapide nachließ. Ich bekam auch meine Tage nicht mehr, aber ich sagte nichts. Alle um mich herum schienen mit diesem Trainingsumfang zurechtzukommen, also passte ich mich einfach an. Ich ging schließlich zum Arzt, war aber nicht dünn genug, um als anorektisch zu gelten, und da ich mein Verhältnis zum Essen nie erwähnte, verschrieb man mir die Pille und schickte mich davon. Mit dem Hochsprung hörte ich auf, weil es mich zu sehr belastete. Ganz langsam verbesserte sich mein Essverhalten, aber es dauerte Jahre. Ich bin sehr dankbar, dass ich das Rudern fand, trotz des anstrengenden Trainingsprogramms ein Sport, in dem starke Frauen bewundert werden. Ich trainierte mit anderen Sportlerinnen, die ihre Ernährung nicht einschränkten oder ständig über Essen nachdachten, und ich wollte sein wie sie!

Wir müssen den Mut haben, Coaches, Lehrer:innen und Trainer:innen für ihre Sprache zur Verantwortung zu ziehen. Ob es eine Korrektur bezüglich der Leistung ist, die als Beleidigung der Körperform missverstanden werden könnte, oder ein Kommentar zur Körpergröße – wir müssen das anprangern, um zu verhindern, dass aktive Frauen Ihre Ernährung einschränken und in der Folge körperlich und emotional leiden.

RED-S ist unter aktiven Mädchen und Frauen viel zu weit verbreitet. Wir müssen Trainer:innen und Lehrer:innen darüber informieren, wir müssen Mädchen über die starke Wirkung von Nahrung – und dem Mangel daran – aufklären und das Bewusstsein für die Anzeichen und Symptome schaffen, nach denen man Ausschau halten sollte. Wir müssen die gesellschaftliche Haltung zu Ernährung und Körperform neu ausrichten.

Die Tatsache, dass RED-S so häufig ist, zeigt die strukturellen Unzulänglichkeiten im Sport. Was sich unserer Meinung nach verändern muss:

Wir müssen aufhören …

- das Ausbleiben der Periode bei aktiven Frauen zu normalisieren als etwas, was »eben passiert, wenn man hart trainiert«,
- Sportlerinnen die Pille zu verschreiben, um den Menstruationszyklus »in Gang zu setzen«,
- aktive Frauen und Mädchen zu häufig zu wiegen – mit zu viel Fokus auf Größe und Gestalt statt auf Form und Funktion,

- Essen einzuschränken oder darüber zu urteilen, was und wie viel aktive Frauen essen,
- zu schweigen, wenn es offensichtlich ein Problem gibt. Wir können nicht so tun, als wäre nichts, wenn wir untergewichtige Frauen sehen, Hinweise auf eine Essstörung beobachten oder immer wiederkehrende Verletzungen und Krankheiten. Wir müssen bereit sein, auf mitfühlende Weise schwierige Gespräche zu führen.

Wir müssen anfangen …

- in Aus- und Fortbildungen für Lehrer:innen, Trainer:innen, Physiotherapeut:innen und Personal Trainer – im Grunde für alle, die in der Sportwelt arbeiten – standardmäßig Informationen über RED-S zu integrieren,
- Profi- und Amateursportlerinnen und Eltern über spezifisch weiblich zentrierte Ernährung aufzuklären,
- dafür zu sorgen, dass Spezialist:innen wie Ernährungsberater:innen, qualifizierte Sporternährungsberater:innen, Psycholog:innen und Psychotherapeut:innen leicht zugänglich sind,
- regelmäßige Gesundheitsscans speziell für Frauen als Teil jedes Sportprogramms oder -umfelds zu etablieren, um zu erkennen, wenn eine Frau sich nicht optimal ernährt oder als RED-S-Folge einen dysfunktionalen Menstruationszyklus hat,
- Ärzt:innen im Studium über RED-S aufzuklären.

Woher weiß ich, ob ich ein Energiedefizit habe?

Wenn Sie wirklich genau wissen wollen, ob Sie genügend Energie aus Ihrer Ernährung ziehen, können Sie Ihre Energieverfügbarkeit errechnen. Sie wird in Kilokalorien pro Kilogramm Ihrer fettfreien Masse (FFMI) pro Tag angegeben.[261] Diese Rechnung berücksichtigt die aus der Ernährung gewonnene Energie sowie die beim Sport aufgewendete Energie, die übrig bleibt, um alle im Alltag notwendigen Körperfunktionen zu erfüllen. Das Konzept wurde zuerst an Frauen erforscht, und man hat festgestellt, dass eine Frau mit einer Energieverfügbarkeit von 45 wahrscheinlich genügend Energie für eine optimale Gesundheit aufnimmt. Fällt der Wert zu lange unter 30, sind verschiedene Körperfunktionen der Frau eingeschränkt – sie leidet unter RED-S.

Wie Sie Ihre Energieverfügbarkeit ausrechnen

1. Berechnen Sie, basierend auf dem, was Sie essen, Ihre tägliche Kalorienzufuhr in Kilokalorien (kcal). Wahrscheinlich müssen Sie mithilfe einer App nachvollziehen, was Sie essen – diese errechnet dann die Gesamtzahl der Kalorien, die Sie am Tag zu sich nehmen.
2. Berechnen Sie Ihren FFMI, indem Sie Ihr Körpergewicht in Kilogramm mit Ihrem Körperfettanteil multiplizieren. Letzterer wird anhand einer Hautfaltenmessung oder mit bioelektrischen Waagen bestimmt. Sie sollten ihn bei einem Arzt oder einer Ärztin, im Fitnessstudio oder mit einer speziellen Waage zu Hause ermitteln können.
3. Berechnen Sie die Energie, die Sie beim Sport aufwenden, in Kilokalorien (kcal) mithilfe einer Smartwatch, eines Pulsmessgeräts oder eines Fitnesstrackers.
4. Ziehen Sie die beim Training aufgewendete Energie von Ihrer Energieaufnahme (beides in Kilokalorien) ab.
5. Teilen Sie das Ergebnis durch Ihren FFMI – das ist der Wert Ihrer Energieverfügbarkeit.

Beispielrechnung

Das Körpergewicht einer Frau beträgt 60 Kilogramm, ihr Körperfettanteil beträgt 20 Prozent.

Sie hat also 12 kg Körperfett (60 x 0,2 = 12), ihr FFMI ist daher 60 – 12 = 48 kg.

Ihre Energieaufnahme liegt bei 2800 kcal pro Tag.

Der Energieaufwand für Sport beträgt täglich 800 kcal.

Ihre Energieverfügbarkeit ist demnach (2800 – 800 = 2000) ÷ 48 = 41 kcal/kg FFMI pro Tag.

Wie Sie sich gut und gesund ernähren

- Entfesseln Sie die Kraft der Nahrung, indem Sie ausgewogen und Ihrem aktiven Lebensstil entsprechend essen.
- Essen Sie regelmäßig über den Tag verteilt, damit Ihr Körper die Energie bekommt, die er braucht, um leistungsfähig zu sein und Trainingsfortschritte zu machen, und damit Ihre Hormone bekommen, was sie benötigen, um gesund zu bleiben – kein Nüchterntraining oder lange Phasen, ohne zu essen.
- Ziehen Sie Nahrungsmittelergänzung erst dann in Erwägung, wenn Sie sich gründlich und ehrlich angeschaut haben, ob Sie sich besser ernähren könnten.
- Denken Sie daran, dass gutes Essverhalten davon abhängt, Zugang zu der richtigen Art von Lebensmitteln zum richtigen Zeitpunkt zu haben.
- Verstehen Sie die Zeichen, Symptome und Konsequenzen, wenn Sie zu wenig essen und/oder zu viel trainieren.
- Seien Sie Teil einer Kultur, die Nahrung als Energie betrachtet, und nicht als etwas, was es zu begrenzen und einzuschränken gilt. Seien Sie ein Vorbild für die Menschen um Sie herum und für nachfolgende Generationen.

Kapitel 9

Gut schlafen

Wir alle lieben unseren Schlaf. Die meisten von uns wissen, dass sich regelmäßiger Schlafmangel stark auf unseren Alltag auswirken kann. In den vergangenen zehn Jahren wurden zahlreiche Studien zur Relevanz von Schlaf für sportlich moderat bis sehr aktive Menschen durchgeführt, und zahlreiche Artikel erklären, warum Frauen mehr Schlaf benötigen als Männer. Doch speziell zum Schlaf bei aktiven Frauen gibt es bislang nur wenige Erkenntnisse.[262] Uns ist bewusst, dass wahrscheinlich einige von Ihnen im Schichtdienst tätig sind und deshalb tagsüber schlafen und nachts arbeiten, aber der Einfachheit halber gehen wir im Folgenden davon aus, dass wir tagsüber wach sind und nachts schlafen.

Die Erfahrung bei The Well HQ hat uns gezeigt, dass Schlaf ein Thema ist, das wir nicht ignorieren können – auch wenn die geschlechtsspezifischen Daten nicht immer verfügbar sind. Je nachdem, wann und wie intensiv Sie trainieren, kann Sport das Risiko für Schlaflosigkeit nämlich sogar erhöhen.[263] Eine Yin-Yoga-Einheit abends um acht Uhr hat einen völlig anderen Effekt auf Ihren Schlaf als ein spätes CrossFit-Workout. Doch auch wenn sportliche Aktivität Ihren Schlaf manchmal beeinträchtigen kann, gibt es auf der anderen Seite zahlreiche Belege dafür, dass die Menge und Qualität Ihres Schlafs Ihre Gesundheit, Fitness und Leistungsfähigkeit nicht nur unterstützen, sondern verbessern können.[264] Den Schlaf in den Fokus zu rücken, ist daher eine gute Idee – wenn Sie den richtig hinbekommen, ist er wie ein kostenloses leistungssteigerndes

Mittel. Als Profisportlerin suchte Baz immer nach Vorteilen, die sie ohne weiteres hartes Training erlangen konnte. Die Bereiche des Lebens außerhalb des eigentlichen Trainings – dazu gehören Schlaf, Ernährung und Psychologie – sind dafür großartige Ansatzpunkte.

Warum ist Schlaf für aktive Frauen so wichtig?

Schlaf ist auf jeder Ebene ein absoluter Gewinner. Ruhe und Erholung sind essenzielle Komponenten jedes gut durchdachten Trainingsprogramms. Nehmen wir beispielsweise Reparatur und Wachstum unserer Muskeln, wichtige Bestandteile des Regenerations- und Adaptationsprozesses, um durch das Training fitter zu werden. Die dafür entscheidende Produktion von Wachstumshormonen ist im Schlaf deutlich erhöht. Die Auswirkungen von Schlafmangel können sich über die Zeit verschärfen, aber auch schon eine einzige Nacht mit zu wenig Schlaf nach einem fordernden Workout führte bei Radfahrern zu einem Leistungsabfall von vier Prozent am nächsten Morgen.[265] Kurz gesagt: Wenn Sie nicht gut schlafen, kann sich Ihr Körper weniger gut erholen und an den Trainingsreiz anpassen.[266]

Was die tatsächliche sportliche Leistung angeht, stammt der Großteil der verfügbaren Forschungsergebnisse aus Studien mit Männern, und wir können nur spekulieren, welche davon wahrscheinlich auch für Frauen aussagekräftig sind.[267] Männliche Basketballspieler, die sechs Wochen lang zwei Stunden mehr Schlaf pro Nacht als sonst bekamen, zeigten in einer Studie signifikante Verbesserungen ihrer Sprintzeiten. Außerdem berichteten die Spieler von weniger Erschöpfung beim Training und in Spielen.[268]

Beim Ausdauersport kann Schlafmangel dazu führen, dass einem das gewohnte Training anstrengender vorkommt.[269] Wissenschaftler:innen haben festgestellt, dass die männlichen Probanden bei einem 30-minütigen Laufbandtest nach einer Nacht mit nicht genügend Schlaf weniger Kilometer machten als nach einer Nacht mit ausreichend Schlaf. Ihre physiologischen Reaktionen beim Laufen waren jedoch in beiden Fällen dieselben, was die Forschenden zu der Annahme verleitete, dass es eher psychologische Effekte waren, die sie verlangsamten.[270]

In Geschicklichkeitssportarten scheint Schlafmangel die größten Auswirkungen auf die Reaktionszeit und Genauigkeit zu haben. Beim Tennis beispielsweise war die Exaktheit des Aufschlags nach einer Nacht mit wenig Schlaf (definiert als fünf Stunden) um 53 Prozent schlechter als nach einer Nacht mit normal viel Schlaf (im Schnitt sieben Stunden und 45 Minuten).[271] Bei dieser Studie waren weibliche Probandinnen beteiligt, und bei ihnen war die Aufschlagsgenauigkeit stärker beeinträchtigt als bei den männlichen Spielern. In einer anderen Tennisstudie verbesserte sich die Exaktheit des Aufschlags um 41 Prozent, wenn die Spieler:innen eine Woche pro Nacht etwa 90 Minuten länger geschlafen hatten.[272] Sie müssen nicht mehr trainieren, sondern mehr schlafen!

Genügend Schlaf reduziert außerdem die Verletzungsgefahr. Die Forschung hat ergeben, dass bei Sportler:innen, die weniger als acht Stunden pro Nacht schliefen, die Wahrscheinlichkeit um 70 Prozent höher war, dass sie sich verletzten, als bei denen, die mehr schliefen.[273] Interessanterweise bestand das größte Verletzungsrisiko, wenn der Trainingsumfang zu- und die Schlafmenge abnahm. Wie viele von uns verzichten auf Schlaf, wenn sie viel zu tun haben, um ein zusätzliches Training zwischen Arbeit und Privatleben einzuschieben? Schlaf zu opfern ist aber langfristig keine gute Lösung, um alles unterzubringen.[274]

Wie viel Schlaf brauchen Sportler:innen?

Die Grundprinzipien des Schlafs gelten für alle: Wir schlafen in Zyklen von etwa 90 Minuten. Erwachsene benötigen für optimale Gesundheit und Leistungsfähigkeit zwischen sieben und neun Stunden, Jugendliche mehr – idealerweise acht bis zehn Stunden. In seinem Bestseller *Das große Buch vom Schlaf* plädiert Matthew Walker eindringlich dafür, dass Erwachsene mindestens acht Stunden Schlaf pro Nacht bekommen sollten,[275] während Forschung von der Universität Cambridge ergeben hat, dass sieben Stunden für Menschen mittleren Alters die optimale Menge ist.[276] Was auch immer Sie für richtig halten, alle, und besonders aktive Frauen, sollten sieben bis acht Stunden Schlaf pro Nacht anstreben, um sich die daraus resultierenden Vorteile für Gesundheit und Sport nicht entgehen zu lassen.[277]

Aus neurophysiologischer Sicht ist der Schlaf einer aktiven Frau derselbe wie der von jedem anderen Menschen, aber die Herausforderungen, gut zu schlafen, können sich unterscheiden. Einige Sportarten wie Rudern oder Schwimmen können erfordern, dass Sie für das Training früh aufstehen. Vielleicht haben Sie nur vor Tagesanbruch Zeit für Sport. Oder Sie nehmen an einem abendlichen Fitnesskurs teil, oder das Training in Ihrem Verein liegt nach Feierabend, damit möglichst viele Mitglieder dabei sein können. Jeder dieser Faktoren – früh aufstehen zu müssen oder spät am Abend zu trainieren – gefährdet den gesunden Nachtschlaf.[278] Auch ein erhöhter Trainingsumfang kann den Schlaf verschlechtern. Studien haben gezeigt: Wenn die Menge des Trainings um mehr als 25 Prozent zunimmt, reduziert sich die Gesamtschlafzeit. Man geht davon aus, dass dies mit der verstärkten Ausschüttung von Stresshormonen aufgrund des zusätzlichen Trainings zusammenhängt. Das ist ironisch, denn je mehr Sport Sie treiben, desto mehr Schlaf benötigt Ihr Körper für die Regeneration und Adaptation.[279] Doch wenn der Stresshormonspiegel hoch ist, kann das sowohl das Einsetzen des Schlafes als auch dessen Qualität beeinträchtigen. Wie wir bei The Well HQ immer sagen: Wissen ist Macht. Wenn Sie wissen, dass ein Herauffahren des Trainingspensums oder Einheiten frühmorgens oder spätabends bewirken, dass Sie eher unter den negativen Folgen von Schlafmangel leiden, können Sie dafür eine Lösung finden. Vielleicht gehen Sie früher zu Bett, achten besonders darauf, eine Zubettgehroutine einzuhalten, oder stellen den Wecker auf etwas später.

Müdigkeit schwächt die Motivation

Auch wenn es natürlich Sinn ergibt – manchmal vergessen wir, dass Müdigkeit unseren Antrieb schwächen kann. Es existieren zuverlässige Hinweise darauf, dass zu wenig Schlaf die Motivation, Sport zu treiben, reduzieren kann. In einer Studie mit über 10 000 älteren Frauen bewegten sich diejenigen, die angaben, unter sieben Stunden Schlaf in der Nacht bekommen zu haben, am darauffolgenden Tag viel weniger und absolvierten relativ selten ein moderates bis intensives Training.[280] Diejenigen, die sich am Tag am meisten sportlich betätigten (mit mindestens 20 Minuten moderater bis intensiver Bewegung) hatten mit höherer Wahrscheinlichkeit in der Nacht zuvor sieben bis neun Stunden Schlaf gehabt. Falls Sie sich fragen, wo Ihre Trainingsmotivation oder Ihre Fitnessbegeisterung abgeblieben ist, lohnt es sich vielleicht, einmal Ihre Schlafgewohnheiten unter die Lupe zu nehmen.

Nickerchen

Wenn es der Zeitplan erlaubt, kann ein Nickerchen eine effektive Möglichkeit sein, mehr Schlaf zu bekommen, die Müdigkeit in Schach zu halten und die Motivation, sportlich aktiv zu werden, wiederzuerlangen. Dabei gilt es jedoch, ein paar Kniffe zu beachten – das Timing und die Dauer des Mittagschlafs sind entscheidend dafür, dass er erholsam wirkt und Sie sich danach nicht schlechter fühlen als zuvor.

Zeit für ein Schläfchen

- Die optimale Tageszeit für ein Nickerchen, die dem biologischen Rhythmus des Körpers entgegenkommt, liegt zwischen zwölf Uhr mittags und vier Uhr nachmittags.[281] In dieser Zeit sinkt unsere Körperkerntemperatur vorübergehend ab, was beim Herunterfahren hilft.

- Am besten dösen Sie entweder 20 oder 90 Minuten lang.[282] 20 Minuten sind optimal, um Tiefschlaf zu vermeiden. Alternativ sind 90 Minuten gut, da in dieser Zeit ein vollständiger Schlafzyklus sowohl mit Nicht-REM- als auch REM-Schlaf ablaufen kann. Der Schlafzyklus besteht aus vier Phasen: Die ersten drei sind Nicht-REM-Schlaf, die vierte ist REM-Schlaf. Der dritte Nicht-REM-Abschnitt ist die Tiefschlafphase, die nach etwa 20 Minuten Schlaf beginnt und in der sich der Körper regeneriert und Gewebe nachwachsen lässt, Knochen und Muskeln aufbaut und das Immunsystem stärkt. Bei REM-Schlaf träumen Sie in der Regel. Wenn Sie in der dritten, der Tiefschlafphase, aufwachen, kann es sein, dass Sie sich nach dem Nickerchen schlechter fühlen als vorher. Der Fachbegriff dafür ist Schlaftrunkenheit.
- Halten Sie kein Nickerchen abends zu kurz vor dem Schlafengehen. Tagsüber baut sich unser Schlafbedürfnis auf, und dadurch schlafen wir nachts gut. Legen wir uns am Spätnachmittag noch einmal hin, ist das Schlafbedürfnis weniger dringend, wir sind nicht so müde, und das kann dazu führen, dass wir später zu Bett gehen oder Mühe haben einzuschlafen.[283]
- Nickerchen sind nicht unbedingt für jeden und jede etwas. Wenn Sie nachts ausreichend schlafen, wird Ihnen das reichen. Aber wenn das nicht der Fall ist, kann ein kurzer Mittagsschlaf das Schlafdefizit ausgleichen.
- Nickerchen können die Leistungsfähigkeit verbessern. In einer Studie zum Mittagsschlaf von Basketballspielerinnen am Wettkampftag erreichten die Mitglieder der neuseeländischen Nationalmannschaft bessere Punktzahlen bei einem Sprungtest, und die Wettkampfleistung der einzelnen Spielerinnen fiel in der Bewertung der Trainer bei denjenigen besser aus, die sich früher am selben Tag 20 Minuten hingelegt hatten.[284]

Qualität oder Quantität? Beides!

Auf die Schlafqualität zu achten ist ebenso wichtig wie dafür zu sorgen, dass Sie genug Schlaf bekommen. Die Schlafqualität zeigt sich darin, wie zufrieden Sie mit dem Schlaf sind: Fällt es Ihnen leicht einzuschlafen, können Sie acht Stunden durchschlafen oder, wenn Sie zwischendurch aufwachen, problemlos weiterschlafen, und fühlen Sie sich nach dem Aufwachen erholt? Wir alle kennen die Dinge, die unsere Schlafqualität beeinflussen, selbst wenn die Dauer dadurch nicht beeinträchtigt wird. Nach einigen Gläsern Wein schläft man leicht ein und acht Stunden durch, aber die Qualität des Schlafes ist definitiv gemindert. Nach einem intensiven Workout sind wir vielleicht müde und gehen früh ins Bett, aber unruhige Beine und zuckende, schmerzende Muskeln stören den Nachtschlaf. Stress kann ebenfalls verhindern, dass wir eindösen oder uns nachts wachhalten.

Wie bei allem, was in vereinfachte Aussagen wie »Sie sollten mehr und besser schlafen« verpackt wird, lohnt es sich auch hier, etwas tiefer zu graben, um herauszufinden, was Sie wirklich davon abhält, diesen Rat zu befolgen. Sich abends zu einer vernünftigen Zeit schlafen zu legen, damit Sie die vollen sieben oder acht Stunden Schlaf bekommen, bevor am nächsten Morgen der Wecker klingelt, hilft. Das, was die Qualität Ihres Schlafes reduziert, kann jedoch viel weniger offensichtlich sein oder gar nichts mit ihrer Abendroutine zu tun haben. Was Sie tagsüber tun – was Sie essen, was bei der Arbeit los ist, Ihr Training, Stress und Ihre Fähigkeit, damit umzugehen – all das kann sich abends bemerkbar machen, wenn Sie versuchen, Ihre wohlverdiente Ruhe zu bekommen.

Einmal weniger schlafen

Vielleicht sind Sie in der Nacht vor einem Wettkampf oder Spiel so nervös, dass Sie sich im Bett herumwälzen und nicht gut schlafen. Vielleicht haben Sie eine Frist bei der Arbeit im Kopf, und das verhindert, dass Sie schnell einschlafen können. Oder die Kinder sind um zwei Uhr nachts in Ihr Bett gekommen, weil sie etwas Schlimmes geträumt haben. Es geschieht oft, dass wir vor einem großen Tag nicht so viel Schlaf bekommen, wie wir gern hätten. Die gute Nachricht ist, dass Ihre Leistung dadurch wahrscheinlich nicht negativ beeinflusst wird. Doch es gibt natürlich Ausnahmen: Mitten in einem Turnier, wenn Sie sich von einem wichtigen Spiel erholen müssen, um schon am folgenden Tag beim nächsten anzutreten, kann gestörter Schlaf gestörte Regeneration bedeuten. Oder wenn Ihre Sportart hohe Präzision verlangt, wie Bogenschießen oder Tennis, kann Schlafmangel Ihre Geschicklichkeit beeinträchtigen. Ansonsten sind wir, auch wenn wir gelegentlich eine schlechte Nacht haben, fähig, verschiedene Aktivitäten entsprechend unserem Potenzial auszuführen.[285] Haben Sie Schlafschwierigkeiten, ist es das Beste, sich deswegen keine Sorgen zu machen. Das ist leichter gesagt als getan, wenn Sie sich hin und her wälzen und eigentlich wissen, wie wichtig es ist, gut zu schlafen. Wenn Ihnen bekannt ist, dass Sie dazu neigen, vor einem großen Tag unruhig zu schlafen, weil Sie nervös sind, akzeptieren Sie es und tun Sie Ihr Möglichstes, um in der Woche vor diesem Tag gut zu schlafen – bevor Sie Ihr Nervenflattern davon abhält.

So viele schlaflose Nächte

Eine Nacht mit nicht optimalem Schlaf mag kein Problem sein, aber eine längere Phase mit nicht genügend oder qualitativ nicht ausreichendem Schlaf kann sich negativ auf Ihre kurz- und langfristige Gesundheit niederschlagen. Das bezeichnet man dann als chronischen Schlafmangel. Dieser kann das Gedächtnis um 20 Prozent verschlechtern, die Reaktionszeit um 25 Prozent und die Kommunikationsfähigkeit um 30 Prozent. Bei Sportler:innen kann er dazu führen, dass sie weniger gut in der Lage sind, mit neuen Situationen umzugehen oder etwas Neues zu lernen.[286] Eine Studie mit Menschen, die unter Schlafapnoe leiden, die ihre Schlafqualität über lange Zeiträume beeinträchtigt, hat gezeigt, dass bei diesen die Wahrscheinlichkeit fünfmal höher war, in einen Autounfall verwickelt zu sein, als bei Menschen, die genügend Schlaf bekamen. Wissenschaftler:innen verwendeten die Aufzeichnungen von Versicherungen, um sich die Art der Unfälle genauer anzuschauen, und bei der kleinen Zahl wirklich schlimmer Unfälle – Frontalzusammenstöße oder Auffahrunfälle mit Fußgänger:innen oder Radfahrer:innen – waren zu 80 Prozent Menschen mit Schlafapnoe beteiligt.[287] Wenn Sie müde hinter dem Steuer sitzen, kann das dieselben Auswirkungen haben, wie wenn Sie unter Alkoholeinfluss fahren – das gibt Ihnen eine Vorstellung davon, was Schlafmangel mit unserem Gehirn anstellt.[288]

Die gesundheitlichen Folgen, wenn wir über längere Phasen schlecht schlafen, gehen jedoch über die höhere Wahrscheinlichkeit, einen Autounfall zu verursachen, hinaus. Einfach gesagt kann Schlafmangel Ihr Leben verkürzen.[289] Schlechte Schläfer haben ein erhöhtes Risiko für Diabetes, kardiovaskuläre und psychische Erkrankungen, und Studien deuten darauf hin, dass Frauen stärker auf chronischen Schlafmangel reagieren als Männer. Frauen neigen außerdem eher zu hohem Blutdruck, Gewichtsverlust und Depressionen als Folge von Schlafmangel.[290]

Der Schlaf der Frau

Was den Schlaf von Frauen angeht, so existiert ein interessanter Gegensatz: Frauen benötigen mehr Schlaf als Männer, leiden aber häufiger unter Schlafstörungen. Frauen brauchen durchschnittlich am Tag 20 Minuten mehr Schlaf als Männer. Studien legen nahe – so klischeehaft das auch klingt –, es könnte damit zu tun haben, dass Frauen über den Tag mehr Multitasking betreiben und ihr Gehirn stärker nutzen.[291] Und je mehr Sie Ihr Gehirn tagsüber beanspruchen, desto mehr Schlaf brauchen Sie.

Trotz dieses Mehrbedarfs an Schlaf ist das Risiko für Schlaflosigkeit bei Frauen 40 Prozent höher als bei Männern, und die Wahrscheinlichkeit für schlechten Schlaf ist ebenfalls erhöht.[292] Die Gründe dafür sind zahlreich. Einer ist, dass wir eher dazu tendieren, zu grübeln und uns Sorgen zu machen, was das Einschlafen erschwert.[293] Wir sind unserem biologischen Geschlecht hier aber nicht ausgeliefert. Es gibt Strategien, die wir anwenden können, um Grübeln und innere Unruhe reduzieren – falls dies also die Gründe sind, die Sie Nacht für Nacht vom Schlafen abhalten, tun Sie etwas! Eines der wichtigsten Dinge: Schalten Sie das Handy eine Stunde vor dem Zubettgehen aus. Dies verhindert nicht nur, dass die biologische Uhr des Gehirns durch das blaue Licht des Bildschirms gestört wird (was uns im Grunde suggeriert, es sei noch Tag), sondern hält uns auch davon ab, gedankenlos durch unsere Social-Media-Feeds zu scrollen oder in WhatsApp-Gruppen oder E-Mails von der Schule oder der Arbeit zu versacken, was Grübeln fördern kann.[294]

Ein weiterer Grund, weshalb Frauen möglicherweise stärker an Schlaflosigkeit leiden, ist unser im Vergleich zu Männern doppelt so hohes Risiko, am Restless-Legs-Syndrom zu erkranken. Dies ist gekennzeichnet durch unangenehme Empfindungen in den Beinen und den unwiderstehlichen Drang, diese zu bewegen.[295] Die Symptome treten häufig am späten Nachmittag oder Abend auf und sind in der Nacht im Ruhen am schlimmsten, wenn Sie im Bett sitzen oder liegen – deshalb stört es so häufig den Schlaf. Das Restless-Legs-Syndrom kann genetisch bedingt sein; man geht davon aus, dass es damit verknüpft ist, wie der Körper mit Dopamin – das Muskelbewegungen kontrolliert – umgeht,[296] aber es wurde auch mit Eisenmangel assoziiert. Wie bereits erwähnt, haben Frauen auch dafür und für Blutarmut ein besonderes Risiko. Wenn Sie daran leiden, sollten Sie zu Ihrem Arzt oder Ihrer Ärztin gehen, denn es gibt Möglichkeiten, die Beschwerden zu lindern. Lassen Sie als Erstes Ihre Eisenwerte überprüfen, aber schauen Sie sich auch andere Faktoren an, die Unruhe auslösen können, beispielsweise Alkohol, Muskelschmerzen oder Antihistaminika und Antidepressiva. Wenn nötig können Sie in Absprache mit Ihrem Arzt oder Ihrer Ärztin eine medikamentöse Behandlung probieren.

Der Menstruations-Schlaf-Zyklus

Wir haben bereits erklärt, wie sich der Hormonspiegel bei Frauen im Rhythmus des Monatszyklus verändert. Diese Schwankungen können gut oder schlecht für den Schlaf sein, je nachdem, an welchem Punkt im Zyklus Sie sich befinden. Durch den Anstieg des Progesteronspiegels in der zweiten Zyklushälfte (nach dem Eisprung) verbessert sich die Schlafqualität, er wird erholsamer, und Sie schlafen schneller ein.[297] Wenn Sie ein Zyklustagebuch führen, können Sie sich bemühen, in dieser dritten Woche zu einer vernünftigen Zeit ins Bett zu gehen, denn nun wissen Sie, dass Ihr Körper diesbezüglich auf Ihrer Seite ist und guten Schlaf unterstützt. Progesteron fördert zwar den Schlaf, doch gleichzeitig erhöht es auch die Körpertemperatur um bis zu ein halbes Grad. Da ein leichtes Absinken der Körpertemperatur im Allgemeinen unser Zeichen ist, schlafen zu gehen, kann jeder Anstieg der Körperkerntemperatur die Klarheit dieses Signals beeinträchtigen. Meistens sorgt ein weiteres Absinken der Körpertemperatur, wenn wir bereits schlafen, für noch tieferen Schlaf. Ist Ihnen jedoch wärmer, weil Sie sich in der Lutealphase befinden oder weil Sie wegen der Menopause unter Hitzewallungen leiden, kann das Ihren Schlaf wiederum verschlechtern. In diesem Fall könnten Sie die Temperatur im Schlafzimmer niedriger stellen und damit Ihrem Körper beim Herunterkühlen helfen. Interessanterweise hat die Forschung gezeigt, dass die nächtliche Körpertemperatur bei Frauen, die die

Pille nehmen, höher ist, weil das synthetische Gestagen Progestin eine ähnliche Wirkung auf sie hat wie das Progesteron bei einem natürlichen Zyklus.[298]

Sinkt die Konzentration von Östrogen und Progesteron gegen Ende des Zyklus, also in der prämenstruellen Phase, dann wird der Schlaf leichter und eventuell unruhiger. PMS-Beschwerden wie Schmerzen und innere Unruhe können den Schlaf ebenfalls beeinträchtigen – schlechter Schlaf kann also ein weiteres PMS-Symptom sein. Frauen mit PMS berichten von unangenehmeren Träumen, häufigerem nächtlichem Aufwachen und stärkerer morgendlicher Müdigkeit im Vergleich zu Frauen ohne PMS.[299] Es ist wirklich ein Teufelskreis, da Schlafmangel in dieser Zeit wiederum prämenstruelle Beschwerden und insbesondere die prämenstruelle dysphorische Störung verschlimmern kann. Sie können also wegen PMS nicht schlafen, und der Schlafmangel verschlimmert Ihre PMS-Symptome. Hurra!

Sich mit dem Schlaf im Verlauf des Zyklus auszukennen, ist bereits ein wichtiger Schritt. Wenn Sie die Zyklussymptome aufzeichnen, sollten Sie dabei besonders guten oder schlechten Schlaf ebenfalls notieren, da Ihnen das dabei helfen kann, herauszufinden, wann Sie besonders auf Ihre Schlafhygiene und Ihre Schlafgewohnheiten achten müssen und wann Sie es ausnutzen können, dass es Ihrem Körper leichter fällt, gut zu schlafen.

Schlafpause in der Menopause

Schlafstörungen sind bei älteren Frauen weit verbreitet – 40-60 Prozent der Frauen in der Peri- oder Postmenopause sind davon betroffen. Tatsächlich gelten Schlafprobleme als eines der Hauptsymptome der Wechseljahre.[300] In dieser Lebensphase wachen Frauen nachts häufiger auf, und die Schlafqualität ist tendenziell schlechter, was die Aufmerksamkeit am Tag, die gedankliche Klarheit und die psychische Gesundheit beeinträchtigen kann. Es ist nicht bekannt, ob andere Symptome der Menopause wie Hitzewallungen die Schlafstörungen und innere Unruhe verursachen, oder ob die hormonellen Veränderungen in dieser Lebensphase selbst für die Schlafschwierigkeiten sorgen. Wie bei allen Hormonangelegenheiten ist es wahrscheinlich eine Kombination all dieser Faktoren. Es hat sich gezeigt, dass sich die Schlafqualität durch eine Hormonersatztherapie verbessert, weil sie Symptome wie Hitzewallungen und Nachtschweiß lindert und die Hormonkonzentration reguliert wird.[301]

Geben Sie nie Ihren Schlaf auf!

Schwangere Frauen, frisch gebackene Mütter, Mütter mit kleinen Kindern oder Frauen in den Wechseljahren haben mit Sicherheit gelegentlich Schlafprobleme. Gehören Sie zu den Frauen, die sich damit abgefunden haben, einfach schlecht zu schlafen, und die Hoffnung aufgegeben haben, es könne jemals wieder anders werden? Tun Sie das nicht! Schlaf ist zu wichtig, um ihn aufzugeben – es gibt immer Mittel und Wege. Doch wenn man erschöpft ist und unter Schlafmangel leidet, ist es sehr schwer zu sehen, wie man die Situation verbessern könnte. Vielleicht ist das tatsächlich nicht sofort möglich, aber hilfreiche Strategien zu entwickeln und den Schlaf zu priorisieren, ist essenziell für Ihre kurz- und langfristige Gesundheit und um wieder glücklich und zufrieden zu werden.

Sorgen Sie für eine gute Schlafhygiene

Manchmal genügt schon eine gute Schlafhygiene – die Dinge, die Sie vor dem Zubettgehen tun –, um Schlafschwierigkeiten zu überwinden. 30 Prozent der Menschen, die nicht gut schlafen, verbessern ihren Schlaf allein durch Veränderungen der Abendroutine.[302] Hier unsere Toptipps für guten Nachtschlaf.

- Das Schlafzimmer sollte kühl sein (18 Grad sind optimal).
- Das Schlafzimmer sollte dunkel sein. Falls das nicht möglich ist, channeln Sie Ihre innere Audrey Hepburn und tragen Sie eine Schlafmaske.
- Verbannen Sie Bildschirme vor dem Schlafengehen oder am Bett (kaufen Sie einen altmodischen Wecker), und laden Sie Ihre Geräte in einem anderen Raum auf.
- Gewöhnen Sie sich eine Abendroutine an, zu der Dinge gehören sollten, die Sie beruhigen und entspannen. (Falls Sie kleine Kinder haben, überlegen Sie, was Sie mit denen machen: Baden, Geschichte vorlesen, Singen – all dies dient dazu, sie zur Ruhe zu bringen und zu signalisieren, dass es Zeit ist, ins Bett zu gehen. Erwachsene brauchen das auch.)
- Sorgen Sie dafür, dass Sie tagsüber Licht abbekommen, idealerweise Sonnenlicht. Licht und Dunkelheit sind die größten Einflussfaktoren auf unsere innere Uhr oder unseren Schlaf-Wach-Rhythmus.
- Achten Sie auf Ihre Koffeinzufuhr – nehmen Sie idealerweise nach Mittag keines mehr zu sich.
- Schränken Sie Ihren Alkoholkonsum ein. Alkohol hilft zwar beim Einschlafen, aber das Durchschlafen wird erschwert.
- Essen Sie nicht zu spät, da ansonsten Ihr Verdauungsapparat noch hart arbeiten wird, wenn Ihr Körper zu schlafen versucht.
- Treiben Sie nicht zu spät Sport. Danach erzeugen Endorphine ein natürliches Hoch und halten Ihren Körper davon ab herunterzufahren. Optimal wäre es, Ihr Training zwei bis drei Stunden vor dem Schlafengehen zu beenden, sodass Ihr Körper Zeit hat, vorher herunterzuschalten. Wenn Sie abends trainieren müssen, probieren Sie es mit einem längeren Cool-Down, um herunterzukommen.
- Baden oder duschen Sie zur Entspannung warm vor dem Schlafengehen.
- Probieren Sie es einmal mit Atemübungen oder Meditation, um Ihr parasympathisches (beruhigendes) Nervensystem zu aktivieren.

- Versuchen Sie, jeden Morgen um dieselbe Uhrzeit aufzustehen. Das trägt durch den gleichbleibenden Schlaf-Wach-Rhythmus zur Verbesserung der Schlafqualität bei. Wenn Sie das gut hinbekommen, können Sie irgendwann ganz auf den Wecker verzichten, und Ihr Körper wird von selbst aufwachen.[303]
- Falls Sie spätabends nach dem Workout essen, sollten Sie etwas Leichtverdauliches wählen wie Joghurt mit Beeren, Haferbrei mit Erdnussbutter und Bananen oder Nüsse und Saaten – alles Snacks, die erwiesenermaßen zu gutem Schlaf beitragen.[304]

Schlaftabletten

Stellen Sie sich vor, Sie hätten seit Wochen nicht mehr richtig geschlafen. Sie wissen, wie wichtig und wohltuend Schlaf ist, und dennoch – wenn Sie zu Bett gehen, können Sie den Kopf einfach nicht ausschalten. Sie liegen bis drei Uhr morgens da und denken über all die Gründe nach, weshalb Sie schlafen sollten. Schließlich gelingt es Ihnen gegen vier Uhr einzuschlafen – aber dann haben Sie nur noch zwei Stunden, bis Sie aufstehen und den Tag beginnen müssen. Körperlich fühlen Sie sich schrecklich, und Sie machen sich bereits wieder Sorgen, ob Sie in der kommenden Nacht werden schlafen können. Menschen, die unter dieser Art von Schlaflosigkeit leiden, verlegen sich oft darauf, Schlaftabletten zu nehmen. Das gilt besonders für Sportler:innen, die häufiger Schlafmittel nehmen als der Durchschnitt. Als Baz in der britischen Rudernationalmannschaft war, taten das viele Ihrer Teamkolleginnen. Das half ihnen kurzfristig, aber es behob auf lange Sicht nicht die Ursache des Problems – keine gesunde Herangehensweise.[305]

Schlaftabletten haben ihre Berechtigung in der Welt der Medizin, und es gibt Gelegenheiten, zu denen es sinnvoll ist, dass sie verschrieben werden. Aber Medikamente sollten als letztes Mittel betrachtet werden. Und auch hier ist es natürlich wichtig, den weiblichen Filter anzulegen, da Frauen Medikamente anders verstoffwechseln als Männer und dazu neigen, auch acht Stunden nach der Einnahme der Medikamente noch eine signifikant höhere Konzentration im Blut zu haben. Schlafmittel können außerdem süchtig machen. Dass der australische Schwimmer Grant Hackett 2008 bei Olympia statt der erwarteten Goldmedaille (die er bereits zweimal hintereinander gewonnen hatte) »nur« Silber holte, führte zu Spekulationen darüber, ob die Schlaftabletten, die er nahm, daran schuld gewesen sein könnten. Hackett berichtete, dass er Schlafmittel genommen hatte, um die Genesung nach einer Schulteroperation zu erleichtern und vor Wettkämpfen besser schlafen zu können – bis zu einem Punkt »schwerer Abhängigkeit«.[306] Wegen ihrer Sucht erzeugenden Wirkung und möglichen Nebenwirkungen hat das Australian Olympic Committee die Verwendung von Schlaftabletten für seine Olympiaauswahl verboten.[307]

Es ist wichtig, sich die zugrunde liegenden Ursachen der Schlaflosigkeit anzuschauen und zunächst nicht pharmazeutische Optionen wie Anpassungen des Lebensstils durch Schlafhygiene und Stressmanagement auszuprobieren. Schlafmittel können eine kurzfristige Lösung sein, aber über lange Zeit eingenommen können sie eigene Probleme erzeugen und zudem verhindern, dass Sie der Grundproblematik Ihrer Schlaflosigkeit nachgehen.

Über eine gute Schlafhygiene hinaus gibt es eine Behandlungsform, die helfen kann, wenn Sie weiterhin unter Schlafstörungen leiden: kognitive Verhaltenstherapie für Insomnie (KVT-I).[308] KVT-I hat sich als die effektivste Methode erwiesen, um chronische Schlafstörungen zu behandeln, und ist bezüglich der Wirksamkeit und der langfristigen Vorteile eine bessere Wahl als Medikamente.[309] Bei dieser speziellen Art der Verhaltenstherapie werden verschiedene Maßnahmen angewandt; dazu gehören auch Verbesserungen der Schlafhygiene, Einschränkungen der Schlafzeit, Entspannungstraining und andere achtsamkeitsbasierte Ansätze.

Gehen Sie schlafen!

Es gibt genügend Empfehlungen, wie Sie Ihren Schlaf verbessern können, aber eins ist sicher: Jede von uns findet bestimmte Strategien hilfreicher als andere, oder einige lassen sich besser in den eigenen Tagesablauf integrieren. Suchen Sie etwas, was zu Ihnen passt, aber setzen Sie ausreichenden und qualitativ guten Schlaf ganz oben auf Ihre Prioritätenliste für Ihre Gesundheit und Ihr Wohlbefinden. Hier folgen einige Tipps, um das zu erleichtern.

Hören Sie auf Ihren Körper

Dr. Luke Gupta ist ein Sportphysiologe, der sich auf Schlaf spezialisiert hat. Er arbeitet mit olympischen und paralympischen Sportler:innen zusammen. Eines der besten Dinge, die wir für guten Schlaf tun können, ist ihm zufolge, schlafen zu gehen, wenn wir müde sind.[310] Klingt simpel, oder? Doch häufig halten wir uns an eine strikte Schlafenszeit oder zählen acht Stunden zurück von dem Zeitpunkt, an dem der Wecker klingeln wird, und gehen dann ins Bett. Schlafen zu gehen, bevor man müde ist, ist in etwa so, wie sich an den Tisch zu setzen, bevor man Hunger hat – der Körper ist noch nicht so weit. Wenn Sie dann nicht einschlafen können, machen Sie sich Sorgen, dass Sie nicht genügend Schlaf bekommen, und landen möglicherweise in einem Teufelskreis der Schlaflosigkeit. Fühlen Sie sich am Ende eines Tages müde, ist dies das Signal Ihres Körpers dafür, dass er bereit ist zu schlafen – und *dann* sollten Sie ins Bett gehen.

Fakten, Fakten, Fakten

Schlaftagebücher können Ihnen helfen zu erkennen, ob Sie ausreichend Schlaf bekommen, und wenn nicht, was dies verhindert.[311] Dadurch können unregelmäßige Schlafmuster sichtbar werden, Ihre persönlichen Auslöser für schlechten Schlaf, und die Dinge, die Ihnen helfen, gut zu schlafen. Bella hatte eine Patientin mit Schlafschwierigkeiten. Nachdem diese eine Woche lang ein

Schlaftagebuch geführt hatte, wurde der Grund ersichtlich: Nach der Arbeit trank sie einen Cappuccino, um fit zu werden für den abendlichen Pilateskurs. Koffein kann aber bis zu sechs Stunden im Körper bleiben. Wenn Sie nachmittags oder abends Kaffee trinken, haben Sie also immer noch Koffein im Organismus, wenn Sie zu Bett gehen. Wir empfehlen, ab mittags Koffein zu vermeiden und zum Beispiel entkoffeinierten Kaffee zu trinken.

Nutzen Sie Ihr Schlaftagebuch, um zu dokumentieren, wie viel Schlaf Sie jede Nacht bekommen, und bewerten Sie die Tiefe und Qualität des Schlafs auf einer Skala von eins bis zehn. Stellen Sie sich dazu die folgenden Fragen:

- Wie oft stehen Sie nachts auf, um auf die Toilette zu gehen? Einmal ist normal, aber können Sie danach schnell wieder einschlafen?
- Sind Sie so besorgt um Ihre Flüssigkeitszufuhr, dass Sie vor dem Schlafen einen Liter Wasser trinken, und stellen dann fest, dass Sie immer wieder aufwachen, weil Sie auf die Toilette müssen?
- Hat der Zustand Ihrer Beckenbodenmuskulatur Auswirkungen auf Ihren Schlaf? Ein schwacher Beckenboden kann es schwer machen, den Harndrang zu kontrollieren. Regelmäßige Beckenbodenübungen könnten in diesem Fall die Qualität Ihres Schlafes verbessern.
- Wirkt sich Ihr Zyklus auf Ihren Schlaf aus? (Ein Grund kann beispielsweise Ihre erhöhte Körpertemperatur in der zweiten Zyklushälfte sein.)
- Wenn Sie mit etwas Abstand auf Ihr Leben schauen – Arbeit, Privatleben, Training –, verlangen Sie zu viel von sich?
- Haben Sie Stress wegen der Arbeit, wegen Geld oder Beziehungen?
- Machen Sie sich Gedanken über bevorstehende Ereignisse?
- Fühlen Sie sich niedergeschlagen oder unruhig?

Versuchen Sie Ihr Schlafmuster so gut wie möglich zu verstehen, um herauszufinden, was Sie daran hindert, gut zu schlafen. Achten Sie jedoch gleichzeitig darauf, dass Sie es auf eine Art und Weise tun, die nicht noch mehr Stress erzeugt. Aktuelle Berichte zeigen, dass die Dokumentation der Schlafgewohnheiten bei manchen Menschen zu schlechterem Schlaf führt.[312]

Und wenn Sie die Fragen beantwortet haben?

Sind Sie der Sache auf den Grund gegangen und verstehen Ihr Schlafverhalten und was Sie davon abhält, qualitativ guten Schlaf zu bekommen, dann können Sie diese Probleme anpacken. Schlaf ist eine sehr persönliche, vielseitige und komplexe Angelegenheit, und ein allgemeiner Ansatz wird Ihnen nicht viel nützen. Für Sie als aktive Frau genügt es nicht, einer Reihe von Regeln für Schlafhygiene zu folgen – es reicht weit darüber hinaus. Es geht darum, anerkennen zu können, dass Sie müde sind und dass die aktuelle Routine nicht funktioniert. Sich nicht dafür zu verurteilen, sondern zu versuchen, langfristig durchführbare Strategien zu entwickeln, um Ihre Schlaflosigkeit zu überwinden. Dafür zu sorgen, dass Sie als aktive Frau gut schlafen, erfordert einen ganzheitlichen Ansatz und die Möglichkeit, offen über all die Dinge sprechen zu können, die Ihnen den Schlaf rauben. So können Sie sich darum kümmern, und die beste Version Ihrer selbst sein und alles Notwendige zu tun, um Ihre Ziele zu erreichen.

Wie Sie gut schlafen

- Es gibt keine Medaille dafür, mit extrem wenig Schlaf auszukommen – im Schlaf erledigt der Körper einen Teil seiner besten Arbeit.
- Schaffen Sie bewusst eine Umgebung, in der Sie gut schlafen können, und entwickeln Sie Gewohnheiten, die Sie ganz selbstverständlich vor dem Schlafengehen einhalten.
- Wenn Sie chronisch erschöpft sind, muss sich etwas ändern. Entweder haben Sie zu viel zu tun oder Sie schlafen nicht genug. Seien Sie ehrlich mit sich.

- Falls Sie schlecht schlafen, gehen Sie der Sache auf den Grund, indem Sie ein Schlaftagebuch führen. Grübeln, Hitzewallungen oder Blasenschwäche beispielsweise erfordern ganz verschiedene Lösungsansätze.
- Sport hilft uns, besser zu schlafen, aber wenn Sie frühmorgens oder spätabends trainieren, sollten Sie schauen, ob das die Qualität Ihres Schlafes beeinträchtigt. Falls ja, hören Sie nicht auf, Sport zu treiben, überlegen Sie aber, wie Sie es tun können, ohne dass es negative Folgen für die Menge oder Qualität Ihres Schlafes hat.

Kapitel 10

Das weibliche Gehirn

Der Mythos vom geschlechtsspezifischen Gehirn

Es gibt so viele Klischees über das männliche und das weibliche Gehirn: Frauen sind emotionaler, großartig im Multitasking und seltener hinter Beförderungen und Gehaltserhöhungen her, während Männer handwerklich begabter sind, besser im Programmieren und ehrgeizig die Karriereleiter hochklettern. Wir haben noch niemanden getroffen, der oder die keine Meinung dazu hat, inwiefern Frauen und Männer unterschiedlich denken und sich verhalten. Dieser »Unterschied« verschärft sich im Umfeld von Sport und Fitness, da Sport nach wie vor ein männlich dominiertes System ist, das von Männern für Männer geschaffen wurde, und in der Trainer-Sportlerin- oder Personal-Trainer-Kundin-Beziehung herrscht häufig eine Mann-Frau-Hierarchie.

Männer äußern sich zunehmend offener darüber, dass es Ihnen schwerfällt, mit den Frauen umzugehen, die sie coachen oder trainieren. Dieser Faktor gilt als Haupthindernis zur Partizipation, zum Engagement und zum Vorankommen für Mädchen und Frauen im Sport.[313] Wie der bekannte Buchtitel suggeriert, fühlt es sich manchmal wirklich so an, als kämen Männer vom Mars und Frauen von der Venus. Doch weit entfernt davon, dass wir einander auf die Art und Weise, die wir uns vorstellen, vollkommen fremd sind, hat sich in der Neurowissenschaft ein Konsens darüber herausgebildet, dass es so etwas wie geschlechtsspezifische Gehirne nicht gibt.[314] Forensiker:innen können anhand von Zähnen und Knochen das Geschlecht eines Menschen bestimmen, doch würden sie sich nur ein Gehirn anschauen, wären sie nicht imstande, einen Unterschied zu erkennen.

Unser wunderbares Gehirn wird von genetischen, hormonellen und biologischen Prozessen geprägt – das ist der Anlage-Teil. Es wird aber auch von Kindheitserfahrungen, Bildung, Sozialkontakten, Kultur und der Welt, die uns umgibt, geformt – das ist der Umwelt-Teil. Das heißt, letzten Endes sind keine zwei Gehirne gleich, weil die Kombination aus Anlage und Umwelt bei jedem und jeder von uns einzigartig ist. Es gibt auch nicht so etwas wie einen endgültigen Zustand des Gehirns, es ist »plastisch«. Dies bedeutet, dass es ständig auf jede unserer Erfahrungen reagiert, und die Billiarden Verbindungen, die es ausmachen, werden bis an unser Lebensende ständig neu verdrahtet, beeinflusst durch unsere Umgebung und unsere Erfahrungen.[315]

So einzigartig wir auch sind, zeigt die Forschung jedoch, dass Gehirne im Durchschnitt einige Charakteristika bezogen auf Denken und Verhalten aufweisen, die häufiger bei Frauen auftreten als bei Männern. Einiges hat mit der unterschiedlichen Neurophysiologie zu tun – wie das Blut durch das Gehirn fließt und elektrische Signale weitergegeben werden – und anderes (wahrscheinlich sehr viel) damit, wie unterschiedlich Männer und Frauen kulturell, durch unsere Erfahrungen und gesellschaftlichen Normen geprägt werden. So etwas wie ein weibliches oder männliches Gehirn gibt es also nicht. Andererseits doch. Irgendwie.

Großartig. Dann haben wir das ja geklärt.

Die Herausforderung besteht darin, dass Gehirne extrem komplex sind und wir nach wie vor eine Menge an ihnen nicht verstehen. Ähnlich ist es mit der menschlichen Lebenserfahrung. Alle Menschen mit einem weiblichen Gehirn grob als »so« und alle mit einem männlichen Gehirn als »so« zu kategorisieren ist weder realistisch noch hilfreich. Wir können jedoch vermeiden, die Dinge allzu sehr zu vereinfachen, und uns trotzdem anschauen, was die Forschung dazu sagt, was jemand mit einem weiblichen Gehirn eher denken, empfinden oder tun wird – auch wenn das natürlich keineswegs immer der Fall sein muss. Beispielsweise wissen wir ja auch, dass zwischen Männern und Frauen ein Größenunterschied existiert: Männer sind in der Regel größer als Frauen. Dennoch begegnen wir ständig Männern, die kleiner sind als wir. Das ändert aber nichts an der Tatsache, dass Männer im Schnitt größer sind als Frauen. Wir werden uns nun also im Detail anschauen, wie Frauen *tendenziell* denken und handeln, und wir können garantieren, dass das alles nicht auf jede unsere Leserinnen zutreffen wird, aber durchaus auf einige unserer Leser. Zu begreifen, wie unser Gehirn funktioniert und wie unsere soziale Umwelt und unsere Erfahrungen als Frauen die Art und Weise beeinflussen können, wie unser Gehirn tickt, ist sehr hilfreich dabei, unser Verhältnis zu Sport und Fitness besser zu verstehen und sicherzustellen, dass Sie in jedem Lebensbereich das Beste aus sich herausholen.

Emotionssensor

Genau wie wir wünschten, das Wort »hormongesteuert« würde nicht mehr verwendet, um das Verhalten von Frauen in den Tagen vor der Menstruation zu beschreiben, würden wir gern die Bezeichnung »emotional« los. Die Annahme, Frauen seien emotionaler als Männer, ist ein weitverbreitetes Stereotyp, das sich durch die ganze Gesellschaft zieht.[316] Die Mehrheit der Männer und Frauen unterschiedlicher Altersstufen mit verschiedenen kulturellen Hintergründen ist überzeugt, Frauen seien emotionaler als Männer.[317]

Tatsache ist, dass wir alle emotional sind, genau wie wir alle hormongesteuert sind. Männer haben nicht weniger Gefühle als Frauen, aber wie Männer und Frauen emotionale Reize wahrnehmen, wie wir sie verarbeiten und darauf reagieren, ist tendenziell unterschiedlich. Als Frauen sind wir auf eine andere Weise emotional als Männer, nicht mehr oder weniger. Bei Frauen ist die Durchblutung bestimmter Hirnregionen stärker, die für Sprache und Emotionen verantwortlich sind. Das zeigt sich häufig darin, dass Frauen ihre Gefühle verarbeiten, indem Sie sie externalisieren und darüber sprechen, während Männer eher dazu neigen, sie zu internalisieren, um sie zu verdauen. Ein stärkerer Blutzufluss zu Gehirnregionen wie der Amygdala, die für Emotionen zuständig sind, wurde mit höheren Werten für Ängste und negative Stimmungen bei Frauen assoziiert, und er könnte auch erklären, warum Frauen häufig empathischer und intuitiver sind als Männer.[318]

Die Vorstellung, Frauen seien einfühlsamer als Männer, wurde von einer großen Studie mit einer halben Million Teilnehmenden bestätigt. Dabei kam heraus, dass das weibliche Gehirn in erster Linie auf Empathie ausgerichtet ist und das männliche darauf, Systeme zu verstehen und zu konstruieren. Der Forschungsleiter dieser Arbeit, Sir Simon Baron-Cohen, klinischer Psychologe und Professor für Psychopathologie, bezeichnet dies als die Empathizing-Systemizing-Theory.[319] Empathisch zu sein bedeutet, Sie können die Emotionen und Gedanken einer anderen Person erkennen und ihrerseits mit angemessenen Emotionen reagieren, weil Sie intuitiv verstehen, wie andere sich fühlen. Systematisieren heißt, Sie analysieren und erforschen, wie Dinge funktionieren, um die zugrunde liegenden »Regeln« zu verstehen, die ein System bestimmen.

Doch was bedeutet dies für aktive Frauen? Sport ist für alle eine emotionale Angelegenheit. Studien zeigen jedoch, dass Sport bei Frauen spezifische emotionale Herausforderungen mit sich bringen kann. Dazu gehören Unzufriedenheit mit dem eigenen Körper, Verletzungen, Mobbing, Essstörungen, Konflikte mit dem Trainer oder der Trainerin, sexueller Missbrauch, Leistungserwartungen, Selbstkritik, Sozialvergleiche,[320] ungleiche oder unfaire Behandlung, Machotum und eine herablassende Haltung von männlichen Managern, Trainern und Schiedsrichtern.[321] Das ist ganz schön viel Mist, mit dem wir als aktive Frauen uns potenziell herumschlagen müssen. Und es hat sich gezeigt, dass Frauen, die nicht gelernt haben, mit den Anforderungen zurechtzukommen, die ihnen im Kontext von Sport und Fitness begegnen, mit Problemen wie schlechterer Leistung und höheren Stressleveln kämpfen. Das führt letztlich oft dazu, dass sie sich von Sport oder Fitness verabschieden. Sie fühlen sich aufgerieben, weil sie keine Coping-Strategien haben.[322] Diejenigen, die durchhalten und trotz dieser negativen Einflüsse weiter Sport treiben, leiden im Ergebnis oft unter psychischen oder körperlichen Erkrankungen. In jedem Fall ist die Situation für Frauen im Sport alles andere als ideal, und wir müssen gemeinsam auf einen Kulturwandel hinarbeiten.

Frauen neigen dazu, Emotionen zu bewältigen, indem sie darüber sprechen. Das nennt sich emotionsorientiertes Coping – wir tun aktiv etwas, um unsere gefühlsmäßige Reaktion auf eine stressige Situation zu managen.[323] Unsere Neigung als Frauen, diese Gefühle teilen zu wollen, damit wir selbst besser damit zurechtkommen können, widerspricht manchmal dem männlichen Ansatz, Stressoren zu begegnen. Männer neigen zu problemorientiertem Coping, das heißt, sie versuchen, die Situation zu »reparieren«. Wenn eine Frau erzählt, wie sie sich fühlt, weil es ihr in der vergangenen Woche nicht gelungen ist, eine Trainingseinheit einzuschieben, oder weil sie im 10-Kilometer-Lauf nicht so gut abgeschnitten hat, wie sie es sich vorgestellt hatte, kann ein männlicher Trainer oder Partner in den problemorientierten Modus schalten und versuchen, das Problem zu lösen. Wenn er glaubt, dazu nicht in der Lage zu sein, ist er möglicherweise frustriert wegen der vermeintlichen Erwartung, es zu versuchen. Häufig will die Frau jedoch gar nicht, dass das Problem gelöst wird, sondern sie möchte ihre Gefühle verarbeiten, um sie hinter sich lassen zu können. Diese Diskrepanz zwischen der Art, wie Frauen ihre Emotionen mitteilen, und dem Umgang der Männer in ihrem Umfeld mit diesem Kommunikationsstil, beobachten wir ständig zwischen Sportlerinnen und Trainern, zwischen Sportlehrern und Schülerinnen. Männer sagen uns, dass diese Diskrepanz in der Zusammenarbeit mit Frauen eine der größten Herausforderungen für sie sei – und umgekehrt.

Es ist vollkommen normal für uns alle, eine Bandbreite von Emotionen zu erleben. Emotionen entstehen dadurch, dass unser Gehirn versucht, körperlichen Empfindungen einen Sinn zu geben, basierend auf den Erfahrungen mit unserer Umwelt. 2022 sagte ein Trainer der Irish Football Association der Presse, seine Fußballerinnen hätten schlecht gespielt, weil sie als Frauen »emotionaler« seien als männliche Spieler.[324] Die Mannschaft hatte zu Beginn des Spiels ein Tor kassiert, und das hatte sich negativ auf ihr Selbstvertrauen ausgewirkt. Mit jedem weiteren Tor der gegnerischen Mannschaft wurde die Performance schlechter. Natürlich waren diese Spielerinnen emotional! Sie hätten nicht auf dem Platz gestanden, wenn es ihnen nicht darum gegangen wäre, die Besten zu sein, darum das Spiel zu gewinnen. Gefühle zu haben, wenn das gegnerische Team Punkte macht, wenn man selbst oder eine Mannschaftskollegin nicht optimal gespielt hat, ist vollkommen normal. Wie man darauf reagiert, kann jedoch die Leistung verschlechtern. Der Trainer hätte in diesem Fall gut daran getan, seine Spielerinnen bei der Entwicklung von Strategien zu unterstützen, die emotionale Reaktion während des Spiels zu verarbeiten. Es ist nichts Negatives, in einer Situation emotional zu sein – der Punkt ist, mit diesem Gefühl so umzugehen, dass etwas Gutes dabei herauskommt.

Im Eifer des Gefechts, wenn ein Schuss danebenging oder der Schiedsrichter oder die Schiedsrichterin zu ihren Ungunsten entschieden hat, nutzen Sportler:innen Mental-Reset-Techniken, um mit der Welle an Emotionen fertigzuwerden, die sie in diesem Moment überkommt. Diese Methoden helfen bei einem wichtigen Spiel oder wenn Ihr Chef oder Ihre Chefin bei der Arbeit etwas Unsinniges von Ihnen verlangt, wenn Ihre Kinder Sie zur Weißglut treiben oder die Bahn ausfällt, die Sie zu Ihrem sehnsüchtig erwarteten Spinningkurs bringen sollte. Bei Mental-Reset-Techniken geht es meist mehr darum, etwas zu »tun«, als zu »denken«. Dr. Jonathan Fader, Sportpsychologe und Autor des Buches *Life as Sport,* sagt, es sei wirklich schwer, sich aus einer emotionalen Situation »herauszudenken«. Tun sei daher häufig effektiver für einen Reset.[325]

Geistige Neustarttechniken sind zum Beispiel:

- Tief einatmen, tief ausatmen
  Das klärt den Geist und beruhigt das Nervensystem. Noch besser als einfach nur einmal ein- oder auszuatmen ist das sogenannte »Box-Breathing«: vier Sekunden einatmen, vier Sekunden den Atem anhalten, vier Sekunden lang ausatmen und wieder vier Sekunden lang den Atem anhalten. Wiederholen Sie das.[326]

- Arbeiten Sie mit einem Stichwort, das Sie laut aussprechen, oder einer Geste
  Das kann etwas so Einfaches sein wie »Weiter geht's« oder »Ich bewahre mir meine Energie« oder mit den Fingern schnipsen, um das Gehirn aus dem Moment herauszuführen und Sie daran zu erinnern, nicht an den Gefühlen festzuhalten.[327]

- Nehmen Sie eine Siegerpose ein
  Kennen Sie die Power-Pose? Amy Cuddy beschreibt sie in ihrem TED Talk über Körpersprache. Die Idee ist, dass eine Haltung mit erhobenem Kopf und herausgestreckter Brust das Selbstvertrauen in Situationen verbessert, in denen Sie einen Selbstbewusstseinsschub gebrauchen können, wie beispielsweise vor einer großen Präsentation. Diese Haltung kann auch in sehr emotionalen Augenblicken funktionieren. Man hat festgestellt, dass dadurch der Cortisolspiegel sinkt und die Risikotoleranz steigt. Sie kann auch helfen, eine negative Erfahrung hinter sich zu lassen.[328]

Drama am Auswahltag

Wir haben mit einem Trainer von Spitzen-Rugbymannschaften gesprochen, der erfolgreich männliche und weibliche Teams zu geschlechtsspezifischen Unterschieden zwischen ihnen gecoacht hat. Als Erstes erzählte er vom Auswahltag. Seine Erfahrung mit Männermannschaften war, dass er sich mit jedem Spieler ein paar

Minuten hinsetzte und ihm sagte, ob er am Wochenende spielen würden. Jeder Spieler, egal, ob er auf der Liste gelandet war oder nicht, sagte: »Ja, Chef, danke. Wir sehen uns beim Training.« Job erledigt – zurück zum letzten Training vor dem Spiel. Wenn der Trainer bei Frauenteams genauso vorging, lief alles ganz anders. Teilte er einer Spielerin mit, dass sie nicht spielen würde, zeigte sie ihre Gefühle diesbezüglich. War sie aufgebracht, musste sie das ausleben. Sie wollte über die Entscheidung sprechen, verstehen, warum sie rausgefallen war, und die Gründe erfahren, warum eine andere Spielerin ausgewählt worden war. Die Spielerinnen beschäftigte auch, was mit ihren Mannschaftskolleginnen geschah. Sie reagierten nicht nur auf ihre eigene Auswahl emotional, sondern auch darauf, ob andere Spielerinnen es geschafft hatten oder nicht. Sie mussten untereinander darüber sprechen. Auf einmal genügten die zwei Minuten, die der Trainer pro Spielerin dafür eingeplant hatte, nicht einmal ansatzweise. Seine alte Methode funktionierte nicht mit den Frauen, die er trainierte. Eine Weile blieb er trotzdem dabei, weil er dachte, das Team würde sich daran gewöhnen, aber das Ergebnis war jede Woche dasselbe: unmotivierte Spielerinnen, die wütend auf ihn waren, sodass er das wichtige Training vor dem Spiel abschreiben konnte.

Dieser Trainer musste keine Studien lesen, um zu erkennen, dass Frauen Emotionen anders verarbeiten als Männer, dass sie dazu neigen, die Gefühle anderer zu erkennen und nachzuempfinden, und dass sie eine Erklärung für die Entscheidung brauchten. Diese Tendenzen waren offensichtlich. Die Spielerinnen wussten, was ihnen half, ihre Emotionen anzunehmen und zum Ausdruck zu bringen. Üblicherweise brauchten sie etwas Zeit, mussten sich mit Freundinnen austauschen, mit dem Trainer die Entscheidung besprechen und ihm mitteilen, wie sie sich fühlten, einen ruhigen Platz finden, um durchzuatmen, oder ein wenig herumlaufen. Um als Trainer erfolgreich zu sein, musste er seine Herangehensweise bei seinen weiblichen Mannschaften ändern und anerkennen, dass sie besser spielten, wenn er ihnen nach der Auswahlbesprechung

Zeit und Raum für die Verarbeitung ihrer Gefühle gab. Er plante mehr als zwei Minuten für die Gespräche ein und erklärte die Gründe für seine Entscheidungen. Er ließ genügend Zeit zwischen den Auswahlgesprächen und dem Training vor dem Match, damit die Spielerinnen die Nachricht verarbeiten konnten. Einige baten ihn darum, früher als sonst informiert zu werden, per Textnachricht oder E-Mail, damit sie sich mit ihren Emotionen beschäftigen konnten, bevor sie sich mit ihm zusammensetzten. Das Ergebnis war durch und durch positiv: Der Trainer entwickelte ein besseres Verhältnis zu den Spielerinnen, diese waren zufriedener und trainierten effizienter, und das führte dazu, dass das Team erfolgreicher spielte.

Sie müssen keine Leistungssportlerin sein, um diese Erkenntnisse auf sich anzuwenden. Wir alle erleben die Bandbreite an Emotionen, die diese Spielerinnen am Auswahltag zeigten. Versuchen Sie, Strategien zu finden, die Ihnen helfen, Ihre Gefühle zu verarbeiten und auszudrücken. Lassen Sie nicht zu, dass sie Sie kontrollieren oder Ihr Verhalten auf eine unerwünschte Art und Weise beeinflussen.

Hier ein paar Tipps, wie Sie mit Ihren Emotionen umgehen können:

- Seien Sie neugierig, aber halten Sie ein wenig Abstand
  Betrachten Sie interessiert Ihre Reaktionen auf Ereignisse in dem Moment, in dem sie auftreten: Was für Gefühle sind das? Warum habe ich so reagiert? Was passiert gerade? Und dann distanzieren Sie sich ein wenig. Erinnern Sie sich daran, dass Sie nicht Ihre Emotionen *sind*. Sie können Sätze nutzen wie »Ich sehe, dass ich frustriert bin« anstelle von »Ich bin frustriert«, um Abstand zwischen sich und Ihre Gefühle zu bringen.

- Wissen, wie es sich anfühlt
  Wie reagiert Ihr Körper auf Ereignisse, die Ihre Emotionen wecken? Wie fühlt es sich an? Beißen Sie die Zähne zusammen,

dreht sich Ihnen der Magen um oder bekommen Sie einen Tunnelblick? Indem Sie auf die Signale Ihres Körpers achten, können Sie starke Emotionen wahrnehmen, Reset-Techniken probieren und sich oftmals selbst davon abhalten, zu grübeln oder in eine Abwärtsspirale zu geraten.

- Glauben Sie nicht alles, was Sie denken
  Wenn Sie denken »Ich komme bei dem Tempo nicht mit, ich bin nicht gut genug«, stochern Sie ein wenig in diesem Gefühl herum. Fragen Sie sich: »Was stimmt hier eigentlich wirklich? Welche Geschichte erzähle ich mir? Sollte ich vielleicht weitere Informationen berücksichtigen, um meine Reaktion zu erklären?«

- Kümmern Sie sich um Ihre Grundbedürfnisse
  Hunger, Durst und zu wenig Bewegung – all das kann beeinflussen, wie wir Emotionen verarbeiten und ausdrücken. Müssen Sie essen, trinken, rausgehen, sich bewegen?

- Atmen Sie
  Nutzen Sie die oben erklärte bewährte Entspannungstechnik des Box-Breathings. Die US Navy Seals wenden Sie an, um aus dem Kampf-oder-Flucht-Modus herauszukommen und sich nach Gefechten zu beruhigen.

- Denken Sie um
  Wenn Sie wütend oder enttäuscht wegen irgendetwas sind, gibt es eine Möglichkeit, die Situation anders zu bewerten? Sagen wir, Sie schaffen es nicht zum Spinning, weil Ihr Partner oder Ihre Partnerin spät von der Arbeit kommt und jemand bei den Kindern bleiben muss. Sie haben Ihre Sportklamotten an und eine Stunde Zeit, irgendetwas zu tun – wie können Sie Ihren Körper stattdessen bewegen? Können Sie später einen Spaziergang machen, einen anderen Kurs, ein YouTube-Workout? Was lernen Sie aus dieser Situation, das Sie beim nächsten Mal

berücksichtigen können? Ist der Zeitplan vielleicht zu straff, um es zum Spinning zu schaffen? Sollte Ihr Partner oder Ihre Partnerin sich einen Wecker stellen, um rechtzeitig von der Arbeit loszukommen?

- Sprechen Sie darüber

  Wenn wir unsere Gefühle zum Ausdruck bringen, stauen sie sich nicht in uns an wie eine Schuld, die irgendwann fällig wird. Die Gedanken aus dem Kopf herauszulassen und sie laut auszusprechen, entweder vor sich selbst oder vor jemand anderem, oder sie aufzuschreiben, ist eine Möglichkeit, Gefühle zu verarbeiten.

Tend and befriend - sich kümmern und zusammenschließen

Sprechen wir über eine Zeit, in der die Wissenschaft den weiblichen Umgang mit Stress falsch verstanden hat. In den 1930er-Jahren wurde das Kampf-oder-Flucht-Konzept geprägt, um zu erklären, wie unsere Körper und unser Gehirn auf Bedrohung oder Stress reagieren. Wahrscheinlich haben Sie schon davon gehört. Es bedeutet, dass sich unser Körper bei Stress oder wenn er mit einer bedrohlichen Situation konfrontiert ist, bereit macht zu handeln. Unsere Pupillen erweitern sich, unser Puls geht hoch; damit wir sofort verfügbare Energie haben, wird mehr Glukose in den Blutkreislauf gepumpt, und unser Körper weist Funktionen wie der Verdauung eine niedrigere Priorität zu, sodass Muskeln und Gehirn alle verfügbaren Ressourcen bekommen. All dies geschieht dank Hormonen wie Adrenalin und Cortisol. Sie schicken Signale durch den Körper, damit wir die Bedrohung bekämpfen oder blitzschnell davonlaufen können. Diese Stressreaktion war und ist die allgemein anerkannte Erklärung für den menschlichen Umgang mit bedrohlichen Situationen. Das lernen wir im Medizinstudium und in ähnlichen Fächern, und wenn Sie »Alarmreaktion bei Stress« googeln, ist das die Erklärung, die Sie bekommen.

In den frühen 2000er-Jahren jedoch war die Wissenschaftlerin Shelley Taylor basierend auf ihren eigenen Erfahrungen nicht überzeugt, dass Frauen *immer* mit Kampf oder Flucht auf Stress reagieren. Sie führte eine Reihe von Experimenten durch, bei denen Sie die biochemische und psychologische Stressantwort von Frauen betrachtete, und stellte fest, dass die Frauen eher mit einem »Kümmern und Anfreunden«-Muster reagierten als mit Kampf oder Flucht. »Kümmern« beinhaltet fürsorgliche Aktivitäten, um die Menschen zu schützen, die einem am nächsten stehen. Es geht darum, die Sicherheit zu fördern und die akute Not zu lindern, während »Anfreunden« das Entwickeln sozialer Netzwerke meint, um gemeinschaftliches Handeln sicherzustellen.[329]

Vorab: Wie kann es sein, dass wir das so lange nicht wussten? Da kommt wieder die Gender-Data-Gap zum Tragen: Vor Mitte der 1990er-Jahre waren nur etwa 17 Prozent der Teilnehmenden in Studien zur biologischen Stressreaktion Frauen.[330] Zum Glück gibt es Taylor und ihr Forschungsteam an der University of California (UCLA) in Los Angeles. Dank ihrer Arbeit wissen wir nun, dass der Kampf-oder-Flucht-Mechanismus wahrscheinlich im Widerspruch zur weiblichen Biologie und der sozialen Rolle der Frau in frühen Gesellschaften steht. Frauen haben sich als Bezugspersonen entwickelt. Reagierte eine Frau auf Stress also mit Kampf, riskierte sie, ein Baby zurückzulassen, falls sie verlor. Und mit einem Kind im Schlepptau zu fliehen ist schwierig. Taylor und ihr Team erkannten, dass Frauen angesichts einer Bedrohung weniger mit Kampf oder Flucht reagieren, sondern sich um ihre Kinder kümmern und mit anderen – insbesondere anderen Frauen – anfreunden, um das eigene Überleben und das der eigenen Gene zu sichern.

Die Forschung zeigt, dass sich die gesamte Neurochemie und die neuronalen Verschaltungen bei Frauen von denen bei Männern unterscheiden, und zwar so, dass sie das Tend-and-Befriend-Modell als Stressreaktion unterstützen. Frauen produzieren zum

Beispiel natürlicherweise mehr Oxytocin als Männer. Oxytocin ist essenziell für die Geburt, für das Stillen und eine starke Eltern-Kind-Bindung. Das Hormon fördert aber auch Vertrauen, Mitgefühl und soziale Verbindungen. In Experimenten, bei denen man weiblichen Tieren Oxytocin gespritzt hat, verhalten diese sich, als wäre ein sozialer Schalter umgelegt worden, und suchen mehr Kontakt zu befreundeten und verwandten Tieren. Östrogen könnte bei der Tend-and-Befriend-Reaktion ebenfalls eine Rolle spielen, da es die beruhigende Wirkung des Oxytocins verstärkt.

Was die Forschungsgruppe an der UCLA in jahrelangen Studien analysiert und nachgewiesen hat, haben die meisten Frauen wahrscheinlich bereits geahnt, lange bevor sie es hier gelesen haben. Auf die Unterstützung unseres Freundeskreises und der Familie zurückzugreifen, um mit Stress umzugehen, Gefühle zu verarbeiten und ganz allgemein das Leben zu bewältigen – all das haben Frauen jahrhundertelang hervorragend hinbekommen. Sogar unser Name, The Well HQ, hat teilweise den Hintergrund, dass der Brunnen, *the well*, einer der ersten Treffpunkte für Frauen war. Junge Frauen hatten früher üblicherweise die Aufgabe, täglich Wasser vom Brunnen zu holen, und so wurde dies zu einem Ort, an dem sie sich trafen, miteinander redeten, sich anfreundeten und einander unterstützten. Springen wir in die Gegenwart, in der vielleicht kein Brunnen, sondern eher eine Flasche Prosecco sprudelt oder man sich um einen Cappuccino versammelt oder zum Lauftreff zusammentut: Nach wie vor nutzen Frauen die Vorteile sozialer Hilfssysteme, um mit Stress und Belastungen im Alltag zurechtzukommen.

Mit Stress umzugehen, indem man soziale Unterstützung sucht und sich um andere kümmert, ist so wichtig für unsere Gesundheit und unser Wohlbefinden wie unsere Ernährung, unser Schlaf und unser Bewegungspensum. Studien haben gezeigt, dass die Bindung an die Familie und enge Freund:innen die körperliche Gesundheit fördert, während soziale Isolation das Risiko für *alle* Todesursachen erhöht, darunter Herzerkrankungen, Krebs, Schlaganfälle, Unfälle oder Suizid.[331] Und nicht nur Frauen profitieren von diesen

Vorteilen. Trotz all dieser evolutionär und biologisch gestützten Belege, die darauf hindeuten, dass Frauen eher die Tend-and-Befriend-Reaktion zeigen, können auch Männer sie übernehmen.

Wir müssen uns nicht mehr wie unsere Vorfahren mit gefährlichen Raubtieren herumschlagen. Die Stressfaktoren in unserem Alltag sind auf kurze Sicht weniger lebensbedrohlich. Dafür tendieren sie dazu, chronischen Stress zu verursachen, da sie in rascher Folge hintereinander auftreten. Um von dem Tend-and-Befriend-Ansatz zu profitieren, ist die Zweiteilung in männlich und weiblich im Grunde irrelevant: Gegenseitige Unterstützung und Zusammenarbeit sind für alle Menschen sehr effiziente Coping-Strategien bei Stress.

Im Vertrauen

Wie sich gezeigt hat, hängt Erfolg in allen Lebensbereichen genauso stark von unserem Selbstbewusstsein ab wie von unserer Qualifikation. Immer wieder wird berichtet, dass Frauen in der Schule, an der Universität, im Geschäftsleben und im Sport weniger selbstbewusst sind als Männer.[332] Ständig wird uns vermittelt, dass es das ist, was uns zurückhält. Forschungsergebnisse von Meghan Huntoon von der Northern Illinois University deuten jedoch darauf hin, dass den Frauen gar nicht das Zutrauen in ihre Fähigkeiten, Kompetenzen oder Ideen fehlt, sondern dass sie sich aus Angst vor den sozialen Folgen zurückhalten, die eintreten könnten, wenn sie selbstsicher auftreten oder für sich werben.[333] Ist es möglich, dass der Unterschied zwischen Männern und Frauen also gar nicht im Selbstbewusstsein liegt, sondern darin, welche Konsequenzen selbstbewusstes Auftreten hat? Dann muss die Lösung darin liegen, den Doppelstandard zwischen den Geschlechtern am Arbeitsplatz infrage zu stellen, dafür sorgen, dass Frauen ihre eigenen Leistungen hervorheben können, ohne dafür abgestraft zu werden, und dass alle ihre eigenen Vorurteile über selbstbewusste

Frauen erkennen und bei Männern höhere Standards für empathisches Verhalten anlegen.[334]

Lassen sich diese Ergebnisse aus der Arbeitswelt auch auf unsere sportlichen Aktivitäten übertragen? Im Sport ist Selbstvertrauen eher hilfreich als schädlich – es ist sogar einer der Faktoren für sportlichen Erfolg.[335] Zu demonstrieren, dass man an sich glaubt, bedeutet einen deutlichen Vorteil im Sport. Es kann die Außenwahrnehmung Ihrer Fähigkeiten positiv beeinflussen, sodass Betrachter – egal, ob es stimmt oder nicht – glauben, dass Sie die nötigen Siegerqualitäten haben und Sie sich allein dadurch besser positionieren. Die Idee, dass Frauen ihr Selbstvertrauen nicht nach außen tragen wollen, auch wenn sie es in sich haben, ist im Sport nach wie vor verbreitet. Studien haben gezeigt, dass Männer eher dazu neigen, große Ziele wie »Nächstes Jahr laufe ich den London-Marathon« zu verkünden, während Frauen ein solch ehrgeiziges Vorhaben lieber nicht an die große Glocke hängen.[336] Auch wenn sie gleichermaßen sicher sind, dass sie etwas Derartiges erreichen können, fokussieren sich Frauen nicht unbedingt auf das Ziel selbst, sondern beziehen Selbstvertrauen daraus, dass sie alle wichtigen Elemente des Trainings und der notwendigen Vorbereitungen abgehakt haben, um es zu erreichen. Es gibt hier keine richtige oder falsche Herangehensweise; wichtig ist es nur, Strategien zu nutzen, die für Sie persönlich funktionieren. Und was das Narrativ ums Selbstbewusstsein angeht, wäre es hilfreich, wenn es weniger um das äußere Zurschautragen ginge und man anerkennen würde, dass »stilles Selbstbewusstsein« ebenfalls eine Stärke ist.

Sportlerinnen und Sportler beziehen ihr Selbstvertrauen jedoch aus unterschiedlichen Quellen, und es ist wichtig, sich dessen bewusst zu sein. Wenn Sie selbst und diejenigen, die Sie unterstützen, sich auf das konzentrieren, was Ihnen hilft, sich als Siegerin zu fühlen, wird sich das höchstwahrscheinlich in Ihrer Leistung niederschlagen. Die Forschung hat ergeben, dass Frauen Selbstbewusstsein weniger aus der Ermutigung oder dem positiven Feedback ihrer Trainer:innen ziehen als aus dem Erlernen und Beherrschen bestimmter Fertigkeiten und dem Erreichen ihrer persönlichen Ziele. Im Gegensatz dazu ziehen Männer ihr Selbstbewusstsein eher daraus, sich selbst mit anderen zu messen und dabei zu gewinnen.[337]

Eine weitere Quelle für Selbstvertrauen und Motivation ist bei Frauen das Verhältnis zu der Person, die sie trainiert, coacht oder unterrichtet. Ist es für das Selbstbewusstsein von Männern eher relevant, welche Qualifikation ihre Trainerin oder ihr Trainer oder Coach hat – das heißt, wie erfolgreich diese Person ist und wie gut andere Menschen oder Mannschaften zuvor unter ihr performt haben –, wollen Frauen Coaches oder Trainer:innen, die sich über die sportliche Leistung oder das Fitnessprogramm hinaus für sie als Person interessieren.[338]

Wir sehen das häufig bei The Well HQ: Eine Fitnesstrainerin, deren Kurse Woche für Woche bis zum Anschlag voll sind, weil sie alle Teilnehmenden kennt und weiß, was gerade bei ihnen im Leben los ist. So haben alle das Gefühl, eine Verbindung zu ihr zu haben, und deshalb kommen sie wieder. Der Basketballtrainer, der jede Woche eine Einheit einbaut, bei der das Team etwas über die Kultur jeder Spielerin lernt – eine Gelegenheit, über den Sport hinaus etwas Wichtiges mit der Mannschaft zu teilen. Die Sportlehrerin, die sich die Zeit nimmt, einige Mädchen, die nicht mehr beim Sportunterricht mitmachen, näher kennenzulernen, sodass sie sich Aktivitäten überlegen kann, die besser zu den Interessen der Schülerinnen passen. Zu wissen, was unser Selbstvertrauen und unsere Motivation fördert, um beim Sport oder Fitnesstraining dranzubleiben, ist so wichtig! Einmal vom Sofa aufzustehen, um Sport zu treiben, ist eine Sache, aber um es immer wieder zu tun, brauchen Sie ein Umfeld, das Sie stets von Neuem anzieht.

Das große P

Perfektionismus ist ein selbstzerstörerisches Glaubenssystem, das sagt: »Ich bin, was ich leiste und wie gut ich es tue.« Perfektionismus ist die Angst vor Scham, den Urteilen anderer, vor Schuld sowie davor, andere zu enttäuschen. In ihrem Buch *Die Gaben der Unvollkommenheit* vergleicht Brené Brown den Perfektionismus mit einer Rüstung, die wir mit uns herumschleppen, weil wir annehmen, dass sie uns schützt, während sie uns in Wahrheit ausbremst und davon abhält, unser Potenzial auszuschöpfen.[339] Studien zeigen, dass Perfektionismus den Erfolg erschwert. Tatsächlich führt er oft zu Depressionen, Angststörungen, Sucht und Stillstand.[340]

Studien zeigen, dass Frauen eher perfektionistische Tendenzen haben als Männer und dass sich Perfektionismus interessanterweise im Laufe der Zeit verstärkt hat – jüngere Generationen verlangen mehr von sich und anderen als ältere.[341] Es ist nicht so, als ob das Streben danach, das Beste aus sich herauszuholen oder sich selbst zu verbessern, schlechte Eigenschaften wären – es gehört zu unseren wünschenswertesten Merkmalen. Aber zu viel davon, und sie werden zu Perfektionismus, und dabei geht es nicht um gesundes Leistungsstreben und persönliches Wachstum. Perfektionismus ist vielmehr die Überzeugung, dass die nächste Herausforderung, das nächste Rennen, das nächste Ziel uns definieren kann; dass die Tatsache, dass wir es verfolgen, uns schützen kann und dass es andere stolz und glücklich machen wird, wenn wir es erreichen. Gesundes Streben nach Erfolg bezieht sich auf uns selbst: »Wie kann ich mich verbessern?« Perfektionismus dagegen ist auf andere fokussiert: »Was werden sie denken?«

Aber Perfektion ist unerreichbar. Nichts ist jemals perfekt. Beim Verfolgen sportlicher Ziele kann Perfektionismus zu Zwanghaftigkeit führen und hinderlich sein. Erfolg im Sport baut auf der bisherigen Leistung auf, es wird die aktuelle Leistung bewertet, wie fit Sie im Augenblick sind oder wie ihr Körper aussieht. Wenn Sie keine gute Leistung bringen, es nicht in die Auswahl schaffen oder auch nur in ihrer Sportkleidung nicht so »gut« aussehen wie die Trainerin oder der Trainer, flüstert der Perfektionist oder die Perfektionistin tief in Ihrem Inneren Ihnen vielleicht zu, Sie müssten anders sein, »besser« werden, sich verändern, um Anerkennung zu verdienen oder in Ihrem Sport, Ihrem Verein oder Ihrem Fitnessstudio dazuzugehören. Im Gegensatz dazu erkennen Sie in Selbstgesprächen, die gesundes Leistungsstreben zeigen, Ihre Schwächen ehrlich und mitfühlend an, ohne Scham oder Angst, dass Sie in den Augen anderer nicht gut genug sein könnten. Es geht darum, zu wissen, dass es Ihnen zusteht, dort zu sein, wo Sie Ihren Sport ausüben, unabhängig von Ihrer Zeit beim 5-Kilometer-Lauf, der Marke Ihres Fahrrads oder Ihrem Gewicht. Wenn Sie etwas an diesen Dingen verändern wollen, tun Sie es für sich, für Ihre Gesundheit, zu Ihrer Freude, für Ihr Gefühl, etwas erreicht zu haben, oder zu Ihrer eigenen Inspiration. Nicht, weil Sie denken, dass es Sie definiert.

Baz

In den vielen Jahren, in denen ich als Beckenbodentrainerin tätig war, habe ich mit vielen Perfektionistinnen zusammengearbeitet. Ich weiß daher aus Erfahrung, wie desaströs Perfektionismus im Hinblick auf eine nachhaltige Herangehensweise an Gesundheit und Fitness sein kann. Natürlich möchte ich, dass alle Frauen täglich ihre Beckenbodenübungen machen, und wenn sie beginnen, mit mir zu arbeiten, tun sie das auch mit vollem Einsatz. Aber wenn sie eine perfektionistische Ganz-oder-gar-nicht-Haltung haben und aus irgendeinem Grund mal einen Tag aussetzen, geraten sie schnell in einen Abwärtsstrudel negativer Selbstgespräche, erzählen sich, wie schlecht sie darin seien, ihre Übungen zu machen, und geben schnell ganz auf. Das war es dann, bis sie wieder zu mir kommen, ich ihnen gut zurede und sie neu starten. Diese Achterbahn, auf der sie entweder alles perfekt machen oder gar nicht, ist nicht sehr zielführend. Deshalb habe ich das Konzept der »niedrigen Erwartungen« eingeführt. Damit meine ich den Punkt, an dem Sie das Gefühl haben, etwas jeden Tag tun zu können, egal, was in Ihrem Leben passiert. Es ist unwichtig, worin diese Erwartungen genau bestehen, Sie müssen nur sicher sein, dass Sie sie erfüllen können. Das kann eine Zwei auf einer Skala von eins bis zehn sein. Vielleicht heißt das für Sie: »Ich frühstücke um acht Uhr, mache eine Beckenbodenübung oder gehe heute 3000 Schritte« – egal was. Sie erzielen dadurch keine herausragenden Ergebnisse, aber Sie kommen stetig – und sei es im Schneckentempo – mit Ihrer Fitness voran. Außerdem verhindert es die Abwärtsspirale und die negativen Selbstgespräche, die auftreten, wenn Sie vollständig aufgeben. Das ist im Zusammenhang mit Gesundheit, Fitness und Teilhabe ein wirklich nützliches Konzept. Es hilft Frauen, sich selbst gegenüber mitfühlender zu werden, was Ihnen auf lange Sicht mehr nützt.

Die Sport- und Fitnessindustrie kann dafür sorgen, dass wir uns schlecht fühlen, wenn wir uns selbst oder andere enttäuschen oder hinter den Ansprüchen der verzerrten Realität, die wir durch Instagramfilter wahrnehmen, zurückbleiben. Wie können wir uns mit psychologischen Skills dagegen wappnen, um als aktive Frauen erfolgreich zu sein? Dafür brauchen wir Verletzlichkeit und Selbstmitgefühl.[342]

Brené Brown definiert Verletzlichkeit als Ungewissheit, Risiko, emotionale Entblößtheit. Bei Verletzlichkeit geht es nicht um Gewinnen oder Verlieren, sondern darum, den Mut zu haben, etwas zu tun, obwohl der Ausgang ungewiss ist. Darum, sich so zu zeigen, wie man wirklich ist, und nach dem zu verlangen, was man wirklich braucht. Als aktive Frau zeigen Sie sich jedes Mal, wenn Sie an der Startlinie eines Parkrun stehen, ins Fitnessstudio oder ins örtliche Schwimmbad gehen, verletzlich. Sie öffnen sich dafür, dass Sie möglicherweise beurteilt oder kritisiert werden, weil Sie nicht so gut performen, wie Sie oder andere es erwarten, aber Sie tun es trotzdem. Und an dieser Stelle wird Verletzlichkeit im Sport traditionell als Schwäche betrachtet, als ein Herausstellen der eigenen Unzulänglichkeiten. Man zeigt der Konkurrenz die eigenen Schwachstellen, ist vermeintlich zu sanft, nimmt hin zu versagen, oder ist nicht aggressiv genug.[343] In einer Forschungsarbeit von 2019 wurde die Frage gestellt: »Hat Verletzlichkeit im Sport auch Vorteile?« Dies impliziert, dass die Wahrscheinlichkeit oder der Wille, sich verletzlich zu zeigen, bis dahin im Sport gering waren, weil man davon ausging, man werde dann als schwach wahrgenommen oder unfair behandelt.[344]

Baz

Ich war immer kurz davor, im Boot zu sitzen. Ich ruderte im britischen Damen-Achter, und die ersten sieben Plätze waren immer bereits belegt, bis ich die Chance bekam. Ich wollte diesen letzten Platz in einem der erfolgreichsten Teams der Welt unbedingt haben. Auf keinen Fall wollte ich daher irgendeine Schwäche oder Verletzlichkeit zeigen. Ich tat, was ich konnte, um nichts preiszugeben, was meine Auswahl gefährden könnte. Das hieß, ich verbarg meine Gefühle, meine Schmerzen und vor allem alles Weibliche an mir. Ich konnte nicht mein ganzes, wahres Ich sein. Das hatte zur Folge, dass ich nicht um Hilfe bat, als ich sie brauchte – beispielsweise, als meine Periode ausblieb – oder wenn ich nicht gut zurechtkam. Ich wusste nicht, wie das geht, im Sport verletzlich zu sein, ohne meine Erfolgsaussichten zu verspielen. Denn in dem System, in dem ich mich bewegte, galt Verletzlichkeit als Schwäche.

Eine Forschungsgruppe der Stockholmer Sporthochschule Gymnastik- och idrottshögskolan und der University of Portsmouth erkannte jedoch, wie nützlich Verletzlichkeit sowohl bei Sportler:innen als auch bei Trainer:innen sein kann.[345] Man stellte dort fest, dass der Mut und die Fähigkeit, eigene Erfahrungen und Misserfolge mitzuteilen und sich Unterstützung zu suchen – zu wissen, wann, bei wem und in welchem Ausmaß –, im Sport eine psychologische Stärke ist.

Bella

Verletzlichkeit ist ein wichtiges Werkzeug für eine Ärztin. Genau wie im Sport fragen sich die Leute oft, wie das in diesem Beruf funktioniert. Niemand möchte bei mir im Behandlungszimmer sitzen und hören, dass ich sage »Keine Ahnung« oder »Ich weiß wirklich nicht, was man da machen kann, einen solchen Fall hatte ich noch nie«. Aber das ist auch nicht das, was ich unter Verletzlichkeit verstehe. Für mich bedeutet es zu sagen: »Ich kenne den besten Weg in diesem Fall nicht, weil das nicht mein Spezialgebiet ist. Daher möchte ich mit einer Kollegin sprechen, die sich darin besser auskennt, denn es ist mir wichtig, dass Sie aktuelle und korrekte Informationen dazu bekommen.« Ich gebe zu, dass ich etwas nicht weiß, und suche keine Ausrede oder schwafle mich durch den Termin. Meine Aufgabe ist es, Vertrauen herzustellen, und wenn ich vortäusche, etwas zu wissen, ist das nicht vertrauensbildend. Am Ende des Tages spreche ich mit einem Kollegen oder einer Kollegin über das, was ich nicht wusste, reflektiere über das Ergebnis und lerne letztendlich daraus. Da ich ein ehrliches Gespräch über eine – wie sich zeigt, in meinem Beruf weitverbreitete – Erfahrung führen kann, trage ich keine Gefühle von Frustration, Schuld oder Scham mit mir herum. Das hilft mir, in einem häufig fordernden Beruf resilient zu bleiben.

Wenn wir zugeben, dass Sport und Fitness Bereiche sind, in denen wir uns häufig selbst verurteilen und perfektionistisch sind, müssen wir auch akzeptieren, dass diese Tendenzen unsere Möglichkeiten einschränken, mutig und verletzlich zu sein und Risiken einzugehen. Das ist kein gutes Rezept für all diejenigen, die davon träumen, fitter oder gesünder zu werden oder bessere sportliche Leistungen zu erbringen. Die Forschung hat jedoch gezeigt, dass Selbstmitgefühl, auch mal alle Fünfe gerade sein zu lassen und in schwierigen Momenten freundlich zu sich zu sein, helfen kann, ein starkes Fundament zu entwickeln. Von dort aus können Sie nach den Dingen streben, die Ihnen wirklich wichtig sind, für die Sie etwas riskieren, mutig handeln und zulassen müssen, dass Sie gesehen werden.

Kristin Neff führt das Selbstmitgefühl-Forschungslabor an der University of Texas in Austin, wo sie darüber forscht, wie wir diese wichtige Fähigkeit entwickeln können.[346] Und es ist wirklich eine Fähigkeit: Es kann erlernt werden und wird besser und leichter, je mehr man es übt. Noch besser: Wie ein gutes Virus verbreitet es sich schnell. Wenn wir Mitgefühl mit uns selbst haben, fühlen sich die Menschen um uns herum frei, das ebenfalls zu praktizieren, und das schafft stärkere und authentischere Verbindungen zwischen uns.

Was ist Selbstmitgefühl abgesehen davon, nett zu sich zu sein, wenn Sie etwas vergeigt haben oder hinter den Erwartungen zurückgeblieben sind? Selbstmitgefühl hat folgende drei Komponenten:

- Freundlichkeit mit sich selbst
  Uns selbst gegenüber warmherzig und verständnisvoll zu sein, wenn wir leiden, versagen oder uns unzulänglich fühlen, statt unseren Schmerz zu ignorieren oder uns mit Selbstkritik zu strafen. Mit uns selbst so zu sprechen, wie wir es mit einer Freundin tun würden, der es nicht gut geht und die mit verständnisvollen Worten getröstet werden muss.

- Gemeinsame menschliche Erfahrung
  Anerkennen, dass Leiden und Gefühle der Unzulänglichkeit zur allgemeinen menschlichen Erfahrung gehören, dass es etwas ist, was wir alle durchmachen, nicht nur Sie allein.

- Achtsamkeit
  Ausgeglichen mit negativen Emotionen umzugehen, sodass wir unsere Gefühle weder unterdrücken noch übertreiben. Wir können unseren Schmerz nicht ignorieren und gleichzeitig seinetwegen Mitgefühl empfinden. Achtsamkeit erfordert, dass wir uns nicht zu sehr mit unseren Gedanken und Gefühlen identifizieren, dass wir nicht zu viel über sie nachdenken und uns nicht von Negativität überwältigen lassen.[347]

Amber Mosewich von der University of British Columbia erforscht Selbstmitgefühl im Sport, insbesondere im Frauensport, als Mindset-Tool, das den Sportlerinnen die Möglichkeit verschafft, ihr ganzes Potenzial auf eine adaptive, gesunde Weise auszuschöpfen (im Gegensatz zu maladaptiven Bewältigungsstrategien wie Überkompensation, Betäubung und Vermeidung). Mosewich hält Selbstmitgefühl für ein wichtiges Werkzeug aktiver Frauen, gerade weil es bei Frauen im Allgemeinen weniger ausgeprägt ist und sie eher zum Grübeln neigen als Männer.[348] Grübeln und Selbstkritik erzeugen aber Probleme im Umgang mit Stress, herausfordernden Situationen und Scheitern, was sich wiederum potenziell verheerend auf alle Lebensbereiche aktiver Frauen auswirken kann – von der Trainingsmotivation über die Ernährung bis zum Grad des Selbstvertrauens. Studien haben gezeigt, dass Selbstmitgefühl besonders nützlich für jüngere Frauen und Mädchen sein kann, die kein gutes Körpergefühl, ein niedriges Selbstbewusstsein oder ein gestörtes Körperbild haben – Tendenzen, die bei aktiven Frauen verbreitet sind und bei Teenagern besonders ausgeprägt sein können. Anhand ihrer Forschung hat Mosewich festgestellt, dass eine Praxis des Selbstmitgefühls aktiven Frauen dabei helfen kann, Selbstkritik,

Grübeln und Gedanken an Fehler in den Griff zu bekommen. Sie kam zu dem Schluss, dass eine Geisteshaltung des Selbstmitgefühls eine potenzielle Coping-Ressource für Sportlerinnen sein kann, die im Sport mit Stress und Herausforderungen umgehen müssen.[349]

Im Zusammenhang mit ihrer Forschung bat sie aktive Frauen, sieben Tage lang eine kurze Übung zu machen.[350] Sie sollten täglich an ein negatives Ereignis beim Training oder Workout denken, das in der vergangenen Woche stattgefunden hatte, und es beschreiben – was dazu geführt hat, wer dabei war, was geschehen ist und was sie währenddessen gedacht und getan haben. Dann sollten sie Folgendes tun:

1. Auflisten, auf welche Weise andere Menschen Ähnliches erlebt haben.
2. Einen Absatz schreiben, in dem sie Verständnis, Güte und Fürsorge sich selbst gegenüber zum Ausdruck bringen (um ihnen dabei zu helfen, sollten ihn die Frauen so formulieren, als würden sie mit einer engen Freundin sprechen, die etwas Derartiges erlebt hat, denn mit uns selbst gehen wir oft viel härter ins Gericht als mit anderen).
3. Das Ereignis objektiv, unemotional beschreiben (dies diente dazu, es anzuerkennen, ohne ins Grübeln zu geraten).

Dinge auf diese Art und Weise aufzuschreiben – das muss nicht jeden Tag sein, aber für den Anfang gilt, je häufiger, desto besser –, ist eine wirksame Methode, um mehr Selbstmitgefühl zu entwickeln, mehr Verletzlichkeit und Mut. Mit der Zeit ist es nicht mehr nötig, das schriftlich zu tun; dann können Sie die Schritte im Kopf durchgehen.

Baz

Jemima ist eine beeindruckende Frau und eine Kollegin und Freundin von uns bei The Well HQ. Mit Ende vierzig wurde sie von einer Gelegenheitsläuferin zu einer, die persönliche Bestzeiten anstrebt. Sie trainiert hart und hat das ehrgeizige Ziel, einen Marathon in unter drei Stunden zu schaffen. Doch als neulich ein Zehn-Meilen-Lauf nicht nach Plan lief, fiel uns auf, dass ihre Instagram-Story eine Lektion in Verletzlichkeit und Mitgefühl war. Sie postete eine Zeit, über die sie enttäuscht war. Nicht, um »O nein, aber du bist trotzdem echt super«-Kommentare zu bekommen, sondern um eine gängige menschliche Erfahrung zu teilen, eine, die wir sportlich aktiven Frauen nur allzu gut kennen. Man fühlt sich bereit, man fühlt sich fit, und mittendrin sagt der Körper »heute nicht« und die eigene Leistung ist nicht die, mit der man gerechnet hatte. Sie sagte, sie sei enttäuscht, erzählte, welches Tempo sie eigentlich angestrebt hatte und wie weit sie im Rennen hinter ihren Erwartungen zurückgeblieben war.

Sie sagte, ihre Stimmung sei den ganzen Tag düster gewesen, also habe sie ihre Zeit bei einem Zehn-Meilen-Lauf zehn Jahre zuvor nachgeschaut. Damals war sie 13 Minuten und 25 Sekunden langsamer gewesen als heute. Und schon bildeten Dankbarkeit und ein Gefühl von Glück darüber, dass sie mit fast fünfzig ihr 40-jähriges Ich überflügelt hatte, ein Gegengewicht zu der finsteren Laune! Sie beendete den Post mit den Worten: »Es ist gut, enttäuscht zu sein. Es ist gut, freundlich zu sich zu sein. Es ist gut, es noch einmal probieren zu wollen.« In diesem kurzen Post zeigte sie Güte mit sich selbst, Demut und Achtsamkeit, und das ermöglichte ihr, wieder aufzustehen, sich den Staub von den Kleidern zu klopfen und mit einer positiven Haltung weiterzumachen. Ein paar Wochen später war Jemima die erste Frau im Ziel bei einem 16-Kilometer-Lauf.

Wie Sie sich vorstellen können, entwickelt man Selbstmitgefühl nicht über Nacht oder nur, weil man gesagt bekommt, dass es hilfreich für ein zufriedeneres, stressfreieres Leben ist. Wie bei jeder neuen Fertigkeit oder Denkweise muss man von seinem eigenen Wert überzeugt sein und die Motivation und Geduld aufbringen, es zu üben, bis man es automatisch kann.

Erschütterte Gehirne

Unsere Gehirne sind fabelhaft. Trotz der Tatsache, dass sie manchmal zu viel grübeln und uns überfordern, sind sie unglaublich: 100 Milliarden Neuronen senden mit einer Geschwindigkeit von rund 400 Kilometern pro Stunde Signale durch sie hindurch und in unseren Körper. Doch was ihre Sicherheit angeht, herrscht eine beunruhigende Genderlücke.

Die Forschung zeigt, dass Frauen und Mädchen anfälliger für sportbedingte Gehirnerschütterungen sind als Männer – und dass im Vergleich zu Männern nicht nur ihre Symptome länger anhalten, sondern dass sie auch mehr Zeit brauchen, bis sie wieder ganz zu ihrem Sport zurückkehren können.[351] Die Genderlücke entsteht dadurch, dass wir diese Forschungsergebnisse nicht in die Praxis übertragen – es existieren keine genderspezifischen Richtlinien für Gehirnerschütterungen, es gibt keine Regeln für Schule, Arbeit oder Sport oder Informationen für Frauen mit Gehirnerschütterung. Auch Institutionen in Sport, Wissenschaft, Militär und Medizin verfügen über keine spezifischen Leitlinien für den Umgang damit. Im jüngsten gemeinsamen Bericht einer internationalen Arbeitsgruppe zu Gehirnerschütterungen über die Diagnose und Rehabilitation sportbedingter Schädel-Hirn-Traumata findet sich keine Auseinandersetzung mit der Tatsache, dass Frauen ein erhöhtes Risiko haben, obwohl darauf hingewiesen wird, dass »besondere« Bevölkerungsgruppen eine andere Behandlung verlangen.[352] Sie geben – von den nationalen Verbänden vieler Sportarten gestützte – Handlungsempfehlungen für Leistungssportler:innen und besonders junge Menschen im Sport und erwähnen kurz, dass Mädchen gegenüber Jungen ein erhöhtes Risiko für Gehirnerschütterungen haben könnten, gehen aber nicht auf die stärkere Anfälligkeit und die speziellen Anforderungen an Diagnostik und Behandlung bei Frauen ein.

Professor Tracey Covassin ist führend in der Forschung zu Gehirnerschütterungen. Die kanadische Wissenschaftlerin wurde durch ihre Liebe zum Eishockey inspiriert, auf diesem Gebiet zu forschen. Ihr fiel auf, dass die meiste Forschung zu sportbedingten Gehirnerschütterungen im Eishockey und American Football stattfindet, und zwar ausschließlich an Männern. Als sie sich anschaute, was wir über Hirnverletzungen bei Frauen im Sport wissen, sah sie, dass Gehirnerschütterungen doppelt so häufig bei Frauen auftreten wie bei Männern. So begann ihre Suche nach einer Erklärung für dieses Phänomens.[353]

Im Allgemeinen wird im Sport bisher nicht genug gegen Gehirnerschütterungen unternommen. 2021 veröffentlichten die britischen Parlamentsmitglieder einen Bericht, in dem sie schwerwiegende Bedenken darüber äußerten, wie mit Gehirnerschütterungen im Sport umgegangen wird. Im Leistungssport, hieß es darin, würden Athlet:innen ihre gesundheitliche Zukunft aufs Spiel setzen, um sportliche Erfolge für ihr Land zu erzielen, und im Breitensport konstatierten sie »vernachlässigbare« Bemühungen, Gehirnverletzungen zu dokumentieren und Langzeitfolgen zu beobachten.[354] Diese Ergebnisse betrafen alle, basierten jedoch ausschließlich auf Daten aus dem Männersport. Es ist dringend nötig, die besten Möglichkeiten zum Schutz von Mädchen- und Frauengehirnen zu erforschen.

Noch bedenklicher: In aktuellen Studien kam heraus, dass nicht nur Gehirnerschütterungen die langfristige Gesundheit unserer Gehirne beeinträchtigen können, sondern auch sogenannte »Schädelprellungen«. Einfach gesagt sind Gehirnerschütterungen die Einwirkungen auf das Gehirn, die Symptome verursachen. Dies geschieht dadurch, dass das Gehirn so sehr geschüttelt wird, dass Gehirnzellen beschädigt werden – bis zu dem Punkt, an dem sie nicht mehr richtig funktionieren. Schädelprellungen sind sogenannte unterschwellige Erschütterungen: Das Gehirn erleidet Stöße, jedoch nicht so stark, dass Gehirnzellen in einem Maße beschädigt werden, dass es sich in Symptomen niederschlägt. Schädelprellungen können beispielsweise in einem Football-, Rugby- oder Hockeyspiel Hunderte Male stattfinden. Wenn Körper zusammenprallen, beim Tackling, bei Stürzen oder bei Kopfbällen – all das erzeugt Stöße gegen das Gehirn, die nicht notwendigerweise Beschwerden nach sich ziehen.[355]

In ihrem TED Talk von 2022 warnt Dr. Emer MacSweeney, dass genau diese Schädelprellungen im Sport im Laufe der Zeit eine Akkumulation von Mikrotraumata des Gehirns darstellen, die zur Entwicklung einer chronisch-traumatischen Enzephalopathie (CTE) führen können.[356] Zu den Anzeichen für und Symptomen von CTE gehören kognitive Schwierigkeiten und Beeinträchtigungen der Emotionskontrolle, psychische Probleme und frühe Formen neurodegenerativer Erkrankungen wie Alzheimer und Demenz. CTE ist nicht heilbar. Dr. MacSweeney beschreibt die Krankheit als »stillen Killer in Kontaktsportarten«. Sie weist außerdem darauf hin, dass in diesem Zusammenhang nur selten weibliche Gehirne untersucht werden. Durch die zunehmende Teilnahme von Frauen an Kontaktsportarten und die größere Verbreitung neurodegenerativer Erkrankungen bei Frauen – die zwei Drittel aller Demenzpatient:innen ausmachen –, ist es dringend geboten, sportbedingte Hirnverletzungen speziell bei Frauen zu verstehen.[357]

In einer Studie von 2020 mit 80 000 Athlet:innen von amerikanischen Highschools wurde festgestellt, dass Mädchen doppelt so häufig Gehirnerschütterungen erleiden wie Jungen – dennoch wurden Letztere eher bei einer solchen Verletzung vom Platz geholt. Wir sind nicht wachsam genug im Hinblick auf Gehirnerschütterungen bei Mädchen und Frauen, und wir erkennen nicht an, dass bei Frauen möglicherweise eine andere Behandlung und ein anderer Umgang mit der Genesung erforderlich ist. Die Gründe für diese geschlechtsspezifischen Unterschiede sind nicht ganz klar, und weitere Forschung auf diesem Gebiet ist unbedingt notwendig. Was wir jedoch bisher wissen, ist, dass die anatomischen Besonderheiten von Frauen – kleinere Köpfe und eine schwächere Hals- und Nackenmuskulatur – eine höhere Beschleunigung des Kopfes, die Ursache für eine Gehirnerschütterung, mit sich bringen.[358] Ein schwerer Kopf auf einem starken Hals, wie bei der männlichen Anatomie, kann sehr viel mehr Krafteinwirkung aushalten, bevor die Beschleunigung so hoch ist, dass das Gehirn Schaden nimmt.

Interessanterweise könnten die Zyklushormone ebenfalls eine Rolle bei Gehirnerschütterungen spielen.[359] Es gibt eine Studie, die sich eine große Zahl von Frauen angeschaut hat, die mit Gehirnerschütterung ins Krankenhaus kamen. Dabei fand man heraus, dass diejenigen, die in der zweiten Zyklushälfte verletzt wurden, wenn der Progesteronspiegel hoch ist, nach einem Monat schlechter erholt waren.[360] Progesteron ist hier jedoch nicht der Bösewicht. Die Forschenden nehmen an, dass das Hormon neuroprotektive Eigenschaften besitzt. Wenn Frauen sich in dieser Zeit im Zyklus verletzen, sorgt der Stress der Gehirnerschütterung dafür, dass die Progesteronkonzentration im Blut plötzlich abnimmt und eine Art Entzug stattfindet, der Auswirkungen auf unsere Genesung hat. Diese Ergebnisse deuten darauf hin, dass ein Bluttest oder zumindest die Frage nach dem Datum der letzten Periode, um den Zykluszeitpunkt zu ermitteln, bei Frauen mit Gehirnerschütterung relevante Informationen für die behandelnden Mediziner:innen sein könnten. Zu wissen, dass die Frau sich in der Zyklusphase befindet, in der der Progesteronspiegel hoch ist, könnte einen Hinweis darauf geben, dass sie eine schlechtere langfristige Prognose hat, engmaschiger überwacht und bei der Rückkehr zum Training begleitet werden sollte. Wir werden nicht wissen, ob Empfehlungen dieser Art wirklich helfen können, die Behandlung von Frauen mit Gehirnverletzungen zu verbessern, bis mehr Forschung auf diesem Gebiet stattgefunden hat.

Obwohl seit fast zwei Jahrzehnten daran geforscht wird, wissen wir trotz der Hypothesen bezüglich der Stärke der Hals- und Nackenmuskulatur, der Gehirnanatomie und der Hormone immer noch nicht genug über die möglichen Ursachen für die Unterschiede zwischen Männern und Frauen bei Gehirnerschütterungen. Mit hoher Wahrscheinlichkeit schließen sich die verschiedenen Erklärungen nicht aus. Genau wie bei anderen Verletzungen kann es sein, dass alle Faktoren zusammenkommen müssen, um eine kritische Situation zu erzeugen. Die Langzeitfolgen von Gehirnerschütterungen sind ebenfalls Anlass zur Sorge. Der Tod der britischen Fußballlegende Bobby Charlton, der nach seiner sportlichen Karriere demenzkrank wurde, löste eine Kampagne für mehr Forschung über den Zusammenhang zwischen sportbedingten Gehirnerschütterungen und späterer Neurodegeneration aus. Nobby Stiles, der in derselben Nationalmannschaft wie Bobby Charlton spielte, litt ebenfalls an Demenz. Diese Geschichten lenkten die Aufmerksamkeit auf viele andere Sportler:innen aus Sportarten, in denen das Risiko für Schädel-Hirn-Traumata erhöht ist, und die im Alter ebenfalls neurodegenerative Erkrankungen wie Demenz und Alzheimer entwickelten.

Wir hoffen, dass die langfristigen Gesundheitsrisiken bei Männern *und* bei Frauen erforscht werden. Da wir wissen, dass Frauen häufiger Gehirnerschütterungen erleiden und sie andere Symptome zeigen, können wir vermuten, dass Frauen auch von den Langzeitfolgen stärker betroffen sind. Diese Hypothese wird unterstützt, wenn wir bedenken, dass das weibliche Risiko für Demenzerkrankungen nach der Menopause durch den niedrigen Östrogenspiegel erhöht ist. Östrogen schützt die Gehirnzellen vor Schäden und Degeneration. Auch hier könnten also Hormone einen Risikofaktor im Hinblick auf die langfristigen Auswirkungen darstellen. Hoffen wir, dass weder Geldgebende noch Autor:innen dieser spannenden Studien zu den Verknüpfungen zwischen Gehirnerschütterungen und neurodegenerativen Erkrankungen der Gender-Data-Gap zum Opfer fallen, und dass die Forschung zu einem besseren Verständnis von Gehirnerschütterungen sowohl bei Männern als auch bei Frauen führt – unabhängig voneinander und gleichberechtigt.

Doch was können wir, während wir auf weitere Forschung warten, tun, um die Gehirne von Mädchen und Frauen im Sport zu schützen? Dr. Elisabeth Williams von der Swansea University erforscht Gehirnerschütterungen im Frauenrugby. Sie schlägt vor, vor allem die Kraft unseres Nackens und Halses zu trainieren.[361] Frauen besitzen eine weniger starke Hals- und Nackenmuskulatur als Männer, weil deren Volumen im Vergleich geringer ist. Das heißt, wenn Frauen stürzen, ist die Wahrscheinlichkeit höher, dass sie mit dem Kopf auf dem Boden aufschlagen. Männern fällt es leichter, das zu vermeiden. Mädchen beizubringen, sicher zu fallen, wäre eine sinnvolle Maßnahme. Es ist ein Mythos, dass Helme unser Gehirn beim Rugby, Fahrradfahren oder Reiten schützen. Es stimmt, dass sie äußere Kopfverletzungen verhindern, aber sie reduzieren in keiner Weise die Kräfte, die auf das Gehirn einwirken und Gehirnerschütterungen verursachen. Mittlerweile gibt es ein Stirnband, das explizit zum Schutz des Gehirns – nicht des Schädels – entwickelt wurde.[362] Dr. MacSweeney legt nahe, dass alle, die Kontaktsportarten oder Sportarten mit hoher Sturzgefahr betreiben, einen solchen Gehirnschutz tragen sollten, um das CTE-Risiko zu minimieren. Man hat auch Mundschutze mit eingebauten Geschwindigkeitsmessern entwickelt, um Daten über die auf das Gehirn einwirkenden Kräfte zu gewinnen. Das bedeutet, dass wir uns nicht mehr nur auf die Symptome verlassen müssen, um herauszufinden, ob das Gehirn beim Sport Traumata erlitten hat. Ansätze aus anderen Sportarten, um mögliche Verletzungen zu vermeiden, könnten sich ebenfalls als hilfreich erweisen: Im Jugendbaseball ist die Zahl der Pitches pro Person begrenzt, da die Forschung gezeigt hat, dass dies Verletzungen und langfristige Schäden am Ellbogen verhindert.[363] Vielleicht können wir an den Punkt gelangen, an dem wir dank der Informationen von den technischen Geräten, welche die Spieler:innen tragen, begrenzen können, wie viele Erschütterungen ein

Gehirn maximal erleiden darf, bevor sie vom Platz geholt werden oder eine bestimmte Anzahl von verpflichtenden Erholungstagen geboten ist. Zweifellos muss sich etwas verändern, damit der Kontaktsport sicherer für alle wird und wir dabei nicht die lebenslange Gesundheit unseres Gehirns und unserer Psyche aufs Spiel setzen.

Wie Sie sich Ihre geistige Gesundheit erhalten

- Machen Sie sich klar, dass es zwar kein männliches oder weibliches Gehirn gibt, Frauen und Männer durch den Einfluss ihrer Biologie und ihrer Erfahrungen jedoch häufig unterschiedlich denken und sich verhalten. Das zu verstehen wird uns helfen, Umgebungen und Beziehungen zu schaffen, in denen alle bekommen, was sie brauchen.
- Bauen Sie gute Verbindungen zu ihren Kolleg:innen, Lehrer:innen, Coaches und Trainer:innen auf. Wir Frauen neigen dazu, unsere Motivation aus der Stärke unserer Beziehungen zu schöpfen.
- Akzeptieren Sie, dass Frauen Zeit benötigen, um Entscheidungen zu verarbeiten, und dass sie darüber sprechen wollen – stellen Sie sich darauf ein, statt dagegen anzukämpfen.
- Erkennen Sie an, dass Emotionalität keine Schwäche ist. Strategien, um Emotionen zu verarbeiten, können uns davon abhalten, in einer düsteren Gedankenspirale stecken zu bleiben.
- Seien Sie bereit, sich verletzlich zu zeigen. Das kann besonders im Sport schwer sein, wo eine Tendenz zu Beurteilung und Geheimhaltung herrscht, doch psychologische Sicherheit und Spitzenleistungen schließen sich nicht aus – wir können uns unterstützt und gefördert fühlen und gleichzeitig ehrgeizige Ziele verfolgen.
- Bauen Sie Perfektionismus ab und Selbstmitgefühl auf, um leichter mit den unvermeidlichen Stressfaktoren und Herausforderungen im Sport und im Alltag umgehen zu können.

- Lernen Sie, die Anzeichen für eine Gehirnerschütterung zu erkennen, und was zu tun ist, wenn Sie oder jemand in Ihrem Umfeld eine erleidet – besonders, wenn Sie Sport treiben oder im Mädchensport tätig sind.
- Probieren Sie Strategien aus, um das Risiko für Gehirnerschütterungen zu senken, darunter Kräftigungsübungen für den Hals-Nacken-Bereich und/oder das Tragen eines Gehirnschutzes.

Kapitel 11

Gesunde Frauen, ein Leben lang

Im Laufe ihres Lebens macht der Körper einer Frau bedeutende Veränderungen durch, die sich in ihrer physischen und emotionalen Verfassung niederschlagen. Das beginnt mit der ersten Menstruation als Teenager, dem Wachstum der Brüste und der Entwicklung unterschiedlicher Körperformen und reicht bis zu den Wechseljahren und der Zeit danach. Dies sind keine Krankheiten oder Krisen, Verletzungen oder Notfälle, sondern normale, natürliche Übergänge von einem Lebensabschnitt zum nächsten.

Zum Glück wird Frauen in diesen Übergangsphasen nicht mehr geraten, sich nicht zu bewegen! Dennoch sind wir bedauerlich wenig aufgeklärt darüber, was in den verschiedenen Altersstufen mit unserem Körper geschieht. Besonders mau sieht es aus, wenn es darum geht, in diesen Zeiten aktiv und sportlich zu sein und zu bleiben.[364] In diesem Kapitel schauen wir uns die beiden unvermeidlichen Lebensstadien an, die jede Frau durchläuft – Pubertät und Menopause –, und wie diese unsere Fähigkeit, uns sportlich zu betätigen, beeinflussen können und wie sich das auf unser Leben auswirkt. Wir haben die Phasen vor und nach der Geburt eines Kindes nicht in dieses Buch aufgenommen, auch wenn uns bewusst ist, dass Schwangerschaft, Geburt und die Zeit danach sehr wichtig im Leben einer Frau sind. Sie werden aber – freiwillig oder unfreiwillig – nicht von jeder Frau erlebt.

Stecken Sie nicht den Kopf in den Sand! Ignorieren Sie nicht alles in der Hoffnung, dass es einfach vorbeigeht. Leider funktionieren unsere Körper so nicht. Dass Sie jeden Tag Sport treiben oder sehr schnell laufen können oder in einer Profimannschaft sind, heißt leider nicht automatisch, dass sie symptomfrei durch die Pubertät oder die Wechseljahre gleiten. Wäre das nicht toll? Ihre wertvollsten Ressourcen sind jedoch Wissen und das Selbstvertrauen, dieses Wissen anzuwenden. Darum geht es in diesem Kapitel.

Mädchen in der Pubertät - Bewegen und Aufblühen

Die Umbrüche im Körper von Mädchen in der Pubertät beeinflussen stark, wie Mädchen sich emotional und physisch fühlen, und sie verändern ihre äußere Erscheinung. Und das ist nur der biologische Teil. Die gesellschaftlichen Dynamiken und der Druck auf junge Frauen sind ebenfalls komplex, und in etwa 90 Prozent der Fälle leiden die Mädchen überdurchschnittlich stark an Ängsten.[365] Als Teenager wachen sie teilweise täglich mit Ängsten auf. Sie schauen aufs Handy, checken die sozialen Medien und vergleichen sich und ihr Leben mit der Instagramversion anderer. Sie machen sich Sorgen wegen Akne oder ihrer neuen Figur mit mehr Rundungen, sie machen sich Gedanken über das, was sie essen, und ob sie dadurch zunehmen. Sie fürchten, keine guten Noten zu bekommen, und schämen sich zuweilen wegen ihrer neu entwickelten, sich durch die Sportkleidung abzeichnenden Brüste, oder es beschäftigt sie, wie sie aussehen, wenn ihnen warm ist und sie schwitzen.

Sportlich aktiv zu sein und durch die Pubertät zu gehen ist eine ziemlich harte Kombination. In einer Zeit, in der man seinen Körper nicht wiedererkennt – wie er aussieht, wie er sich anfühlt –, wird erwartet, dass man ihn bewegt. Im Sport wird außerdem seine Leistung unter die Lupe genommen, gemessen und beurteilt. Kein Wunder, dass am Ende der Pubertät 64 Prozent der Mädchen den

Sport ganz aufgegeben haben – die Abbruchquote ist doppelt so hoch wie bei Jungen.[366] Die Gründe dafür, dass Mädchen Sport und Fitness an den Nagel hängen, sind vielschichtig – Mangel an Selbstvertrauen, die ungenügende Auswahl an sportlichen Aktivitäten, das Image von Sport als unweiblich, die schulische Leistung wird wichtiger als der Sport, mangelnde Teilnahmemöglichkeiten oder fehlende elterliche Unterstützung –, ganz sicher aber fallen das Aufgeben des Sports und die Ablehnung des eigenen Körpers bei Heranwachsenden zusammen.

Leider werden Mädchen (und Jungen) kaum über den Zusammenhang zwischen ihrem Körper und sportlicher Aktivität in der Pubertät aufgeklärt. In Großbritannien hat sich die Lage in den vergangenen zehn Jahren etwas verbessert, aber die wenigen Lektionen, die Mädchen erhalten, konzentrieren sich auf die Funktionsweise von Eierstöcken und Eileitern, Uterus und Vagina, und einer Art »Schadensbegrenzung«: Werde nicht schwanger und hol dir keine Geschlechtskrankheiten. Häufig wird jedoch nicht auf den Zusammenhang zwischen Biologie und Verhalten eingegangen – auf die Wirkungen, die unsere Eierstöcke und die darin produzierten Hormone auf unsere Emotionen und unsere Welterfahrung haben. Definitiv wird nicht genug über die Veränderungen des weiblichen Körpers im Zusammenhang mit sportlicher Aktivität gesprochen. Diese Unterrichtseinheiten müssen sich besonders bei jüngeren Mädchen nicht um Sex und Babys drehen, es könnte auch um Körperbewusstsein gehen, darum, wie Hormone einen physisch und emotional beeinflussen können, wie man den Zyklus dokumentiert und wie man mit der Periode umgehen kann, wenn man aktiv bleiben möchte. Oder darum, wie sich irgendwann Brüste entwickeln und dass sie beim Training Halt durch einen Sport-BH benötigen.

In einer Studie der Forschungsgruppe Brustgesundheit an der University of Portsmouth berichteten 87 Prozent der Teenager von Problemen mit ihren Brüsten (wie Schmerzen, Bewegung, BH-Passform, Scham), die sie davon abhielten, Sport zu treiben.[367] In der Studie wurde der Effekt von einer Stunde Unterricht über

Brustentwicklung und Brüste im Zusammenhang mit Sport untersucht. Nach dem Unterricht berichteten die Mädchen, dass sie weniger Scham wegen ihrer Brüste empfänden, sich sicherer bezüglich der Auswahl des richtigen BHs fühlten und im Ergebnis mehr Sport treiben wollten. Aufklärung kann in diesem Alter sehr viel bewirken, aber nur, wenn es um die richtigen Themen geht und wenn sie auf die richtige Art von den richtigen Personen kommt (nicht von der Lehrkraft, die halt in diesem Halbjahr bei der Verteilung der Aufgaben im Lehrerzimmer den Kürzeren gezogen hat!). Wir wissen, es ist leicht gesagt, dass wir mehr Aufklärung brauchen, und schwer, diese in ein ohnehin überlastetes Schulsystem zu quetschen – aber nicht unmöglich. 2022 war das Ergebnis einer öffentlichen Konsultation der britischen Regierung, es sei dringend notwendig, »die Qualität und Zugänglichkeit von Information und Aufklärung zur Frauengesundheit zu verbessern«.[368] Wir hoffen, dass zukünftige Mädchengenerationen durch mehr und bessere Aufklärung über ihre Körper bestärkt werden, wenn stärker in die Bildungsarbeit zur weiblichen Gesundheit investiert und die entsprechende Infrastruktur optimiert wird.

Doch nicht nur Schulen sind dafür verantwortlich, dieses Wissen zu teilen. Eltern spielen eine wichtige Rolle, weil ihre Vorurteile und Überzeugungen die Haltung ihrer Kinder zu ihren Körpern in der Pubertät enorm prägen. Expert:innen betonen, dass die Einstellung der Eltern besonders beeinflusst, wie Mädchen mit körperlichen Veränderungen umgehen. In ihrem Buch über die Wirkung von Hormonen auf das Gehirn schreibt Sarah McKay: Wenn wir die Pubertät nicht wie eine Krise behandeln oder unsere eigenen negativen Erfahrungen auf Mädchen projizieren würden, ginge es ihnen in dieser Zeit vermutlich besser.[369] Studien zeigen auch: Wenn die erste Periode bei Mädchen positiv anerkannt oder als Zeichen des Erwachsenwerdens gefeiert und nicht ignoriert oder negativ besetzt wird, sind die Chancen höher, dass diese Mädchen ein positives Körperbild haben und sich so verhalten, dass es ihrer sexuellen und reproduktiven Gesundheit zugutekommt.

Was passiert im Inneren?

Die Pubertät kann bei Mädchen bereits mit acht oder neun Jahren, aber auch erst mit 16 Jahren einsetzen. Jede Frau ist anders, häufig finden bei Mädchen Umbrüche wie diese jedoch zu einem ähnlichen Zeitpunkt statt wie bei der Mutter. Zu wissen, dass bereits Achtjährige in die Pubertät kommen können, bedeutet, dass Eltern oder Lehrer:innen von Mädchen schon früh Gespräche über die Pubertät und Veränderungen des Körpers führen müssen. Wir haben in Schulklassen mit Neunjährigen über den Menstruationszyklus gesprochen, und wenn sie ein paar Informationen und die Gelegenheit bekommen, stellen sie die besten Fragen und beginnen die lebhaftesten Diskussionen, die wir je erlebt haben! Beispielsweise wollen sie wissen, ob das Blut »herausspritzt«, was passiert, wenn man aus Versehen zwei Tampons einführt, oder ob man wegen des Blutverlusts während der Menstruation sterben kann … Mädchen sind neugierig auf die Pubertät, und diese Neugier ist noch nicht dadurch getrübt, dass sie sich mittendrin befinden. Baz hat Mädchen in diesem Alter sogar schon Beckenbodenübungen beigebracht. Mit dem richtigen Tonfall und einer altersangemessenen Komplexität hatten wir nur positive Erlebnisse damit, wenn Mädchen zu verstehen beginnen, warum es wichtig ist, über den eigenen Körper und all die fantastischen Dinge, die in ihm ablaufen, Bescheid zu wissen.

Die Entwicklung von Brüsten ist eines der ersten Dinge, die in der Pubertät geschehen. Die Herausbildung der weiblichen Brust zeigt in der Regel an, dass die Periode innerhalb der kommenden zwei Jahre einsetzen wird. Normalerweise tritt die erste Periode nicht ohne Anzeichen im übrigen Körper auf, wir können also Hinweise wie die Ausbildung von Brüsten, das Wachstum von Schamhaaren, der Füße und dann des gesamten Körpers nutzen, um positive, informative Gespräche mit Mädchen darüber zu führen, was sie erwartet.

Eines der Dinge, mit denen Mädchen Schwierigkeiten haben können, besonders, wenn sie sportlich aktiv sind, ist die ungewohnte neue Körperform. Die neuen Hormone, die in der Pubertät produziert werden, teilen dem weiblichen Körper mit, dass es an der Zeit ist, Fettzellen an den Hüften und am Po anzulagern und Brustgewebe zu entwickeln. Dadurch bekommen Mädchen eine kurvigere Figur, sehen anders aus und fühlen sich anders. Bei Jungen bewirken männliche Geschlechtshormone häufig, dass sich ihre sportliche Leistungsfähigkeit, ihre Kraft und Energie verbessern. Sport treibende Mädchen hingegen können vorübergehend ein Leistungsplateau erreichen, und ihre Körperbeherrschung kann sich verschlechtern. Das kann sich besonders in Sportarten bemerkbar machen, die ein gutes Gleichgewicht (wie Gymnastik) oder Geschicklichkeit erfordern (wie Mannschafts- oder Rückschlagsportarten).

Wichtig ist, sich vor Augen zu halten, dass dies eine Übergangsphase im Leben von Mädchen ist – wie ihr Körper in der Jugend aussieht und sich anfühlt und wie leistungsfähig er ist, sagt nicht unbedingt etwas darüber aus, wie er später aussehen, sich anfühlen und performen wird. Eltern von sehr aktiven, sportlichen Mädchen oder Menschen, die mit solchen Mädchen arbeiten, sollten sie unterstützen, geduldig und konsequent in Bezug auf das Training zu sein, dafür sorgen, dass sie genug Energie über die Nahrung aufnehmen, und dass niemand schlechtgemacht oder wegen seines Körpers oder dessen Funktionen in dieser sensiblen Zeit zurechtgewiesen wird.

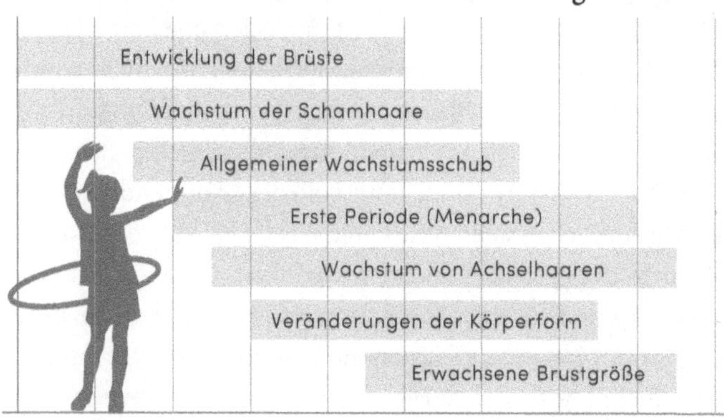

Zeitstrahl der Pubertät

Weniger Stress zu Beginn

Das Problem mit der Menarche und den folgenden ersten Perioden bei jungen Mädchen ist ihre Unvorhersehbarkeit. Jugendliche wissen noch nicht, wie sich ihr Körper in den Tagen vor der Periode anfühlt, und die Länge des Zyklus kann in den ersten zwei Jahren stark variieren. Die Menstruation setzt ein, wenn die Mädchen am wenigsten damit rechnen, und kann mal stärker, mal schwächer sein. Deshalb raten wir Eltern und Lehrer:innen, die notwendigen Utensilien überall dort zu platzieren, wo Mädchen sich aufhalten – auf Toiletten, in Schul- und Sporttaschen. Vor allem müssen die Mädchen natürlich wissen, dass die Produkte da sind – sagen Sie ihnen das also und auch, dass sie diese verwenden können, wenn sie sie brauchen. Oft stehen durchaus Periodenprodukte bereit für den Fall, dass Mädchen sie benötigen, aber es wird vergessen, ihnen das mitzuteilen. Das führt dazu, dass Mädchen nach wie vor die unangenehme Frage stellen müssen: »Hat irgendjemand einen Tampon für mich?«, wenn sie von ihrer Periode überrascht werden.

Es kommt nicht selten vor, dass Mädchen sich woanders als zu Hause und nicht in der Nähe ihrer Eltern befinden, wenn sie ihre erste Periode haben. Das gilt besonders bei Sport treibenden Mädchen, die insgesamt weniger Zeit zu Hause verbringen, weil sie häufig vor oder nach der Schule beim Training und an den Wochenenden bei Spielen und Wettkämpfen sind. Hinzu kommen Trainingslager oder sogar Turniere im Ausland. Deshalb ist es so wichtig, dass Mädchen über die Periode Bescheid wissen, bevor sie eintritt. Erzählen Sie ehrlich, was passiert (etwa einmal im Monat kommt für ein paar Tage Blut aus der Vagina), wie (es tröpfelt heraus, und du kannst es nicht laufen lassen und anhalten wie beim Pipimachen) und was wir dann tun (wir verwenden Periodenprodukte, in denen sich das Blut sammelt, damit es nicht in die Unterhose läuft). Führen Sie auch vor, wie die Produkte verwendet werden (fordern Sie aber kein Mädchen auf, einen Tampon einzusetzen, wenn es nicht blutet – einen trockenen Tampon zu entfernen ist sehr schmerzhaft).

Wir werden häufig gefragt, ob es in Ordnung ist, wenn Mädchen bei ihren ersten Blutungen Tampons tragen, besonders im Hinblick auf sportlich aktive Mädchen, für die es ja sehr praktisch wäre. Die Antwort lautet: Ja, Tampons können von der ersten Periode an verwendet werden. Sie sind vollkommen ungefährlich, solange das Mädchen weiß, wie oft sie gewechselt werden müssen, und der Tampon die richtige Größe und Saugkraft hat, damit er ohne Probleme eingesetzt und herausgezogen werden kann. Die größte Hürde für Mädchen in Bezug auf Tampons ist, dass sie häufig nicht wissen, wie man sie einführt. Wir haben festgestellt, dass Mädchen sehr dazu ermuntert werden müssen, sich mithilfe eines Spiegels ihre Vulva und Vagina anzuschauen oder sie mit den Fingern zu ertasten, um genau zu wissen, wie es da unten aussieht und wo der Tampon eingeschoben werden muss. Doch indem wir das tun, werden wir mit allen Bereichen unseres Körpers vertrauter und sicherer.

Schwierige Gespräche

Wir verstehen, dass diese Gespräche über die Pubertät, über Körper und was mit ihnen geschieht, eine Herausforderung sein können. Und wir wissen, dass Jugendliche vermutlich nichts schlimmer finden, als mit ihren Eltern oder Lehrer:innen darüber zu sprechen. Trotzdem müssen wir es tun.

Emma

Ich weiß, wie schwierig dieses Publikum sein kann! Ich bin durch ganz Großbritannien gereist und habe an vielen Schulen gesprochen, mit Sportlehrenden und ganzen Jahrgängen, und am Anfang hat es sich wie mein schwierigster Auftritt angefühlt. Beginnt bei Mädchen die Periode, ist sie unregelmäßig, und die Symptome können schlimmer sein als in späteren Jahren. Wenn ich mit Gruppen jugendlicher Sportlerinnen spreche, merke ich, dass sie definitiv anders über ihren Körper denken, und auch die Bereitschaft, sich mit ihm auseinanderzusetzen, ist eine andere als bei Sportlerinnen beispielsweise im Alter von 20 Jahren. Je älter Frauen werden, desto vertrauter werden sie mit ihrem Körper. Sie gewöhnen sich an die Brüste, die neue Körperform, die monatlichen Blutungen und sind interessiert daran, mehr über die Funktionsweise ihre Körpers zu erfahren, wie sie mit ihm in Einklang leben können und wie sie das nutzen können, um ihre sportliche Leistung oder ihre Freude am Sport zu optimieren. In der Pubertät dagegen sind die Mädchen meist nicht so scharf darauf. Ich habe vor vielen Mädchengruppen gesessen, wo alle Teilnehmerinnen rot angelaufen waren und die Arme verschränkt hatten, und wusste, dass sich jede Einzelne von ihnen fragte, wieso die Frau vor ihnen so begeistert über den Körper redet, der in ihnen im Augenblick keine Begeisterungsstürme weckte. Das ist in Ordnung: einfach die Informationen zu geben und die Idee in den Raum zu stellen, dass sie als Frauen die Kontrolle über den eigenen Zyklus übernehmen können, statt sich ihm auszuliefern, und dass dieser für die Leistungsfähigkeit sowohl hilfreich als auch hinderlich sein kann, vor allem aber, dass der Körper es wert ist, gefeiert zu werden. Auf diese Weise werden viele Samen gesät, die, wenn sie aufgehen, zu mehr Empowerment führen.

Noch nicht über die Startlinie

Eine häufige (aber nicht normale) Unterhaltung, die wir mit Eltern sehr sportlicher Mädchen haben, beginnt mit den Worten: »Meine Tochter ist siebzehn und hat noch keine Periode – sollte ich mir Sorgen machen?« Es ist sehr wichtig, nicht zu ignorieren, wenn eine junge Frau mit sechzehn noch keine Periode hat, und sie dabei zu unterstützen, das mit ihrer Ärztin oder ihrem Arzt zu besprechen.

Bella führt solche Gespräche regelmäßig in ihrer Praxis, fragt dann nach der Familiengeschichte – beispielsweise, wann die Mutter die erste Monatsblutung hatte, weil das eine Rolle spielen kann – und versucht herauszufinden, ob es Probleme rund um den Sport und die Ernährung gibt, die durch eine Untersuchung, Bluttests oder Scans weiter überprüft werden sollten.

Möglicherweise ist alles in Ordnung und für diesen speziellen Körper normal, aber bei sehr sportlichen Mädchen kann es ein Zeichen dafür sein, dass die Balance zwischen Training, Erholung und Ernährung nicht stimmt und sie unter RED-S leiden, wie wir weiter oben erklärt haben. Mädchen sollten wissen (und stolz darauf sein), dass ihre Menstruation ein wichtiges Signal für ihre Gesundheit ist. Und sie sollten wissen, dass das Ausbleiben der Periode – sei es, dass sie überhaupt nicht einsetzt oder dass sie wieder aufhört – auf ein Energiedefizit hinweisen kann. Das kann schlicht dadurch entstehen, dass Jugendliche, besonders wenn sie viel trainieren, die optimale Ernährung nicht so gut hinbekommen. Vielleicht haben sie nicht genügend Zeit zwischen der Schule und den Nachmittagsaktivitäten, oder sie wissen nicht, was gesunde, nahrhafte Energiequellen für ihre Aktivitäten sind. Oder sie unterschätzen, wie viel Energie ihr Leben zwischen Schule, Sport und Freundschaften erfordert.

Das Körperbild

Manchmal essen Mädchen absichtlich nicht ideal, sondern schränken bewusst die Art und Menge ihrer Nahrung ein, weil sie dünn sein wollen. Das Körperbild ist besonders für Mädchen im Sport ein Thema. Wenn sie sich andere Mädchen und Frauen anschauen und sehen, dass dünne und leichte Sportlerinnen erfolgreich sind, werden sie weniger Gewicht und einen schlanken Körper mit Erfolg assoziieren und das nachahmen. Dabei übersehen sie, dass ein rascher Gewichtsverlust oder die Praxis, nicht genug oder nicht die geeignete Art von Nahrung zur richtigen Zeit zu sich zu nehmen, viel größere negative Auswirkungen auf ihre Leistung hat. In dieser Zeit ist die Sprache, die wir verwenden, extrem wichtig. Zu sagen oder auch nur anzudeuten, ein Mädchen sehe »dick« oder »fett« aus, kann der Punkt sein, an dem sich der Weg für dieses Mädchen gabelt und es eine Richtung einschlägt, die nur allzu häufig in physischer oder psychischer Krankheit oder Verletzungen endet.

Junge Frauen sind eine Risikogruppe für Essstörungen. Solche Störungen können in jedem Alter auftreten, tun das aber am häufigsten zwischen 13 und 17 Jahren. Wenn wir an Essstörungen denken, fällt uns meist als Erstes die Anorexia nervosa ein, aber Magersucht macht nur 15 Prozent aller Essstörungen aus. Andere Beispiele sind Bulimie, Binge Eating, Einschränkung der Lebensmittel, exzessives Sporttreiben und eine starke Fokussierung auf Essen oder eine ungesunde Fixierung auf eine bestimmte Ernährungsweise. Essstörungen haben nicht nur Auswirkungen auf die betroffene Person selbst, sondern auch auf ihr Umfeld. Das Wichtigste ist, dass diese Problematik so früh wie möglich bemerkt und umgehend diagnostiziert wird. Dann ist schnelles Handeln nötig, beispielsweise eine Überweisung zu einem Spezialisten oder einer Spezialistin – und zwar unabhängig vom Gewicht oder Body-Mass-Index (BMI) des Mädchens.

Auch wenn Essstörungen komplex sind – um sie zu prognostizieren, scheint es relevanter zu sein, wie sich Jugendliche *fühlen,* als wie viel sie wiegen. Wir alle können entscheidend dazu beitragen, dass wir ein positives Körperbild ohne Druck vermitteln und Erwartungen managen. Die Sprache, die wir rund um Körpergröße, Gewicht oder Aussehen verwenden, und der Wert, den wir einer bestimmten Zahl auf der Waage oder einer Körperform zusprechen, können große Auswirkungen auf das Selbstwertgefühl und die Körperwahrnehmung einer Sportlerin haben.

Ebenfalls beachtet werden sollte das Gegenteil von zu viel Training und zu wenig Essen: Bei vielen Mädchen führen die Ernährungsgewohnheiten und der Mangel an körperlicher Aktivität zu einer übermäßigen Gewichtszunahme. Auch das kann eine große Herausforderung sein. Wie unterstützt man eine Jugendliche dabei, abzunehmen oder sich besser zu ernähren, ohne dass sie in eine Abwärtsspirale aus Diäten und extremem Essverhalten abrutscht?

Wir müssen immer damit beginnen, dass wir das enorm emotionale Verhältnis von Frauen zu Ernährung anerkennen – egal, ob es um zu wenig oder zu viel Nahrung geht. Mädchen einfach zu sagen, sie sollten mehr oder weniger essen, ist also recht sinnlos. Die Gründe hinter dem Essverhalten herauszufinden und darüber mit ihnen zu sprechen oder sie zu ermuntern, das Gespräch mit Profis darüber zu suchen, kann dabei helfen zu verstehen, was wirklich los ist, und letzten Endes wieder gesunde Essgewohnheiten zu etablieren. Mädchen in die Küche zu holen, sie ihre eigenen Mahlzeiten zubereiten und etwas Verantwortung dafür übernehmen zu lassen, was sie essen, kann bestärkend und lehrreich sein und Eltern und Töchtern helfen, Kompromisse darüber zu finden, was auf dem Teller landet.

Wir müssen Mädchen sehr früh beibringen, dass es nicht darum geht, ob sie dick oder dünn sind, sondern darum, ob sie gesund sind oder nicht. Schlanke Menschen können aufgrund ihrer Ernährung sehr ungesund sein, Mädchen, die etwas mehr wiegen – besonders in der Pubertät, wenn sich der Körper stark verändert –, dagegen sehr fit und gesund. Das alte Narrativ zu verändern, ist schwer, wenn man bedenkt, wie sehr Mädchen bearbeiteten Bildern von schlanken, sportlichen Körpern ohne Kurven oder Zellulite, dafür mit Waschbrettbauch, oder Fotos von extrem dünnen Supermodels ausgesetzt sind. Aber die Dinge sind im Wandel: Marken beginnen zu begreifen, dass sie eine Verantwortung dafür tragen, in ihrer Werbung gesunde Frauen in allen Formen und Größen darzustellen. Je mehr Sichtbarkeit der Frauensport in den Medien bekommt, desto mehr werden Mädchen wirklich positive Vorbilder mit starken Körpern und Persönlichkeit haben.

Mädchen in Bewegung bringen

Einerseits geben viele Mädchen bis zum Ende ihrer Teenagerzeit den Sport ganz auf. Doch auch die Mehrheit derjenigen, die aktiv bleiben, bewegt sich einem Bericht von Sport England von 2018 zufolge nicht so viel, wie es die Richtlinien für körperliche Aktivität vorgeben.[370] Ein Teil des Problems beginnt lange vor den Veränderungen des Körpers in der Pubertät. Forschende glauben, dass die meisten Kinder – Mädchen und Jungen – im Alter von etwa zehn Jahren in der Entwicklung so weit sind, dass sie alle grundlegenden Bewegungsformen wie Laufen, Springen, Hüpfen, Fangen, Werfen und Treten beherrschen können.[371] Sie erlernen diese, indem sie passende Aktivitäten ausüben, die Bewegungen angemessen vorgeführt bekommen, gute Rückmeldungen erhalten und diverse herausfordernde, aber Spaß machende praktische Übungsangebote erhalten. Doch obwohl Jungen und Mädchen diese Skills theoretisch im selben Alter meistern könnten, sind Mädchen darin kontinuierlich schlechter als Jungen, besonders im Fangen, Werfen und Treten. In einer Studie konnten nur 14 Prozent der Mädchen beim Eintritt in die weiterführende Schule Bälle treten und werfen, während es bei den Jungen 50 Prozent waren.[372]

Als Wissenschaftler:innen versuchten, die Unterschiede zwischen Jungen und Mädchen zu erklären, vermuteten sie, dass Jungen üblicherweise mehr Zeit mit Ballspielen und anderen Aktivitäten verbringen, bei denen sie herumrennen, stürzen und herumtollen.[373] Das ergibt Sinn, denn auch wenn es ein Klischee ist, spielen Jungen eher in ihrer Freizeit Fußball mit Pullovern als Torpfosten oder Völkerball mit einem Tennisball, den sie in einer Hecke gefunden haben. Sie spielen mehr Angriff-und-Verteidigung-Spiele und mehr Spiele, die sowohl motorische Fähigkeiten – Laufen, Ausweichen, Drehen – als auch Fertigkeiten der Objektkontrolle – Treten, Werfen, Fangen – erfordern, als Mädchen. Die Forschung zeigt, dass sich Mädchen in Schulpausen lieber mit »verbalen« Spielen beschäftigen als mit körperlichen.[374] Und es gibt mehr Möglichkeiten für Jungen, außerhalb des Unterrichts Sport zu treiben, als für Mädchen, die zudem dazu neigen, mehr Zeit mit nicht sportlichen Aktivitäten wie Theater und Musik zu verbringen. Durch all das entsteht ein Defizit bei den motorischen Fähigkeiten. Das wiederum ist eine Hürde für die Teilnahme an Sport und Fitness, und wenn Frauen später doch sportlich aktiv sind, erhöht die mangelnde Übung auch die Verletzungsgefahr. Wenn wir nicht dafür sorgen, dass Mädchen früh lernen, sich zu bewegen, wie sollen sie es dann später können?

Auch hier ist es wieder leicht, mit dem Finger auf die Schulen zu zeigen. Wir wissen, dass der Schulsport zunehmend unter Druck steht, ob aus Mangel an angemessenen Einrichtungen, an Personal oder Zeit im Stundenplan. Aber im Toolkit für Lehrer:innen »Changing the Game, for Girls« der Women's Sport and Fitness Foundation finden sich einige spannende Fallstudien über Schulen, die das Problem von zu wenig Bewegung und Sport bei Mädchen angehen.[375] Eltern können hierbei ebenfalls eine entscheidende Rolle spielen, indem sie sicherstellen, dass die Aktivitäten, zu denen wir schon kleine Mädchen ermuntern, nicht durch eigene bewusste oder unbewusste Vorurteile über Geschlechterrollen beeinflusst werden. Lassen Sie Mädchen draußen auf Bäume klettern, mit den Geschwistern raufen und im Matsch oder Fangen spielen statt Ringelreihen und Puppenpicknick. Studien zu den elterlichen Erwartungen zeigen, dass Eltern unbewusst glauben, ihre Söhne seien besser im Sport als ihre Töchter, selbst wenn es faktisch andersherum ist. Mit der Zeit übernehmen die Töchter diese Überzeugungen und fangen an, ihre Kompetenzen und ihr Potenzial zu unterschätzen. Zwischen dem Glauben an sich selbst, Fähigkeiten und der Motivation, weiter Sport zu treiben, besteht erwiesenermaßen ein direkter Zusammenhang. Eltern, Lehrer:innen und Trainer:innen spielen eine entscheidende Rolle dabei, bei Mädchen den Grundstein für eine lebenslange Beziehung zu körperlicher Betätigung zu legen.

Lassen Sie sie ihr Ding finden

Mädchen zu helfen, eine Sportart oder körperliche Aktivität zu finden, die sie mögen, trägt dazu bei, dass sie sich zu zufriedenen, optimistischen und furchtlosen Heranwachsenden entwickeln. Teenager werden kompetenter in zwischenmenschlicher Kommunikation, entwickeln mehr Empathie und Verständnis für die Gefühle anderer, bessere Fähigkeiten, in Gruppen zu arbeiten; ihr psychisches Wohlbefinden und ihre Resilienz sind größer, und es fällt ihnen leichter, Freundschaften zu schließen, wenn ihre Interessen und Hobbys von der Familie, von Freunden, der Schule und der Gemeinde unterstützt werden. Darauf deuten Studien hin.[376]

Helfen wir Mädchen, eine Aktivität finden, die sie mögen, dann werden sie in der Pubertät und auch danach gedeihen. Wir kennen jedoch alle auch Eltern, die zu viel wollen, bei denen das Verhältnis zwischen Ermutigung und Druck nicht ganz ausgeglichen ist, wo Unterstützung in Frustration übergehen kann, Trainer:innen und Lehrer:innen sich Beschwerden anhören müssen und Mädchen Ärger bekommen, wenn sie nicht gut genug sind. Steve Biddulph, Psychologe und Familientherapeut, schreibt über den Balanceakt, den es bedeutet, unseren Kindern genügend Raum und Zeit zu geben, um herauszufinden, was sie wirklich wollen. Es bedeutet jedenfalls nicht, ihre Freizeit mit verschiedenen Arten von Unterricht, Training und anderen Verpflichtungen vollzustopfen, sondern geduldig zu sein, vielleicht sogar ein wenig Langeweile aufkommen zu lassen, damit sich bei ihnen eine innere Sicherheit herausbilden kann. Unsere Aufgabe ist es, Interesse zu bemerken und ihnen zu zeigen, dass wir es sehen und sie gern dabei unterstützen, ihren Leidenschaften zu folgen.[377]

Forschungsergebnisse bestätigen immer wieder, dass jugendliche Mädchen sagen, sie seien weniger bereit, ihren Sport weiterzuverfolgen, wenn er keinen Spaß mehr macht. Extreme Wettbewerbsorientierung und Perfektionismus können die Begeisterung für den Sport ziemlich schnell verderben – auch bei Mädchen, die sich vorher als sportlich bezeichnet hätten und in der Schule oder im Verein erfolgreich waren. Die Liebe zum Sport und die Freude am Training und sportlicher Leistung wollen wir aufrechterhalten; gleichzeitig sollen die Mädchen jedoch den gesunden Wettbewerb und das Streben nach Erfolg genießen. Vielleicht sollten wir die Idee wiederbeleben, dass »Dabeisein alles ist«, und herausstreichen, was Mädchen abgesehen vom Gewinnen, vom Sport haben können – Spaß, persönliche Entwicklung, den Aufbau sozialer Beziehungen, die Entdeckung tief verwurzelter Interessen und Freude am Spiel und an körperlicher Bewegung. Denn wenn Mädchen all das erleben, ist die Wahrscheinlichkeit viel höher, dass sie ihr ganzes Potenzial ausschöpfen – nicht nur bezogen auf die sportliche Performance, sondern ihr Potenzial, ein glückliches, gesundes Leben zu führen.

Aufklärung, Aufklärung, Aufklärung

Gespräche mit Mädchen – sei es mit Ihrer Tochter, Ihrer Nichte, einer Schülerin oder einer Freundin – zu führen, schafft Bewusstsein bei ihnen und vermittelt ihnen wichtiges Wissen, das ihnen nicht nur während der Pubertät gute Dienste leistet, sondern auch hilft, mit den Veränderungen ihres Körpers nach der Geburt eines Kindes oder in der Perimenopause umzugehen. Ein Mädchen, das im ersten Jahr seiner Periode an starken Krämpfen leidet, wird viel besser damit zurechtkommen, wenn es weiß, dass es eine Menge gegen die Beschwerden tun kann und dass diese nachlassen können, wenn es älter wird. Mädchen über guten Halt für die Brüste aufzuklären, bewirkt, dass die Brustschmerzen während des Zyklus oder die Scham, weil sich die Brüste bewegen, keine Gründe mehr sind, sich gegen körperliche Aktivität zu entscheiden, weder jetzt noch in Zukunft. Zu wissen, wie Hormone unser Gehirn und unseren Körper beeinflussen können, kann Mädchen helfen, Stimmungsschwankungen und Motivationstiefs in den Griff zu bekommen, aber auch die hormonelle Achterbahn in den Wechseljahren.

Einfach gesagt: Lernen junge Frauen mehr über ihren Körper in der Pubertät, können sie ihr Leben lang besser für ihre Gesundheit und ihr Wohlbefinden sorgen.

Wohlbefinden in der Pubertät

- Die Pubertät ist ein sensibler Lebensabschnitt, aber wir können Mädchen helfen, die wunderbaren Dinge zu feiern, die in ihrem Körper ablaufen.
- Versuchen Sie, in dieser Zeit eine stabile Präsenz zu sein, sodass Mädchen auf der hormonellen Achterbahn, wenn sich ihre Körper verändern und ihre Emotionen sie verwirren, immer wieder auf Sie zukommen können.
- Bewahren Sie eine positive Haltung: Überprüfen Sie Ihre eigenen Vorurteile und Einstellungen gegenüber Ihrem Körper, bevor Sie sie an andere weitergeben.
- Sorgen Sie dafür, dass sich Mädchen mehr und früher bewegen. Unterstützen Sie Bewegung im Spiel, und bieten Sie Ihnen alle Aktivitäten an, die Sie auch Jungen anbieten würden. Mädchen müssen lernen, ihre Körper gut zu bewegen.
- Klären Sie Mädchen über Ernährung auf, und fördern Sie ein gutes Verhältnis zum Essen, das darauf basiert, sich gesund und energetisch zu fühlen, statt einfach nur dünn zu sein.
- Ermutigen Sie Mädchen nicht zu früh, sich auf eine Sportart festzulegen. Das kann zu Verletzungen durch Überforderung, zu Burn-out und Aufgeben führen.
- Seien Sie geduldig, wenn Mädchen noch herausfinden müssen, auf welche Weise sie sich gern bewegen. Machen Sie aus körperlichen Entwicklungen oder möglichen Beeinträchtigungen der Fertigkeiten in der Pubertät keine Katastrophe. Dies ist eine Übergangsphase, und jemanden hinsichtlich seiner Fähigkeiten, seiner Sportlichkeit oder Leistungsfähigkeit in eine Schublade zu stecken, führt in einer solchen Zeit des Wandels nirgendwohin. Lassen Sie ihnen die Freude am Sport und an ihrem Körper. Alles Übrige folgt.

Bewegung in der Lebensmitte

Als Lebensmitte gelten üblicherweise die Jahre zwischen fünfundvierzig und fünfundfünfzig. Das ist die Zeit, in der Frauen in der Regel in die Wechseljahre eintreten, die Periode unregelmäßig wird, die Produktion der Zyklushormone wild schwankt und insgesamt sinkt, wenn es auf die Menopause zugeht. Wenn die letzte Menstruation ein ganzes Jahr zurückliegt, bezeichnet man sie als Menopause. Eine gute Betrachtungsweise der einzelnen Abschnitte ist, sie als umgekehrte Pubertät zu sehen. Während sich die Hormone in der Pubertät für einen regelmäßigen Zyklus in Stellung bringen, ist die Perimenopause die Zeit, in der sie herunterfahren und der Körper sich bereit macht für ein Ende des Zyklus.

Noch vor fünf Jahren hörte man in den Medien oder im Internet so gut wie nichts von den Wechseljahren. Dieser wichtige Abschnitt im Leben einer Frau war oft von Scham und Verlegenheit begleitet. Ein Bericht der Fawcett Society von 2022 hat aufgedeckt, dass viele Frauen in diesem Zusammenhang Stigmatisierung erleben: 41 Prozent gaben an, dass die Wechseljahre oder ihre Symptome bei der Arbeit lächerlich gemacht worden seien.[378] In der Forschung, im öffentlichen Bewusstsein und in der medizinischen Ausbildung zur Versorgung während der Wechseljahre herrscht nach wie vor eine Lücke. Viele Frauen und ihre Familien leiden daher im Stillen, ohne zu wissen, womit sie rechnen und wie sie Hilfe bekommen können.

Aber die Dinge ändern sich. Die Forschung verbessert sich, und die Ausbildung wird aktualisiert und ist stärker evidenzbasiert. Wir erfahren mehr über die Wechseljahre aus den Medien und dem Internet. Informationen darüber wurden außerdem in den Lehrplan für Schulen aufgenommen. Eine aktuelle Umfrage von Joyce Harper, Professorin für Reproduktionsbiologie, hat gezeigt, dass 90 Prozent der Frauen in der Schule nie etwas über die Wechseljahre gelernt haben, 60 Prozent fühlten sich darüber überhaupt nicht informiert und 30 Prozent »graut« davor.[379]

Aber es ist nicht alles nur düster. Frühe Aufklärung und Bewusstsein für die Wechseljahre sind entscheidend dafür, dass Frauen das Ruder in die Hand nehmen können, statt darauf zu warten, dass die Menopause die Kontrolle über sie übernimmt. Joyce Harper ermuntert Frauen, die Wechseljahre in einem anderen, positiveren Licht zu betrachten. Die Zeit danach, die Postmenopause, ist eine Zeit, in der Frauen sich nicht mehr um ihre Periode oder andere Symptome des Monatszyklus scheren müssen. Bei Frauen, die während ihrer fruchtbaren Lebensjahre stark durch hormongesteuerte Leiden wie Endometriose oder das polyzystische Ovarialsyndrom beeinträchtigt wurden, können die Beschwerden nun ein Ende haben. Es gibt viele medikamentöse Optionen für Frauen in den Wechseljahren, darunter auch die Hormonersatztherapie (HET), aber Lebensstil und Fitness sind wie immer die Grundlagen dafür, in dieser Phase gesund und zufrieden zu sein.

Hormonelle Achterbahn

In der Perimenopause gehen Sie von einem schönen, natürlichen, relativ vorhersehbaren und in Bezug auf die hormonellen Lagen unvermeidlichen Zyklus zu einem etwas chaotischeren über, bei dem die Produktion sowohl von Östrogen als auch Progesteron allmählich abnimmt. Genau wie uns die steigenden Hormonwerte im Monatszyklus physisch und emotional beeinflussen, so hat auch der rasche Rückgang von Hormonen eine Wirkung – häufig mit unberechenbareren Höhen und Tiefen denn je. All dies trägt dazu bei, wie wir uns fühlen und welche Symptome wir erleben. Die Perimenopause und ihre Symptome können bis zu zehn Jahre andauern, im Durchschnitt sind es jedoch vier.[380]

Sprunghaft wechselnde und insgesamt sinkende Konzentrationen von Östrogen und Progesteron sind die prägenden hormonellen Elemente unserer Lebensmitte, doch auch andere Hormone gehen zurück. Das kann dazu beitragen, dass es Ihnen etwas schwerer fällt, sich zum Sport aufzuraffen. Frauen produzieren weniger Testosteron als Männer, aber es ist trotzdem ein wichtiges Hormon im weiblichen Körper, und auch das geht mit dem Alter zurück. Dieses Absinken des Testosteronspiegels kann Symptome wie eine nachlassende Libido, tiefe Müdigkeit, Motivationsmangel und Muskelschwäche bewirken. Die Forschung hat ergeben, dass Testosteronersatzpräparate, die Muskelmasse und -kraft aufbauen, was wiederum andere körperlichen Funktionen bei Frauen verbessert (die Experimente wurden an Frauen durchgeführt, die eine chirurgisch induzierte Menopause hatten).[381]

Melatonin, ein Hormon, das unseren Schlaf-Wach-Rhythmus kontrolliert und Stimmung und Immunfunktion beeinflusst, geht in den mittleren Jahren ebenfalls deutlich zurück. Schlaflosigkeit ist ein häufiges Symptom in der Perimenopause. Sie kann wegen anderer Beschwerden auftreten, die den Schlaf stören, wie Nachtschweiß, Nervosität und Unruhe, doch man geht davon aus, dass sinkende Spiegel von Hormonen wie Melatonin sich auch direkt auf den Schlaf auswirken.[382] Das hat Forschende dazu veranlasst zu untersuchen, ob Melatoninersatz einen positiven Effekt auf den Schlaf von Frauen in der Menopause haben kann, aber der aktuelle Stand ist, dass Ersatzstoffe bei Frauen mittleren Alters weder Schlaf noch Stimmung verbessern.[383] Das zeigt, wie komplex das ganze hormonelle System in den Wechseljahren ist, und dass es nicht ausreicht, bloß ein Hormon zu ergänzen. Es geht darum, herauszufinden, welche Kombination aus Ernährung, Bewegung, Zusatzpräparaten und möglicherweise Hormonersatztherapie für Sie funktioniert.

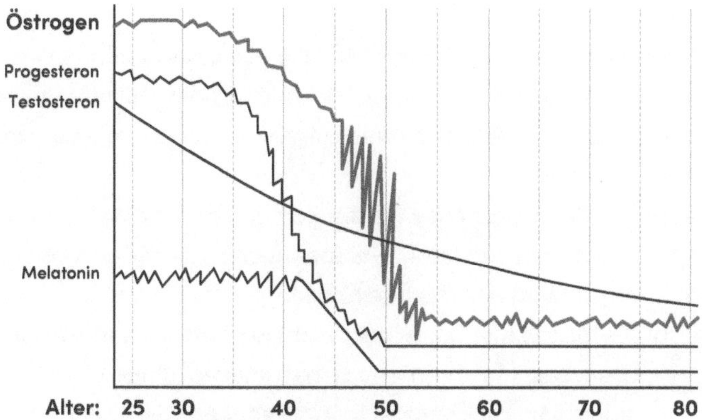

Schwankende Hormonspiegel im Laufe unseres Lebens.
Die Kurven zeigen die chaotischen und sinkenden Hormonwerte in der Lebensmitte ab den Vierzigern und frühen Fünfzigern und die niedrigen Werte in der Postmenopause.

1 × 1 der Menopause

- Die Menopause, also die letzte Regelblutung, ist ein unvermeidlicher Abschnitt im Leben einer Frau. Meist findet sie mit Ende vierzig oder Anfang fünfzig statt.
- Die Menopause kann auf eine von drei Arten beginnen:
  a) Natürlich, wenn die Eierstöcke nach und nach aufhören, Eizellen auszustoßen.
  b) Medizinisch, wenn Medikamente die Funktion der Eierstöcke beenden.
  c) Chirurgisch, wenn die Eierstöcke durch eine Operation entfernt werden.
- Einer natürlichen Menopause geht die Perimenopause voraus, die Phase, die häufig als »hormonelle Achterbahn« bezeichnet wird. In dieser Zeit treten die meisten Symptome auf. Sie kann zwei bis zehn Jahre dauern.

- Die verschiedenen Begriffe für die Menopause können verwirrend sein. Umgangssprachlich wird oft die gesamte Phase als »Menopause« oder »Wechseljahre« bezeichnet, aber hier einmal im Detail:
  a) Die Perimenopause ist die Zeit, in der Wechseljahrsbeschwerden auftreten, Sie aber noch regelmäßig oder unregelmäßig Ihre Periode haben.
  b) Als Menopause bezeichnet man den Zeitpunkt, an dem Sie das letzte Mal Ihre Periode hatten (das können Sie nach einem Jahr rückwirkend feststellen, wenn Sie über fünfzig sind; wenn Sie über fünfundvierzig sind, nach zwei Jahren).
  c) Die Postmenopause ist die Zeit nach der Menopause.
- Die Lebensmitte ist eine stressige Zeit für alle, unabhängig von den Lebensumständen. Der Lebensstil kann sich enorm darauf auswirken, wie Sie mit der Situation zurechtkommen.
- Jede Frau erlebt die Peri- und die Menopause anders. Art und Schwere der Symptome können sich stark unterscheiden, ebenso die Folgen für das Leben der Frau und ihrer Familie.
- 80 Prozent aller Frauen leiden unter Hitzewallungen, Schlaflosigkeit, Gewichtszunahme und Benommenheit, aber abgesehen von diesen am häufigsten auftretenden Symptome gibt es buchstäblich Hunderte weitere.
- Die Richtlinien des britischen National Institute for Health and Care Excellence (NICE) empfehlen eine Hormonersatztherapie (HET) für nahezu alle Frauen. Diese kann Ihnen Ihre Ärztin oder Ihr Arzt verschreiben. Immer mehr Frauen profitieren kurz- und langfristig von einer HET. Auf kurze Sicht kann das zusätzliche Östrogen die Wechseljahrsbeschwerden lindern und auf lange Sicht Knochen, Herz, Verdauung, Haut und Psyche und vieles mehr schützen. Das Brustkrebsrisiko ist bei einer HET leicht erhöht, deshalb ist es wichtig, das mit der Person zu besprechen, die Ihnen die HET verschreibt.

- Im Augenblick ist die in Großbritannien angewandte HET körperidentisch. Dies bedeutet, dass die Hormone nahezu denen entsprechen, die von Natur aus vom weiblichen Körper produziert werden. Sie ist daher sehr gut verträglich.
- Nicht jede Frau kann, muss oder möchte eine Hormonersatztherapie machen. Es gibt auch nicht hormonelle Medikamente.
- Vergessen wir nicht das Testosteron: Ein niedriger Testosteronspiegel kann eine geminderte Libido und tiefe Müdigkeit bewirken. Frauen, die darunter leiden, können ein Testosteronersatzpräparat nehmen.
- Sport (Ausdauer und Kraft) ist ein unbestritten positiver Aspekt des Lebens in den Wechseljahren. Möglichst jede Frau sollte sich sportlich betätigen.
- Die Website »Was sind Wechseljahre? (frauengesundheitsportal.de) ist eine hervorragende Quelle für evidenzbasierte Tipps und weiterführende Ressourcen. Ein weiterer Tipp ist die Balance-App von Dr. Louise Newson, einer Ärztin, Spezialistin und Aktivistin für die Wechseljahre.
- Sie können versuchen, die Symptome der Menopause mithilfe von Nahrungsergänzungsmitteln zu lindern, unter anderem mit Magnesium, Vitamin D und Mönchspfeffer. Es gibt wenige Belege dafür, dass andere Präparate mit Rotklee, Salbei und Traubensilberkerze ebenfalls wirken, aber unsere Philosophie ist: Sofern Sie den Eindruck haben, es hilft Ihnen, schadet nicht und kostet keine Unsummen, dann nehmen Sie es.

Bella

Tag für Tag kommen viele Frauen mit Wechseljahrsbeschwerden in meine Praxis, und immer mehr fragen nach einer Hormonersatztherapie. Eine 53-jährige Frau, die lange Arbeitstage hatte und zur Arbeit pendelte, hatte ihr stressiges Leben bis vor Kurzem durch Laufen und regelmäßiges Training ausgeglichen. Eines Tages kam sie tränenüberströmt in mein Sprechzimmer, weil sie glaubte, dement zu sein. Sie beschrieb, dass sie in Meetings saß und plötzlich den Faden verlor, dass Sie Hänger hatte und ihre Sätze nicht beenden konnte. Sie bekam Panik, und ihre Ängste verschlimmerten sich. Weitere Fragen von mir brachten andere Symptome zum Vorschein, darunter Hitzewallungen und Nachtschweiß. Außerdem war sie seit Monaten wegen überwältigender Müdigkeit nicht in der Lage gewesen zu trainieren. Sie wachte bereits erschöpft auf und konnte ihrer üblichen Selfcare-Routine nicht nachgehen. Auf einmal war es ihr nicht mehr möglich, ihr gewohntes Leben zu führen. Sie hatte weder Zeit noch Energie zu kochen und trank abends zu viel Wein. Das wirkte sich auf den nächsten Tag aus, und die Lage geriet insgesamt außer Kontrolle.

Diese Frau war erschrocken, als ich ihr sagte, dass ihre Symptome wahrscheinlich den Wechseljahren geschuldet waren, aber sie war verständlicherweise auch erleichtert, dass es sich nicht um Demenz handelte. Sie begann eine HET mit einem Östrogengel, das man auf die Haut aufträgt und einziehen lässt (nicht einreiben!). Für das Progesteron ließ sie sich eine Hormonspirale einsetzen. Innerhalb weniger Wochen nach Beginn der Behandlung mit dem Östrogengel ging es wieder bergauf. Als Erstes fiel ihr auf, dass sie besser schlief. Schließlich gelang es ihr, ihre alte Lebensweise wiederaufzunehmen; sie lief regelmäßig und trank weniger Alkohol.

Zum Glück hat das Bewusstsein für die Menopause in den letzten Jahren rasant zugenommen. Es gibt Bücher und Dokus, in denen die Symptome offen besprochen und alle möglichen Heilmittel empfohlen werden. Viele Frauen wissen also, worauf sie achten müssen und wann sie sich Hilfe holen sollten.

Superwoman in der Lebensmitte

Frauen in der Lebensmitte wollen wirklich aktiv sein, begegnen aber, abhängig von ihrem individuellen Körper und ihren Lebensumständen, besonderen Hürden. Ob es die Physiologie dieser Lebensphase ist, mit der Sie zu kämpfen haben, oder die Logistik und die Verantwortungen, die eine Frau zwischen vierzig und Mitte fünfzig hat – in dieser Phase ist es schwer, eine Balance zu finden. Zeit für sich selbst herauszuschlagen, ist schwer. Das Sportprogramm einzuschieben, von dem alle sagen, man solle es machen, ist schwer. Während die Lebensmitte einige wunderbare Aspekte hat, ist vieles daran auch verdammt schwer.

Manche Frauen mittleren Alters haben immer ihren Sport und ihr Training geliebt – sie sind damit aufgewachsen, samstagabends die Sportsendung *Gladiators* zu schauen, und hatten sportliche Vorbilder wie Sally Gunnell, Steffi Graf und Sharron Davies. Sie sind in einer Zeit groß geworden, in der Mädchen und Frauen viel Gelegenheit hatten, sich sportlich zu betätigen. Diese Generation erreicht nun die Lebensmitte und trainiert nach wie vor gern und misst sich im Sport. Aber sie tut das in einem System, in dem das Wissen und die Programme fehlen, um diese Frauen bestmöglich zu unterstützen. Ihre Körper verändern sich, und was früher funktioniert hat, um sie fit und gesund zu halten, funktioniert nicht mehr. Für Frauen, die es seit Jahrzehnten gewohnt sind, auf ihren Körper zu hören und zu wissen, wie sie das Beste aus ihm herausholen, kann dies eine aufwühlende und frustrierende Erfahrung sein.

Andere Frauen mittleren Alters treiben vielleicht seit ihrer Jugend keinen Sport mehr und würden sich als »unsportlich«

bezeichnen, oder sie haben den Sport nach der Geburt ihrer Kinder aufgegeben. Für diese Frauen, die mit dem Sport beginnen oder erneut starten wollen, um etwas gegen die Gewichtszunahme, die physischen oder emotionalen Symptome der neuen hormonellen Lage zu tun oder den Alltagsstress zu bekämpfen, existieren kaum Informationen oder Unterstützung. Oft ist es leichter, die Idee komplett aufzugeben. Wenn Frauen das Training wieder aufnehmen, es beispielsweise noch einmal mit Korbball probieren oder ins Fitnessstudio gehen, macht es ihnen häufig keinen Spaß. Es fühlt sich nicht gut, sondern gefährlich an, so als wäre ihr Körper nicht für sportliche Aktivität gemacht. Sie haben möglicherweise den Eindruck, sich schnell zu verletzen, oder fühlen sich in einer Gruppe jüngerer Frauen nicht wohl. Finden sie jedoch eine Aktivität, die sie genießen, stimmen die Gruppe oder der Rahmen und fühlen sie sich willkommen und unterstützt, statt beurteilt oder kritisiert, ist es toll, die körperlichen Fortschritte und die Lebensfreude zu sehen, die ihnen der Sport bringt.

Fitnesskurse, Personal Trainer, Coaches oder auch Onlineangebote sind selten darauf zugeschnitten, dass Frauen in der Lebensmitte optimal trainieren, fitter werden oder gegen die Beschwerden im Zusammenhang mit dem Altern oder der Menopause vorgehen können. Frauen mittleren Alters müssen entweder an Programmen teilnehmen, die nicht für ihre Körper entwickelt wurden, oder man schlägt ihnen leichtere, sanftere Workouts wie Yoga und Aquafitness vor (nichts gegen Yoga und Aquafitness, aber das sind nicht die einzigen Bewegungsformen, zu denen wir Frauen im mittleren Alter ermuntern sollten).

Baz hat Hunderte Frauen dieser Altersgruppe trainiert und festgestellt, dass es ein paar Schwerpunkte gibt, auf die man sich konzentrieren sollte. Bei The Well HQ sind wir überzeugt, dass Frauen sich bewegen müssen, und zwar auf eine Art und Weise, die ihnen liegt (Sie müssen es nicht lieben, aber Sie sollten eine gewisse Freude daran haben, sonst bleiben Sie nicht dran). In der Lebensmitte ist sportliche Aktivität genauso wichtig, wenn nicht noch wichtiger als in jeder anderen Lebensphase, denn sie kann nicht nur die Symptome der Perimenopause lindern, sondern wirkt sich auch langfristig positiv auf die Gesundheit von Herz, Knochen, Muskulatur und Psyche aus, mehr als jedes Medikament. Unsere Mobilität, Unabhängigkeit und Zufriedenheit im Alter hängen in hohem Maße von unserer Einstellung zur Bewegung in mittleren Jahren ab.

Ob Sie eine persönliche Bestzeit beim 10-Kilometer-Lauf erreichen wollen oder sich das erste Mal an fünf Kilometer wagen, es gibt Dinge, die Sie als aktive Frau mittleren Alters tun können, die Ihnen helfen, auszuschöpfen, was Ihr Körper leisten kann.

- Dokumentieren Sie Ihre Symptome
  Schreiben Sie alles auf! Vom Monatszyklus über den Schlaf, Hitzewallungen, chronische oder akute Schmerzen und Energieniveaus bis dahin, wie Sie sich beim Sport fühlen oder wie sich Ihr Appetit verändert. Je mehr Informationen Sie haben, desto wirkungsvollere Lösungen können Sie finden. Dadurch kennen Sie auch Ihren Körper viel besser und verfügen über mehr Körperkompetenz, was beim Navigieren durch die Wechseljahre sehr hilfreich ist.

- Managen Sie Ihre Periode wie ein Profi
  Die Monatsblutungen in der Perimenopause können sehr stark sein (wegen der überdurchschnittlich hohen Östrogenwerte während Ihres Zyklus) oder unerwartet auftreten (zu Beginn der Perimenopause verkürzt sich der Zyklus tendenziell, aber er kann auch in einem Monat länger sein und im nächsten wieder kürzer). Periodenslips können nützlich sein, wenn Sie sich nicht ganz sicher sind, wann die Blutung beginnt – tragen Sie sie dann einfach sicherheitshalber –, oder als zusätzliche Maßnahme, falls Sie stark bluten. Auch Menstruationstassen können eine tolle Möglichkeit sein, mit starken Blutungen zurechtzukommen, da sie mehr Blut aufnehmen als ein Tampon und bis zu zwölf Stunden in der Scheide bleiben können.

- **Sprechen Sie mit einer geeigneten Person über Ihren Beckenboden**
  Im Schnitt dauert es sieben Jahre, bis eine Frau wegen Stressinkontinenz um Hilfe bittet, dabei ist es ein klassisches Gesprächsthema unter Freundinnen mittleren Alters. Beckenbodenprobleme wie spontaner Urinverlust, Blasen- oder Verdauungsbeschwerden setzen typischerweise in dieser Zeit ein oder verschlimmern sich.

- **Erkennen Sie das Problem**
  Unsere Körper können sensibler auf Alkohol, Zucker und Koffein reagieren, wenn wir die Lebensmitte erreichen. Gehören diese Dinge zu Ihrer Ernährung, dann könnten Sie manche Symptome auslösen. Versuchen Sie einmal, sie wegzulassen, und beobachten Sie, was geschieht. Liegt hier das Problem, dann müssen Sie sich den Tatsachen stellen. Noch so viel Grünkohl, eingeweichte Mandeln und Lachs kommen nicht gegen Ihre Gin Tonics an – wirklich nicht!

- **Schauen Sie sich Ihre Trainingsroutine objektiv an**
  Es ist gut möglich, dass Ihr bestehendes Trainingsprogramm nicht mehr das richtige für Sie ist. Lange Ausdauereinheiten können anstrengender sein als früher; vielleicht sind schnellere Intervalle besser geeignet. Diese kurzen, knackigen Einheiten sollten Frauen mittleren Alters generell in Erwägung ziehen, denn sie eignen sich auch im Hinblick auf Knochengesundheit und Muskelkraft – sofern Ihr Beckenboden das mitmacht. Achten Sie darauf, wie die unterschiedlichen Einheiten Ihren Schlaf und Ihre innere Unruhe beeinflussen und wie viel Erholung Sie benötigen, um wieder bereit fürs Training zu sein. Lernen Sie, was Ihnen insgesamt guttut.

- **Wärmen Sie sich auf**
  Da wir in der Perimenopause verletzungsanfälliger sind, ist es wirklich wichtig, sich mindestens zehn Minuten lang mit zunehmender Intensität aufzuwärmen, bevor Sie loslaufen oder

die HIIT-Einheit bzw. eine andere dynamische Aktivität starten. Das Aufwärmen bereitet nicht nur Ihre Muskeln auf das vor, was kommt, es teilt auch Ihrem Nervensystem mit, dass Sie bald loslegen. So vermeiden Sie die Stressreaktion eines überrumpelten Körpers.

- Machen Sie Krafttraining

Krafttraining ist gut für die Knochen, die Körperform und die Muskulatur. Wenn wir älter werden, nimmt ab dem 30. Lebensjahr unsere Muskelmasse um drei bis acht Prozent pro Jahrzehnt ab.[384] Indem Sie mit Gewichten arbeiten oder sorgfältig aufgebaute HIIT-Sessions mit Bodyweight-Übungen absolvieren, können Sie Ihre Muskelmasse aufrechterhalten oder erhöhen und die Zusammensetzung Ihrer Körpermasse verändern, sodass der Fettanteil ab- und die Muskulatur zunimmt. Das ist nicht nur für Ihren Stoffwechsel hervorragend und verhindert eine mögliche Gewichtszunahme – Frauen mit mehr Muskelmasse haben auch weniger Wechseljahrsbeschwerden (z.B. Hitzewallungen).[385]

Krafttraining hilft außerdem, durch die Stärkung und das Zusammenspiel der Muskeln Verletzungen vorzubeugen, und es erhält die Knochen stark. Ein weiterer Vorteil von Krafttraining in dieser Lebensphase ist, wie Studien gezeigt haben, dass Frauen, die schwere Gewichte heben, ein geringeres Risiko einer Beckenbodensenkung haben.[386] Sie müssen jedoch eine gute Technik erlernen, um die Vorzüge zu maximieren und potenzielle Probleme nicht zu verschärfen. Eine Anleitung für Kraftübungen finden Sie in Kapitel 7 (»Gesunde Körper in Bewegung«). Haben Sie in Ihrem Fitnessstudio einen Trainer oder eine Trainerin, dann lassen Sie sich die korrekte Technik für das Gewichtheben zeigen. Es gibt nichts Besseres für das Selbstvertrauen beim Gewichtheben, als am Anfang zu lernen, wie es richtig gemacht wird. Die Mehrheit der Kraft-und-Ausdauer-Programme kann so angepasst werden, dass sie bei Rückenschmerzen geeignet sind (sehr verbreitet unter Frauen in diesem Alter) und die

Gefahr einer Beckenbodenstörung reduzieren. Diese kann andernfalls durch den verstärkten Druck im Bauchraum durch das Luftanhalten hervorgerufen werden. Arbeiten Sie mit jemandem, der oder die weiß, was er oder sie tut, und Ihre individuellen Bedürfnisse unterstützt. Sie werden nicht nur körperlich vom regelmäßigen Krafttraining profitieren, es reduziert auch Ängste und Stress und verbessert die Symptome einer Depression.[387]

- Erholen Sie sich wirklich

  Wenn wir älter werden, brauchen wir länger, um uns vom Training zu erholen. Die Regeneration wird wichtiger, damit unser Energieniveau wieder steigt, die Muskeln repariert werden und wir für das nächste Workout bereit sind. Beim Sport in der Mitte des Lebens geht es darum, klüger zu trainieren, nicht härter. Es kann schwierig sein, sich umzugewöhnen, wenn Sie immer auf eine bestimmte Art und Weise trainiert haben, und weniger zu tun, um mehr zu erreichen, kann einem erst einmal widersprüchlich vorkommen. Die Lebensmitte ist ein guter Zeitpunkt, um sich das zu erlauben. So profitieren Sie optimal von dem Training und den Übungen, die Sie machen. Sie erreichen das, indem Sie mehr Pausentage einplanen, seltener morgens trainieren und häufiger ganze Regenerationswochen einlegen (alle zwei oder drei Wochen). Sie wissen, dass Sie sich richtig erholt haben, wenn Sie die erwarteten Ergebnisse erzielen, viel Energie für das Training haben und sich nicht hindurchprügeln müssen.

- Auch in der Mitte des Lebens ist eine gute Energiezufuhr wichtig

  Frauen in mittleren Jahren haben im Zusammenhang mit Energie und sportlicher Aktivität einen anderen Bedarf als früher. Sie können Fructose (Fruchtzucker) nicht so gut verstoffwechseln und in Energie umwandeln, das heißt, Sie sollten Sportgetränke und Sportlernahrung mit vielen Kohlenhydraten vermeiden. Der Körper reagiert empfindlicher auf Kohlenhydrate, was bedeuten kann, dass der Blutzucker stark ansteigt und absinkt und Stimmung und Appetit ins Chaos stürzt. Nehmen Sie für die Zufuhr von Kohlenhydraten und Proteinen Vollkornprodukte und Gemüse zu sich. Sie brauchen außerdem insgesamt mehr Protein, da dem Körper die Verwertung nun schwerer fällt.

- Füllen Sie Ihren Flüssigkeitshaushalt auf
Um genug Energie für das Workout zu haben, ist ein ausgeglichener Flüssigkeitshaushalt essenziell. Wir kommen in den Wechseljahren nicht so gut mit Hitze zurecht, es ist also sehr wichtig, den Körper mit ausreichend Flüssigkeit zu kühlen. Selbst wenn Sie besorgt sind wegen Ihres Beckenbodens, sollten Sie unbedingt trinken. Weniger Trinken bedeutet nicht weniger Urinverlust!

- Bitten Sie früh um Hilfe
Frauen warten zu lange, bis sie sich Hilfe suchen. Jemanden wegen unserer Schwierigkeiten aufzusuchen, schieben wir gern ganz nach unten auf der To-do-Liste, oder wir machen die Probleme klein und reden uns ein, dass alles in Ordnung ist. Wenn Sie in den Vierzigern sind und Ihr Zyklus kürzer geworden ist oder Sie andere Symptome haben, sollten Sie als Erstes zu Ihrem Arzt oder Ihrer Ärztin gehen, um sich allgemeine Ratschläge zu holen und Optionen wie die Hormonersatztherapie oder Veränderungen des Lebensstils zu besprechen. Sie sollten außerdem darüber nachdenken, eine Physiotherapiepraxis zu finden, um Ihren Beckenboden untersuchen zu lassen. Teure Tests oder kostspielige HET sind nicht nötig. Wenn Sie als Privatzahlerin irgendwo hingehen, achten Sie darauf, dass Sie wirklich unabhängig beraten werden und nicht eine Reihe von Produkten oder Dienstleistungen aufgeschwatzt bekommen.

Baz

Ich habe vor Kurzem mit einer Frau Ende vierzig zusammengearbeitet, die gerne lief und für Marathons trainierte. Sie stand morgens früh auf, um vor der Arbeit zu laufen. Sie kam zu mir, weil sie auf ihren Läufen einen starken Drang hatte, Wasser zu lassen, und das verdarb ihr die Freude am Sport. Abgesehen davon kam sie gut zurecht mit den Wechseljahren und ihren Symptomen. Wir strichen alles, was die Blase reizen könnte, aus ihrer Ernährung, arbeiteten an ihrer Beckenbodendynamik, und es wurde besser. Nach vier Wochen hatte sie bei einem Lauf jedoch wieder dieselben Beschwerden wie zuvor. Ich war etwas verwirrt, weil ich nicht verstand, was der Grund dafür sein könnte – bis ich sie nach vaginalem Östrogen fragte. Sie hatte es in der vorherigen Woche abgesetzt, weil sie nicht sicher war, ob sie es noch benötigte. Das war der Aha-Moment. Das gezielt lokal in die Vagina eingeführte Östrogen hatte ihre Vagina ausreichend aufgepolstert, dass sie die Blase stützen konnte, und so blieb der Drang, zur Toilette zu gehen, beim Laufen aus. Ohne das intravaginale Östrogen kehrten ihre Symptome zurück.

Da dies kein schwerwiegendes medizinisches Problem ist, hätte diese Frau einfach beschließen können, dass ihr Körper nicht mehr für das Laufen geeignet ist. Aber Wechseljahrsbeschwerden, die für die einen vernachlässigbar erscheinen, stellen bei anderen das ganze Leben auf den Kopf. Für meine Klientin war es eine große Sache. Da wir ein Verhältnis hatten, in dem sie sich damit wohlfühlte, über alles zu sprechen, kamen wir zu dem Ergebnis, dass sie das Östrogen weiter anwenden würde. Sie genoss es, wieder laufen zu können, ohne sich Gedanken über die nächste Toilette machen zu müssen. Manchmal reduzieren Frauen ihr Sportprogramm wegen Wechseljahrsbeschwerden oder setzen es ganz aus. Lassen Sie sich davon nicht abhalten, sich zu bewegen oder in den Verein oder zu den Kursen zu gehen, die Sie seit Jahren gern besuchen. Mit etwas Wissen, etwas Aufmerksamkeit für Ihre Symptome und passenden Heilmitteln können Sie weiterhin tun, was Sie mögen, und länger davon profitieren.

Was, wenn Sie eine natürliche Lebensmitte ohne Medikamente wollen?

Frauen sagen häufig, sie würden die Wechseljahre gern »auf natürliche Weise erleben« oder es »ohne Medikamente« versuchen. Es ist großartig, wenn jemand seinen Lebensstil und seine Ernährung optimiert, und besonders, wenn dies allein alle Symptome beseitigt. Dennoch ist es wichtig, dass sich Frauen, die trotzdem Beschwerden haben, Hilfe bei Ihrer Ärztin oder Ihrem Arzt oder bei Expert:innen für die Menopause suchen.

Wenn wir Frauen bloß anders über die Wechseljahre denken und sie als »Östrogenmangel« einordnen könnten, wären wir vielleicht mitfühlender miteinander und offener für Unterstützung. Wenn Sie leichte bis schwere Symptome haben, obwohl Sie Ihre Lebensweise verändert haben, fehlt Ihrem Körper wahrscheinlich das Östrogen, und Sie könnten von einer Hormonersatztherapie profitieren. Das ist in Ordnung. Es ist sogar richtig gut, dass es für diese Fälle ein leicht erhältliches, sicheres Mittel gibt. Stellen Diabetiker:innen fest, dass Ihnen Insulin – ebenfalls ein Hormon – fehlt, zögern die meisten nicht, ein Medikament zu nehmen, das die Wirkung von Insulin reguliert und ihnen hilft, die Symptome in den Griff zu bekommen und ihr Leben ganz auszukosten. Das heißt nicht, dass die Menopause eine Krankheit ist oder dass jede Frau in den mittleren Jahren Medikamente braucht. Aber es gibt Präparate, die dazu beitragen können, Ihren Körper ins Gleichgewicht zu bringen, sodass Sie nicht täglich unter Beschwerden leiden. Bei The Well HQ haben wir nur allzu oft gesehen, dass Frauen eine HET zurückweisen, weil sie eine solche Behandlung als Schwäche ansehen oder Bedenken wegen der Risiken haben. So erhalten sie nicht die Unterstützung, die sie benötigen und von der sie sehr profitieren würden.

FAQs

Das Gesundheits- und Fitnessprogramm jeder Frau ist anders, und die Menopause wirkt sich bei jeder Frau unterschiedlich auf ihre sportliche Aktivität aus. Damit Sie in Bewegung kommen hier einige der Fragen, die uns oft im Zusammenhang von Sport bei Frauen in der Lebensmitte gestellt werden, und unsere Antworten.

Meine Rückenschmerzen kehren immer wieder zurück. Ich gehe nicht gern ins Fitnessstudio, aber ich liebe Sport, und ich habe das Gefühl, mein Körper lässt mich hängen wie nie zuvor. Ich vertraue ihm nicht.
Rücken- und Gelenkschmerzen sind sehr verbreitet. Beschäftigen Sie sich aufgeschlossen mit diesen Beschwerden, damit Sie verstehen, was sie verbessert und was sie verschlechtert. In dieser Lebensphase werden sie nicht einfach wie von Zauberhand verschwinden. Bewegung und Sport sind gut, aber nicht, wenn Sie Schmerzen haben. Auch wenn Sie das wissen – gezielte Rehaübungen mit einer Physiotherapeutin oder einem Personal Trainer oder Pilates würden sich wahrscheinlich lohnen. Falls Sie die Kosten oder die Zeit nicht vor sich selbst rechtfertigen können, überlegen Sie, was Sie einer Freundin oder einem Familienmitglied raten würden – und folgen Sie Ihrem eigenen Rat!

Ich habe zugenommen und werde die Pfunde nicht los, egal, wie hart ich trainiere.
Vielleicht müssen Sie *weniger* trainieren. Die Lebensmitte kann stressig sein, und Stress wirkt entzündlich im Körper. Das hat zur Folge, dass man weniger leicht abnimmt. Fahren Sie etwas herunter, und achten Sie darauf, nicht jeden Morgen ohne Frühstück zu trainieren und auch nicht bei jeder Einheit alles zu geben. Bauen Sie Dehneinheiten ein, einen Spaziergang in der Natur, Wildschwimmen,

Yoga – all das bringt ihren Systemen bei, sich zu beruhigen, und holt sie aus dem Kampf-oder-Flucht-Modus.

Ich bin Marathonläuferin, aber das viele Training erschöpft mich. Ich möchte eine persönliche Bestzeit erreichen und weiß, dass ich es kann, ich weiß bloß nicht genau, wie.
Möglicherweise müssen Sie weniger laufen, abwechslungsreicher trainieren, besser essen und mehr schlafen. Wir schlagen vor, ein gutes Strength-and-Conditioning-Programm einzubauen. Von sechs guten Läufen in der Woche auf vier sehr gute umzustellen und zwei, drei gezielte Krafteinheiten zu integrieren, kann Ihnen helfen, Kraft aufzubauen, das Verletzungsrisiko zu reduzieren und Ihre Form beim Laufen zu verbessern. Das ist eine andere Herangehensweise, aber erwiesenermaßen eine lohnende.

Ich liebe Wildschwimmen. Was sollte ich zusätzlich tun?
Machen Sie weiter, was Sie lieben, aber überlegen Sie, ob Sie eine Art Zirkeltraining einbauen können. Probieren Sie es vor dem Schwimmen. Sie müssen dafür nicht an einen bestimmten Ort gehen, aber zwei-, dreimal pro Woche etwas Krafttraining wäre hervorragend.

Ich möchte mit anfangen, mit Gewichten zu arbeiten. Wie lege ich los?
Wenn Sie noch nie Krafttraining gemacht haben, beginnen Sie mit Körpergewichtübungen wie Squats und Push-ups und konzentrieren Sie sich bewusst auf die Technik. Bringen Sie Ihrem Gehirn die korrekten Bewegungsmuster in Squats und Ausfallschritten bei, sodass diese, wenn Sie Gewichte hinzunehmen und fortgeschrittene Übungen machen, richtig ablaufen und Sie keine Verletzungen riskieren. Gehen Sie nicht zu schnell weiter auf die nächste Stufe, doch sobald Sie sich bezüglich Ihrer Technik sicher fühlen, können Sie leichte Kurzhanteln und Fitnessbänder einsetzen, bevor Sie schließlich zu größeren Gewichten übergehen. Falls Sie in einem Studio trainieren wollen, können Geräte mit Gewichten super sein, um das Selbstvertrauen für Freihanteltraining aufzubauen. Schon dreimal

wöchentlich wäre fantastisch. Ihre Priorität sollte sein, sich von einer Person, die weiß, was sie tut, eine sichere Technik beibringen zu lassen.

Ich denke darüber nach, meinen ersten Triathlon zu machen. Ist es vernünftig, ein derart herausforderndes sportliches Hobby im mittleren Alter anzufangen?
Tun Sie es! Suchen Sie sich zu Beginn einen Sprinttriathlon, und registrieren Sie sich – wenn Sie das Startgeld bereits bezahlt haben, ist die Wahrscheinlichkeit höher, dass Sie anfangen, dafür zu trainieren. Lokale Vereine sind in der Regel eine super Unterstützung beim Training für den ersten Triathlon. Sie sollten als Erstes einen Trainingsplan erstellen. Triathlons und dergleichen sind berüchtigt dafür, dass die Athlet:innen nicht genügend regenerieren, einfach, weil sie für drei Sportarten auf einmal trainieren müssen. Achten Sie also darauf, Pausen und ein paar Krafteinheiten in der Woche einzubauen. Trainieren Sie mit Freund:innen oder in einem Verein, das erhält die Motivation und Freude.

Ich war eine sehr gute Sportlerin und bin mir nicht sicher, ob ich mit der Enttäuschung zurechtkommen würde, nicht mehr so gut zu sein wie früher, wenn ich wieder anfange.
Sie müssen nett zu sich sein. Das ist leichter gesagt als getan, aber hier geht es wirklich darum, sich zu sagen: »Okay, das bin ich jetzt, so viel habe ich in meinem Leben auf dem Zettel, und ich werde mich nicht danach beurteilen, wie viele Burpees ich schaffe (oder auch nicht).« Tun Sie, worauf Sie Lust haben, konzentrieren Sie sich auf sich selbst und fangen Sie an, sich zu bewegen – Sie werden es lieben.

Wie Sie gut durch die Menopause kommen

- Ihr Körper verändert sich. Wie Sie sich mit zwanzig und dreißig ernährt und wie Sie trainiert haben, kann mit vierzig, fünfzig nicht mehr das Richtige sein. Seien Sie bereit, neu zu lernen, was das Beste für Sie ist.
- Dies ist eine stressige Zeit, egal, wie Ihre Lebensumstände aussehen. Wenn Sie nur eine Sache tun, dann arbeiten Sie an Ihrem Stressmanagement. Sport kann dabei extrem hilfreich sein, doch wenn Sie es falsch angehen, kann es die körperlichen Probleme verstärken, die der Stress erzeugt.
- Der Lebenswandel ist ein wichtiger Faktor – wahrscheinlich müssen Sie einige Dinge überdenken und umstellen. Haben Sie jedoch erst einmal neue Gewohnheiten etabliert, werden Sie die körperlichen und emotionalen Vorteile spüren.
- Bauen Sie Kraft auf. Das ist der am häufigsten übersehene Aspekt eines fitten, resilienten und glücklichen Lebens von der Lebensmitte an. Kraft ist das A und O.
- Bitten Sie früh um Hilfe – je eher, desto besser. Wenden Sie sich an Praxen oder Kliniken des öffentlichen Gesundheitswesens. Falls Sie über die notwendigen Ressourcen verfügen, kommen auch private Kliniken und ergänzende Therapien in Frage.
- Dies ist unter Umständen die einzige Lebensphase, auf die Sie richtig gut vorbereitet sind. Sie finden da draußen jede Menge Informationen, also bewaffnen Sie sich mit Wissen und einem Werkzeugkasten an Strategien. Wie in jedem Lebensabschnitt können wir nicht voraussagen, wie unsere Erfahrung aussehen wird, aber je besser wir uns darauf einstellen und ein Gefühl von Handlungsfähigkeit erzeugen, desto besser können wir für unsere Gesundheit und unser Wohlbefinden eintreten.
- In der Lebens*mitte* anzukommen bedeutet nicht, sich auf das Lebens*ende* vorzubereiten. Für viele ist es eine Zeit neu gewonnener Freiheit. Wenn Sie Kinder haben, sind diese vielleicht bereits ausgeflogen, vielleicht haben Sie mehr Zeit, Dinge zu tun,

die Sie gern mögen. Sie entwickeln eine neue Widerstandskraft, und Ihre Bullshit-Toleranz nimmt ab. Sie können Ihren Körper lieben ohne die Unsicherheit der Jugend. Sie können ganz Sie selbst sein.

Kapitel 12

Wohin wir gehören

In diesem Buch haben wir Ihnen das gegeben, von dem wir glauben, dass es Ihr ureigenes Recht ist: Wissen über Ihren wunderbaren Körper und darüber, wie das, was in ihm vorgeht, Ihr Erleben der Welt und das Verfolgen Ihrer Ziele beeinflussen kann. Ein besseres Verständnis des eigenen Körpers macht Sie jedoch nicht automatisch zu einer Architektin Ihres eigenen gesundheitlichen Wohlergehens. Wenn Sie zwar Informationen haben, aber nichts unternehmen, werden Sie keine positiven Änderungen herbeiführen. Sie müssen Gewohnheiten entwickeln, die Ihre Gesundheit und Ihr Wohlbefinden unterstützen, und wir hoffen, dass Ihnen das durch dieses Buch gewonnene Know-how dabei hilft.

Leider können Sie diese Reise nicht allein unternehmen. Sie existieren nicht in einem Vakuum. Wir alle befinden wir uns im Zentrum eines Venn-Diagramms von Ökosystemen – Familie und Freundschaften, Kolleg:innen und Arbeit, unserer Onlinewelt, der aktuellen und früheren Gesellschaft. Egal ob wir darüber reden, die Macht der Ernährung oder die unserer Hormone zu entfesseln, ob wir offener über Menstruation oder den Beckenboden sprechen oder darüber, den perfekten BH zu finden – ob wir das tun können, hängt auch von den Einstellungen und Handlungen der anderen in diesen Ökosystemen ab. Sie prägen uns, häufig ohne unsere Einwilligung. Und wenn Sie scheitern, wenn Sie das Gefühl haben, dass Ihr Körper Sie hängen lässt, oder glauben, Sie seien einfach nicht dafür gemacht, etwas Bestimmtes zu tun, denken

Sie bitte daran, dass es wahrscheinlich nicht an Ihnen liegt, nicht an Ihrem Körper, nicht an Ihrer Fähigkeit, mit Ihrem Menschsein zurechtzukommen. Es sind diese Ökosysteme, die Sie im Stich lassen: die tief verwurzelten Überzeugungen über Frauen, das strukturelle Verschweigen des weiblichen Schmerzes, die mangelnde Aufklärung über unsere Körper in jedem Lebensalter, die Verteilung der Ressourcen in der Forschung, bei der die Frauengesundheit und die Erfahrungen von Frauen zu kurz kommen, die Ungleichbehandlung von Frauen im Sport. Kurz gesagt, das Patriarchat.

Das Gewebe unserer Welt

Die uns umgebende physische Umwelt beeinflusst, wie wir unser Leben führen und wie unkompliziert die Erfahrung, eine Frau zu sein, im Alltag ist. Nehmen wir das Beispiel Toiletten. Wenn ein Mann auf die Toilette geht, benötigt er etwas, in das er sich erleichtern kann (normalerweise ein Urinal oder eine Toilettenschüssel), und wenn er Stuhlgang hatte, braucht er Toilettenpapier. Für eine Frau genügt etwas Toilettenpapier selten. Zu jedem beliebigen Zeitpunkt haben 800 Millionen Mädchen und Frauen ihre Periode, und sie benötigen eine Toilette, Toilettenpapier (immer), Periodenprodukte und die Möglichkeit, ihre benutzten Produkte sicher und hygienisch zu entsorgen, oder eine Gelegenheit, ihre Menstruationstasse zu entleeren und zu reinigen. Zwar haben die meisten Frauen ihre eigenen Periodenprodukte dabei, doch in einer Umfrage unter amerikanischen Frauen sagten 86 Prozent der Teilnehmenden, sie seien bei der Arbeit von ihrer Periode überrascht worden und hätten keine zur Hand gehabt. 60 Prozent von ihnen verließen den Arbeitsplatz, um sich welche zu kaufen, 34 Prozent gingen nach Hause, um sich zu versorgen.[388] Die Periode kann also nicht nur schambesetzt, frustrierend und lästig sein, sondern auch schädlich für Produktivität und Leistung, denn es wird Arbeitszeit darauf verwendet, das Problem fehlender Periodenprodukte zu lösen.

Sportvereine und Sportanlagen sind häufig die schlimmsten Übeltäter. Manchmal gibt es schlicht gar keine Toiletten, beispielsweise beim Zirkeltraining unter freiem Himmel, bei einem Rennen oder an einer Wettkampfstätte. Unserer Erfahrung nach pinkeln Männer, egal ob bei Spaßläufen oder Marathons, in die Büsche, während Frauen stundenlang vor zwei Dixi-Klos anstehen, die freundlicherweise für Hunderte von Teilnehmerinnen an diesem Tag bereitgestellt wurden. Und wenn es Dixi-Klos gibt, fehlt dort häufig die Möglichkeit, Periodenprodukte zu entsorgen. Wir haben von Frauen gehört, die zum wöchentlichen Ligaspiel angetreten sind und dort nur eine einzige Toilette für 30 Frauen vorgefunden haben (richtig, abgesehen davon stand eine Reihe von Urinalen für Männer zur Verfügung). Oder sie waren an Orten, wo die Mülleimer von benutzten Produkten überquollen oder kaputt waren, sodass man den Deckel nicht auf hygienische Weise mit dem Trethebel öffnen konnte.

Damit wir alle die gleiche Erfahrung mit der Toilettenbenutzung machen, sollten wir sicher sein können, dass wir in den vorhandenen Einrichtungen vorfinden, was wir benötigen. Klingt einfach, oder? Doch selbst wenn ein Veranstaltungsort über saubere Toiletten mit Klopapier und einem funktionierenden Mülleimer für Periodenprodukte verfügt, sind dort selten die Produkte selbst in der Toilette, den Waschräumen oder den Umkleiden vorhanden.

Es gibt viele Gründe, weshalb eine Frau von ihrer Periode überrascht werden kann, ohne die nötigen Hygieneartikel zur Hand zu haben – selten geschieht es aus Faulheit oder Unorganisiertheit, wie es die Menschen darstellen, die keine Periodenprodukte »verschenken« wollen, weil es, na ja, Geld kostet. Der Menstruationszyklus kann durch viele Faktoren beeinflusst werden, unter anderem Alter, Ernährung, Training, Reisen, Stress und die Tatsache, dass manche Frauen einfach keine regelmäßige Periode haben und die Abweichungen bis zu acht Tage im Monat betragen können. Periodenprodukte in öffentlichen Toiletten anzubieten nimmt Frauen diesen Stress. Außerdem muss sie nicht alles stehen und liegen lassen, nur weil sie unerwartet ihre Tage bekommen hat. Wenn Sie zu einem Fitnesskurs gehen und merken, dass Ihre Menstruation eingesetzt hat, sich aber nicht wohl dabei fühlen, nach Periodenprodukten herumzufragen, und vor Ort keine verfügbar sind, müssen Sie wahrscheinlich gehen, um sich welche zu besorgen, und verpassen den Kurs oder ihre Gelegenheit, an diesem Tag Sport zu treiben. Keine frei zugänglichen Periodenprodukte zu haben, verursacht im besten Fall zusätzlichen Stress, im schlimmsten Fall hält es Frauen ganz davon ab, sich zu bewegen. In Wahrheit ist es nicht teuer für diese Einrichtungen, die entsprechenden Artikel bereitzustellen. Abgesehen von der einen Ausnahme, als die NASA 1984 bekanntlich für Sally Rides siebentägigen Raumflug zur Sicherheit Hundert Tampons ins Weltall geschickt hat, nehmen Frauen in der Regel nur das in Anspruch, was sie aktuell benötigen, also einen, höchstens zwei Artikel. Das sind knapp vier Euro jährlich pro Frau und ein ungeheurer Gewinn für das Wohlbefinden von Mädchen und Frauen in diesen Situationen.[389]

Schottland ist dem Rest von Großbritannien in dieser Hinsicht voraus.[390] Im November 2020 wurde es das erste Land weltweit, in dem kostenlos und überall Periodenprodukte angeboten werden. Der Period Product (Free Provision) (Scotland) Act wurde einstimmig vom schottischen Parlament beschlossen. Das Gesetz macht es verpflichtend, Periodenprodukte für alle, die sie benötigen, umsonst in Schulen, Sportvereinen, Veranstaltungsorten und Restaurants bereitzustellen. Schon bevor das Gesetz verabschiedet wurde, hat die staatliche Organisation *sportscotland* Sportvereinen, die ihren weiblichen Mitgliedern gratis Periodenprodukte anbieten, einen kleinen Zuschuss gewährt.

Mancherorts ist die praktische Handhabung der Periode schwieriger, beispielsweise in der freien Natur, wo es keine Toiletten gibt. Ob Sie spazieren gehen, Geocaching betreiben, wandern oder Rad fahren – die Monatsblutung zu haben und keine Gelegenheit, sich zu versorgen, kann Frauen daran hindern, diese Unternehmungen zu genießen. Die Abenteurerin und Ausdauersportlerin Anna

McNuff hat uns gesagt: »Das hält tatsächlich viele Frauen davon ab, in die Natur zu gehen oder sich dort wohlzufühlen. Ziemlich absurd im 21. Jahrhundert. Wir brauchen mehr Innovationen, mehr Debatten, damit mehr Frauen unbeschwert und mit Freude Abenteuer erleben können.« Zum Glück geschieht im Augenblick genau das. Menstruationstassen und Periodenwäsche senken den Bedarf an Einmalprodukten, die häufiger gewechselt werden müssen. So können Frauen den ganzen Tag draußen sein, ohne einen Ort zu suchen, an dem sie das tun und den Müll loswerden können. Für Frauen, die Tampons oder Binden benutzen, gibt es nun kompostierbare, aber zuverlässig dichte Beutel. Damit können sie gebrauchte Periodenprodukte sicher in der Tasche tragen, ohne Verschmutzung oder Geruch befürchten zu müssen, und sie später wegwerfen.[391] Wir haben mit einer Lehrerin gesprochen, die sagte, solche Erfindungen seien großartig für Mädchen, die beispielsweise an den Duke-of-Edinburgh-Expeditionen teilnehmen und die früher enorme Angst davor hatten, ausgerechnet in dieser Zeit ihre Periode zu bekommen.

Frauen haben nicht nur bei den Einrichtungen den Kürzeren gezogen, sondern auch, was die Sport- und Fitnessausrüstung angeht. 2019 sprach Hannah Dines offen über die Verletzungen ihrer Vulva, die sie als Profiradfahrerin durch jahrelanges Ausüben ihres Sports erlitten hatte. Stunden um Stunden saß sie auf einem Sattel, der für einen Mann entwickelt worden war, sodass in der Rennposition Druck auf ihre Vulva ausgeübt wurde. Unsere Vulva ist nicht dafür gemacht, Gewicht auszuhalten, und mit der Zeit schmerzte sie bei Hannah und schwoll an. Am Ende bildete sich Narbengewebe, das chirurgisch entfernt werden musste. Es ist Wahnsinn, dass selbst Frauen im Profisport keine für den weiblichen Körper angemessene Ausstattung haben, und erst recht, dass Hannahs Beschwerden anfangs als normale Begleiterscheinung des Radfahrens abgetan wurden. Deshalb ist es so wichtig, zu wissen, was normal ist und was nicht, und die schmerzenden Körperteile ohne Scham benennen zu können. Es ist ein großer Unterschied, Schmerzen oder Hautabschürfungen am Hintern oder am Perineum (dem Damm, also dem Stück zwischen Anus und Genitalien) zu haben als Schmerzen und Schwellungen der Vulva. In der Lage zu sein, das Problem zu beschreiben, hilft, eine schnellere Lösung herbeizuführen. Fahrraddesigner:innen erkennen allmählich den Bedarf an Sätteln für den weiblichen Körper, und einige Marken haben bereits welche entwickelt. Der ideale Sattel für Frauen ist wegen ihrer weiter auseinanderstehenden Sitzknochen breiter und verfügt über eine große Öffnung oder einen Druckentlastungskanal in der Mitte, damit kein Druck auf die Vulva entsteht, wenn sich die Fahrerin nach vorn beugt. Da jede Frau anders ist, ist trotzdem eine Checkliste mit Körperform, bevorzugter Fahrposition, Fahrstil und ergonomischen Kriterien nötig, um den richtigen zu finden. Zu wissen, dass man einen für die weibliche Anatomie geeigneten Sattel benötigt, ist jedoch ein guter Anfang.

Und wenn Profifahrerinnen Probleme haben, einen guten Sattel zu bekommen, verwundert es nicht, dass die Durchschnittsfrau erst recht Gefahr läuft, auf einem zu sitzen, der nicht für sie gemacht ist und ihr potenziell Schaden zufügt. Nehmen Sie beispielsweise Indoorcycling-Räder mit Smart-Fitness-Technologie und Monitoren für Onlinekurse. Deren Beliebtheit ist rasant gestiegen, und sie werden genauso oft von Frauen genutzt wie von Männern. Häufig gibt es dafür eine Menge passender Accessoires wie Schuhe, Pulsmesser, Gewichte und Wasserflaschen. Aber zu dem Zeitpunkt, zu dem wir dies schreiben, existiert keines mit einer Option für einen Frauensattel. Es ergibt keinen Sinn, dass ausgerechnet dieser Teil übersehen wird, aber es geschieht wieder und wieder. Da diese Art von Workout so praktisch ist – zu Hause und flexibel machbar –, ist das Risiko hoch, dass Frauen viel Zeit auf diesen Rädern verbringen und superfit und gesund werden, jedoch um den Preis einer verletzten Vulva. Eine Freundin von uns hat ihre eigene Lösung gefunden: Sie hat einen billigen Gel-Sattelüberzug gekauft, wodurch ihre Schmerzen etwas gelindert wurden. Ein billiger Überzug auf einem teuren Rad als individueller Hack … Große Marken müssen sorgfältig prüfen, ob die Geräte und die Ausstattung, die sie mit dem Versprechen von Gesundheit und Fitness entwickeln und verkaufen, wirklich für den weiblichen Körper geeignet sind. Und wenn nicht, müssen sie eine ebenso leicht erhältliche Version zum gleichen Preis auf den Markt bringen, die dieses Kriterium erfüllt.

Es geht nicht nur um technische Ausrüstung wie nicht für Frauen designte Fahrradsättel. Selbst so etwas wie die Hantelbänke im Fitnessstudio wurden mit der männlichen Zielgruppe im Hinterkopf gebaut. Für Frauen sind sie oft zu lang und zu hoch, um beim Bankdrücken korrekt auf dem Rücken liegen und mit den Füßen den Boden berühren zu können. Häufig sind die Sportlerinnen daher gezwungen, den Rücken beim Heben der Gewichte leicht zu überstrecken – eine falsche Technik mit Verletzungsgefahr. An alle Frauen, die Gewichte heben: Die schnelle Lösung in diesem Fall ist, die Füße auf zwei Yogablöcke, Hantelscheiben oder einen Stepper zu platzieren, damit sie bequem stehen und Sie optimal ausgerichtet auf der Bank liegen. Dasselbe gilt für das gesamte Studioequipment – in aller Regel ist es für die Hände und den Körperbau von Männern gebaut. Wenn Sie merken, dass ein bestimmtes Gerät oder eine spezifische Übung eher bewirkt, dass Ihre Form sich verschlechtert, könnte es an der Bauart liegen. Dann können Sie entweder versuchen, eine alternative Übung zu finden, oder sich eine Strategie überlegen, um Ihre Position nachzujustieren.

Lydia Greenway, ehemalige englische Cricket-Nationalspielerin, war genervt von der fehlenden Ausstattung für Mädchen und Frauen in ihrem Sport. In einem Interview mit dem *Cricketer* erinnert sie sich: »Unsere England-Shirts waren so groß wie Fallschirme. Zum Glück hat sich das über die Jahre verbessert, weil man erkannt hat, dass die weibliche Körperform anders ist.«[392] Lydia ist entschlossen, das Angebot an Kleidung und Zubehör in einem Sport, in dem traditionell nur Ausrüstung für Männer angeboten wurde, für alle zugänglich zu machen. Früher mussten Mädchen Shirts in »kleinen Jungengrößen« anziehen. Nun arbeitet sie mit Marken zusammen daran, spezifisch weibliches Sportequipment für Softball- und Hardball-Cricket zu entwickeln, das online verkauft wird.[393]

Und Cricket ist ganz bestimmt nicht der einzige Sport, in dem Frauen lange auf die für sie geeignete Ausstattung warten mussten. Bei der FIFA-Weltmeisterschaft der Frauen 2019 trugen die Fußballerinnen zum ersten Mal speziell für sie angefertigte Kleidung, und zum ersten Mal stellte der Sponsor Nike einen Sport-BH zu Verfügung. Alle Sport treibenden Frauen, die nicht bei Weltmeisterschaften antreten, fühlen sich angesichts dessen, was ihnen angeboten wird, jedoch wie die kleine Schwester, die die abgelegten Sachen ihres Bruders bekommt. Karin Legemate, ehemalige niederländische Profifußballerin, stellte fest, dass der Sponsor ihres Erstligavereins kein Sortiment für Frauen hatte, sodass sie in der kleinsten Männergröße spielen musste und, da ihr die kleinste Männerschuhgröße zu groß war, in Kinderschuhen.[394] Da der Wettkampf nicht nur körperlich, sondern auch mental ausgetragen wird, empfand Karin ihre schlechtsitzende, überdimensionierte Männerkleidung als äußerst hinderlich – sie sah falsch aus und fühlte sich falsch an. Die Kinderschuhe hatten Plastik- statt Aluminiumstollen und dadurch schlechteren Halt, was das Wenden erschwerte. Ihr Spielstandard war beeinträchtigt. Es ist, als würde man ein Match bereits vor dem Anpfiff mit einem Rückstand beginnen, einfach weil die Ausstattung nicht zum Körper passt.

Bei einem der profiliertesten Frauenrugby-Ligaspiele seiner Zeit, »The Big Game« 2021, schien das Harlequin-Team zu große Trikots zu tragen. Auf Fragen der Reporterin Fiona Tomas vom *Telegraph* dazu antwortete der Verein, der Sponsor Adidas habe die Trikots in »einem einheitlichen Schnitt für die Männer- und Frauenteams« produziert. Die Realität ist, dass »einheitlicher Schnitt« bedeutet »ein Schnitt für Männer«. Wie sollen Frauen sich in einer Sportart willkommen fühlen, wenn sie für Männerkörper entworfene Kleidung tragen müssen? Bei Profivereinen lautet das Argument häufig, dass die Marke, von der die Kleidung stammt, keine Frauenversion anbietet, sodass Männer und Frauen denselben Schnitt tragen müssen – den für Männer. Wir haben mit vielen Fußball- und Rugbyspieler:innen gesprochen, die diese traditionelle Denkweise herausfordern und sagen: Wenn es in Ordnung ist, dass Männer und Frauen dieselbe Passform tragen, warum kaufen wir dann nicht alle Outfits im Frauenschnitt, und die Männer spielen ebenfalls darin? Wie Sie sich vorstellen können, kommt die Idee gar nicht gut an – aber warum sollte sie auch? Sie spiegelt die aktuelle Situation wider, bloß dass in diesem Szenario die Männer in Sportkleidung spielen würden, die nicht für ihre Körper gemacht ist. Doch das kommt anscheinend nicht infrage.

Nicht nur in der Top-Liga im Frauenrugby tritt dieses Problem auf. In einer Umfrage des Girls Rugby Club von 2020 unter englischen Frauen in diesem Sport gaben 83 Prozent an, sie hätten Schwierigkeiten mit der Größe und Passform der bereitgestellten Rugby-Ausstattung gehabt, und 69 Prozent waren der Meinung, dass Mädchen und Frauen kaum Gelegenheit hätten, eine passende Ausrüstung für das Training und für Spiele zu kaufen. Häufig ist es in lokalen Vereinen eine Frage der Kosten, die Mädchen- und Jungenteams unterschiedlich auszustatten. Wenn das in Ihrem Verein das Problem ist, organisieren Sie doch ein Crowdfunding-Projekt oder eine Spendensammelaktion, damit die Mädchen im Verein das Gefühl haben dazuzugehören und nicht in den zu großen Trikots der Jungs herumlaufen müssen? Und wenn es in Ihrer bevorzugten Sportart nicht mindestens eine Ausstattungslinie für Frauen gibt, dann bemängeln Sie das! Normalerweise ist der Grund für dieses Versäumnis keine Verschwörung, sondern es entspringt der Tatsache, dass der Sport *von* Männern *für* Männer entwickelt wurde. Bei so wenigen Frauen in Führungspositionen in den Vorständen der Sportwelt überrascht es kaum, dass es bei Einrichtungen und Ausrüstung manchmal am Verständnis für weibliche Belange fehlt. Die sozialen Medien bieten uns jedoch eine ausgezeichnete Plattform, Marken mitzuteilen, was wir mögen, und ihnen zu sagen, was sie besser machen können und sollen. Wenn sie Frauen im Sport besser ausstatten könnten, sagen Sie es ihnen!

Equipment nur für Männer ist das eine, doch *selbst wenn* es ausdrücklich »für Frauen« gemacht worden ist, scheint man dabei nicht wirklich an Frauen gedacht zu haben. In einem Fußballverein, mit dem wir lange zusammengearbeitet haben, wunderte man sich, weshalb die Spielerinnen die Kleidung für Auswärtsspiele so sehr mochten, obwohl sie nicht so schick war wie die für Heimspiele. Der Grund: Die Shorts waren nicht weiß, sondern dunkelblau. Die Mädchen, die sich Sorgen machten, bei ihren Blutungen könnte etwas überlaufen, oder die ihre Periode nicht regelmäßig bekamen, hassten es, weiße Hosen tragen zu müssen. Bei den Auswärtsspielen fiel durch die dunkleren Shorts eine Menge unnötiger Stress von ihnen ab. Weiße, helle oder zu enge Kleidung sind Gründe, aus denen Mädchen keinen Sport treiben. In einer Umfrage der Hockeyspielerin und Wissenschaftlerin Tess Howard hatten 75 Prozent der Befragten bereits mitbekommen, dass Mädchen nicht am Schulsport teilnahmen, weil sie sich Sorgen wegen der Kleidung machten, die sie dabei tragen mussten – weil diese alles Mögliche von unpraktisch bis hypersexualisiert war. Interessanterweise rührte Tess' Forschungsinteresse von der Beobachtung her, dass männliche Hockeyspieler Trikots und kurze Hosen tragen, weibliche Spielerinnen dagegen Leibchen und Röcke. Sie fragte, warum, und die einzige Antwort, die sie bekam, lautete: »Weil es schon immer so war.« Eine australische Studie hat gezeigt, dass Mädchen in Schulpausen deutlich aktiver waren, wenn sie ihre Sportkleidung statt ihrer normalen Schuluniform trugen. Bei den Jungen war das Aktivitätsniveau unabhängig von der Kleidung.[395] Der Unterschied? Das Unterteil der Mädchenuniform bestand aus einem Rock, das der Jungen aus einer kurzen Hose. Die Mädchen bewegten sich mehr, wenn sie den ganzen Tag Shorts anhatten, als wenn sie gezwungen waren, Röcke zu tragen. So betrachtet ist die Lösung ziemlich einfach, oder? Aber die tief verwurzelten Traditionen in Bezug auf Schuluniformen scheinen immer noch wichtiger zu sein als die Bedürfnisse von Mädchen. Das muss sich ändern!

Wirklich dazugehören

Wir glauben, wenn Frauen nicht völlig in ihre Fitness- und Sportaktivitäten eintauchen können, gehören sie nicht hundertprozentig dazu. Dazugehören bedeutet nicht, dass wir uns verändern, um irgendwo hineinzupassen, sondern als die, die wir sind, voll und ganz anerkannt und unterstützt zu werden. Viel zu lange mussten sich Frauen im Sport in ein männliches System einfügen, das häufig keine Rücksicht auf unser Frausein nimmt. Frauen haben ihre Periode und einen Monatszyklus, sie nutzen vielleicht hormonelle Verhütung, sie haben Brüste, bei ihnen ist das Risiko für Beckenbodenstörungen und Verletzungen deutlich erhöht. Wir gehen mit unseren Emotionen häufig anders um als Männer, beziehen unser Selbstvertrauen aus anderen Quellen und motivieren uns anders. Doch lange wurden all diese Dinge in der Sport- und Fitnesswelt regelmäßig versteckt, es wurde nicht darüber gesprochen oder sie wurden kleingeredet. Es ist, als dürften wir nicht als Frauen auftreten, als müssten wir einige unserer weiblichen Anteile zu Hause lassen. Manchmal finden sich die Gründe dafür in unserem Kopf, aber oft wurden sie uns dort ohne unsere Zustimmung eingepflanzt – durch gesellschaftliche Einstellungen, Werte und Überzeugungen. Und egal, wie sehr wir unseren weiblichen Körper in den Fokus rücken wollen oder müssen, manchmal setzt man sich trotzdem über unsere Bemühungen hinweg oder reagiert peinlich berührt. Wenn wir als Frau fit und gesund sein wollen, dürfen wir nicht übersehen, wie wir insgeheim von den gesellschaftlichen Haltungen und Glaubenssätzen in Bezug auf Frauen, deren Körper und Gesundheit betroffen sind.

Wir haben dieses Buch mit der Geschichte von Kathrine Switzer begonnen, der ersten Frau, die offiziell am Boston Marathon teilnahm, bevor Frauen dabei zugelassen waren. Die Gesellschaft war noch 1967 der Meinung, einen Marathon zu laufen sei für den weiblichen Körper eine zu große Herausforderung. Wen wundert es da, dass nach wie vor zu wenig Wissen über Frauen und Sport existiert und Frauen mit ihrem Körper allzu oft nicht ihr ganzes Potenzial ausschöpfen können, weil er stattdessen zwischen ihnen und ihrem Wohlbefinden und ihrer Fitness steht? Jede Frau hat das Recht auf eine lange, glückliche und gesunde Beziehung zu körperlicher Aktivität in allen Lebensphasen. Unsere Gesundheit wird maßgeblich durch unsere Fitness gefördert – all die Forschung, die wir dazu haben, zeigt, dass uns Bewegung körperlich und emotional guttut. Dennoch treiben viele Frauen nicht ihr ganzes Leben lang Sport – weil sie ihren Körper nicht gut genug kennen oder weil ihnen das Selbstvertrauen oder die Unterstützung fehlen.[396]

Wenn die Brustgröße einer Frau der Grund ist, weshalb sie das Basketballspielen nicht wieder aufnimmt, das sie geliebt hat, als sie jünger war, oder wenn Sportlehrer:innen eine Entschuldigung nach der anderen von Mädchen bekommen, die ihre Periode haben, dann geht es nicht um den BH oder die Blutung. Es geht um das gesamte Ökosystem, in dem diese Themen existieren. Es geht um das nicht ausreichende Wissen über die richtige BH-Größe oder darüber, dass Sport helfen kann, Regelschmerzen zu lindern. Das Wissen ist mangelhaft wegen der Überzeugung, dies seien Tabuthemen, die nicht notwendigerweise zur Aufklärung einer Frau gehörten. Da uns Informationen fehlen, ist uns zwar vielleicht klar, womit wir rechnen können – wie etwa Periodenschmerzen –, aber nicht, was nicht normal ist – wie Periodenschmerzen, die so stark sind, dass sie uns im Alltag beeinträchtigen. Die unzureichenden Ausbildungsinhalte über den weiblichen Körper für all jene, die Mädchen und Frauen behandeln, unterrichten oder trainieren, ist dabei wenig hilfreich, ebenso wenig wie die Tatsache, dass Frauen nicht gern über ihre körperlichen Erfahrungen reden, obwohl dabei jede Generation von der vorherigen lernen könnte. Die fehlende Forschung spezifisch zu Frauenkörpern hat zur Folge, dass für manche Probleme keine Lösung existiert oder diese schwierig oder kostspielig ist. Die Jahrhunderte, in denen Schmerzen und Leiden von Frauen nicht ernst genommen wurden, und die Tatsache, dass weibliche Schmerzen – wie Studien um Studien zeigen – im

Gesundheitssystem durchgängig nicht angemessen behandelt werden, müssen endlich vorbei sein. Es geht niemals nur um den BH oder die Blutung. Es geht um die immer noch vorherrschende Kultur rund um den weiblichen Körper.

Wie ändern wir das? Es ist eine große Aufgabe, bei derart tief verwurzelten Einstellungen und Überzeugungen einen kulturellen Wandel herbeizuführen. Die Themen, die wir in diesem Buch besprochen haben, sind oft von Scham und Verurteilungen begleitet. Und jede von Ihnen, liebe Leserinnen, wird wahrscheinlich irgendwann einmal als zu dick, zu schwach oder zu emotional für den Sport bezeichnet worden sein. Vielleicht hat man Ihnen hinterhergepfiffen oder Sie sexuell belästigt, wenn Sie laufen gegangen sind. Oder Sie haben sich fehl am Platz gefühlt, weil Sie »zu muskulös« sind. Vielleicht hat der von Männern dominierte Hantelbereich im Fitnessstudio Sie eingeschüchtert, oder Sie sind sich, verglichen mit den Männern in Ihrem Sportverein, wie ein Mitglied zweiter Klasse vorgekommen. Diese Botschaften sind überall, explizit oder implizit. Sie kommen von unseresgleichen, von Lehrer:innen, Eltern und Trainer:innen, aus dem Fernsehen und den sozialen Medien.

Doch die Dinge sind im Wandel – langsam, aber sicher. Und das kommt daher, dass Menschen den Mund aufmachen, dass Menschen miteinander sprechen – dass sie aufrichtige, verletzliche Debatten führen. Nehmen wir Jazmin Sawyers, die Weitspringerin, die, nachdem sie bei den Olympischen Spielen in Rio wieder einmal unter fürchterlichen Regelschmerzen gelitten hatte, das Bedürfnis verspürte, etwas dazu sagen, dass ihre größten Erfolgschancen ruiniert wurden, weil sie glaubte, mit ihren Schmerzen klarkommen zu müssen, um in ihrem Hochleistungsumfeld nicht als schwach zu gelten.[397] Oder Holly Hill, eine Ruderin, deren Brustschmerzen so schlimm waren, dass es sie zu bestimmten Zeiten im Monat davon abhielt zu trainieren, und die sich lange die Brust abkleben ließ, weil sie nicht wusste, dass ein gut sitzender BH die Lösung für sie sein könnte. Oder Fiona Tomas, die Reporterin beim *Telegraph*, die dafür sorgen will, dass Frauengesundheit im Sport ein Thema wird, das alle beschäftigt, und die in ihren Artikeln Probleme wie Endometriose, die Pille, Beckenbodenstörungen und die Ausstattung für Frauen im Sport behandelt. Oder die »This Girl Can«-Kampagne, die Hannah Johnson zeigt, wie sie mit Regelschmerzen aufsteht und ins Fitnessstudio geht, wobei man einen Blick auf den Faden ihres Tampons erhascht. Oder Davina McCall, die in Großbritannien mit ihren Dokumentarfilmen und ihrem Buch mit dem Titel *Menopausing* die Wechseljahre in die Primetime gebracht hat.[398] Je mehr Menschen diese Worte, diese Gespräche hören, und je öfter sie sehen, dass Frauen mehr wissen wollen, desto mehr Informationen und Debatten um den weiblichen Körper – über seine Funktionen und Fähigkeiten statt über sein Aussehen und seinen Sexappeal – werden zu unser aller Vorteil aus dem Schatten geholt werden.

Was wir als Individuen tun können, als Frauen, als Eltern von Mädchen, als Manager und Freundinnen von Frauen, ist, mit den Beurteilungen aufzuhören – von uns und anderen. 85 Prozent der Menschen erinnern sich an ein Erlebnis in der Schule, bei dem sie beschämt wurden und das seine Wirkung nach wie vor nicht verloren hat.[399] Ein Kommentar von der Sportlehrerin oder dem Trainer kann das Selbstvertrauen, den Glauben an sich und die Motivation, Sport zu treiben, ein Leben lang beeinträchtigen. Wenn wir Mädchen und Frauen dabei unterstützen wollen, ihr Potenzial auszuschöpfen, müssen wir auf unsere Wortwahl achten und darauf, welche Urteile in unseren Aussagen stecken können. Das ist besonders wichtig, weil Frauen viel stärker dazu neigen, darauf mit einer selbstkritischen inneren Stimme zu reagieren. Sport bringt bei Mädchen eher als bei Jungen Unsicherheiten bezüglich des eigenen Körperbildes hervor – und die Angst, was andere über ihr Aussehen oder Abschneiden denken könnten. Beurteilungen gießen Öl ins Feuer dieser Unsicherheiten.

Wäre es nicht wunderbar, in einer Welt zu existieren, in der sich Frauen frei fühlen, über spezifisch weibliche Herausforderungen zu sprechen, ohne die Furcht, als »hormongesteuert« oder schwach abgetan zu werden? Frauen zu ermutigen, über Probleme im Zusammenhang mit ihrer Periode, mit Stressinkontinenz und der schwierigen Suche nach dem richtigen Sport-BH zu reden, wird uns allen helfen, Gleichgesinnte zu finden, die ähnliche Probleme hatten und sie überwunden haben, oder auf die bestmögliche Unterstützung verwiesen zu werden, bevor diese Schwierigkeiten der Grund dafür werden, dass wir uns immer wieder aus dem Sport ausklinken oder, schlimmer noch, ganz aufhören. Unserer Beobachtung nach sind Frauen meist bereit, miteinander über diese Themen zu sprechen, wenn sie die Gelegenheit dazu haben. Aber oft muss jemand den ersten Schritt machen, einen Raum schaffen und ihnen gestatten, ihre Erfahrungen zu teilen.

Erzählen wir offener unsere Geschichten, zuerst anderen Frauen, dann auch denjenigen, die sie unterstützen. Wir müssen aufhören, Tampons im Ärmel zu schmuggeln, beschönigende Begriffe für unsere Periode zu benutzen oder hinzunehmen, dass es für normal gehalten wird, sich als Frau beim Sport einzunässen. Wir müssen zusammenarbeiten, unsere Stimme für unseren Körper erheben, neugierig darauf werden, was normal ist und was nicht, und uns darüber austauschen, was funktioniert und was nicht.

Wir wissen, dass es nicht immer einfach ist, über diese vermeintlich scheinbar privaten und persönlichen Themen zu sprechen. Deshalb haben wir vom Well HQ die ACT-BRAVER-Richtlinien entwickelt. Sie sollen Sie dabei unterstützen, offener über den weiblichen Körper im Kontext von sportlicher Betätigung zu sprechen. Ob Sie als aktive Frau ihre Geschichte erzählen wollen, um andere zu inspirieren, oder jemand sind, der oder die aktive Frauen behandelt, trainiert oder unterrichtet – wir hoffen, dass diese Leitlinien Ihnen helfen, Ihre Grenzen zu setzen und das nötige Selbstvertrauen zu finden, damit Sie sich trauen, den Status quo infrage zu stellen, den Mund aufzumachen, Ihre Meinung zu sagen oder andere zu unterstützen.

ACT BRAVER

Avoid euphemisms – Vermeiden Sie Beschönigungen, aber gehen Sie nicht den Themen aus dem Weg!

Verwenden Sie die richtigen Wörter, statt Anführungszeichen in die Luft zu malen und um den heißen Brei herumzureden. Wenn Sie über die Periode sprechen, sagen Sie Periode. Wenn Sie Vagina sagen müssen, sagen Sie Vagina. Die Sache mit Wörtern ist, dass die Peinlichkeit oder das Unbehagen, das wir mit ihnen verbinden, bloß Verbindungen in unserem Gehirn sind. Ihre Erfahrung mit einem Wort und den Reaktionen darauf, die Art, wie es in der Gesellschaft verwendet wird, all das hat ihr Gehirn darauf abgerichtet, in einer bestimmten Weise auf das Wort zu reagieren. Je häufiger wir die richtigen Wörter benutzen, desto eher können wir unser Gehirn umprogrammieren und die erlernte Zimperlichkeit überwinden.

Confident and courageous – Selbstbewusst und mutig

Stellen Sie sicher, dass Sie über alle notwendigen Informationen verfügen, um diese Gespräche selbstsicher führen zu können. Wir haben festgestellt, dass eine der größten Hürden für diese wichtigen Gespräche ein Mangel an Selbstvertrauen ist. Wenn Frauen nicht auf ihr eigenes Wissen oder das des Gegenübers vertrauen und sich aus diesem Grund nicht wohl dabei fühlen, über bestimmte Themen zu sprechen, dann wird im Endeffekt jede Auseinandersetzung damit vermieden.

Travel compassionately – Seien Sie mitfühlend

Alle bringen ihre eigenen Erfahrungen, Werte und Vorurteile mit, was diese Themen angeht. Holen Sie andere Menschen dort ab, wo sie stehen, und nehmen Sie sie mit auf die Reise. Manche haben möglicherweise noch nie im Leben das Wort »Periode« laut ausgesprochen. Manche werden andere Wörter gelernt haben. Niemand wird wissen, wie sich *Ihre* Periodenschmerzen anfühlen. Seien Sie großzügig und geduldig im Hinblick auf die Ausgangspunkte anderer.

Boundaries – Grenzen
Setzen Sie Grenzen bezüglich der Themen, über die Sie nicht sprechen wollen. Wenn Sie mit einem Personal Trainer über Ihre Brustschmerzen reden wollen, machen Sie deutlich, dass Sie das tun möchten, weil es sich an bestimmten Tagen auf Ihr Training auswirkt. Seien Sie sich im Klaren darüber, dass es legitim ist, bestimmte Informationen für sich zu behalten, wenn Sie das möchten, und zu fragen, ob es für die andere Person in Ordnung ist, über das Thema zu reden, das Sie ansprechen möchten.

Resentment – Widerspruch
Manchmal werden Ihre Gegenüber Ihnen widersprechen, nach dem Motto #notallmen, erweitert um »nicht alle Lehrer:innen«, »nicht alle Ärzt:innen« etc. Wenn Ihnen die Tatsache, dass sich jemand angegriffen fühlen könnte, als Ausrede dient, um sich herauszuhalten und wichtige Diskussionen zu vermeiden, dann sind Sie Teil des Problems. Versuchen Sie, anhand Ihrer Sprache und Ihres Tonfalls deutlich zu machen, dass niemand schuld an der gegenwärtigen Lage ist, dass wir aber alle dafür verantwortlich sind, einen neuen Weg zu finden. Rechnen Sie damit, dass es Menschen gibt, denen die Vorstellung eines besseren Lebens für zukünftige Frauengenerationen nicht gefällt, weil dies bedeuten würde, dass sie selbst weniger Glück im Leben hatten. Das ist kein toller Standpunkt, aber glauben Sie uns, manche vertreten ihn.

Across the lifespan – ein Leben lang
Der Körper einer Frau verändert sich im Laufe ihres Lebens. Manche Phasen, wie beispielsweise Pubertät und Menopause, durchläuft jede Frau, andere sind möglich, aber nicht zwangsläufig gesetzt, wie Schwangerschaft und Geburt. Versuchen Sie nicht, in jedem Lebensabschnitt dasselbe Schema auf Ihren Körper anzuwenden, und erwarten Sie auch nicht, dass Ihre Körpererfahrung immer dieselbe bleibt.

Vault – Sicherheit
Alle Themen, die wir in diesem Buch behandeln, können für manche Menschen privat und persönlich sein. Es ist ein Privileg, wenn andere Menschen uns ihre Erfahrungen und Geschichten anvertrauen. Wenn Sie über gesundheitliche Probleme als Frau sprechen, müssen Sie sich bewusst sein, wie wichtig diese Vertraulichkeit für Sie selbst ist, damit niemand Informationen und Erfahrungen weitergibt, von denen Sie das nicht möchten.

Empower – Ermächtigen, nicht aufzwingen
Andere zu ermächtigen ist schwieriger, als ihnen die eigene Meinung oder eine Lösung aufzuzwingen. Jede Frau erlebt ihren Körper anders, und häufig unterscheidet sich Ihre Erfahrung, was für Sie funktioniert hat oder normal ist, von dem Erleben oder den Lösungen anderer Frauen. Versuchen Sie, neugierig zu bleiben, Fragen zu stellen und bei den Antworten wirklich hinzuhören und Mitgefühl zu zeigen – lassen Sie sich darauf ein, was die andere Person empfindet, statt zu versuchen, eine Lösung für die Situation zu finden.

Remove judgement – Nicht urteilen
Ermöglichen Sie Gespräche, und schaffen Sie Räume, in denen Frauen sich sicher fühlen, ohne Angst vor Verurteilung, Kritik oder Zurückweisung über ihren Körper und ihre Empfindungen in Bezug auf ihn zu sprechen. Versuchen Sie, sowohl die individuelle Wahrnehmung als auch die objektive Realität ernst zu nehmen – wenn eine Frau Angst davor hat, Urin zu verlieren, und sie diese Angst davon abhält, Sport zu treiben, ist das genauso wichtig, wie wenn sich jemand tatsächlich beim Sport einnässt. Unterstützen Sie andere, die verurteilt, kritisiert oder nicht ernst genommen wurden, damit sie das Selbstvertrauen entwickeln, sich erneut Hilfe zu suchen, oder tragen Sie dazu bei, dass jemand die Wirkung seiner oder ihrer Handlungen und Worte versteht und entsprechend reagieren kann.

Wir hoffen, mit diesem Buch einen neuen, höheren Standard zu setzen in Bezug darauf, was unserer Meinung nach jede aktive Frau wissen sollte. Uns ist bewusst, dass es Zeit braucht, bis sich alle mit diesen Themen wohl und sicher fühlen. Das ist in Ordnung. Aber wir sind es leid, unsichtbar zu sein und zuzuschauen, wie Frauen ihre Gesundheit, ihr Wohlbefinden und ihre Leistungsfähigkeit aufs Spiel setzen, weil ihre Körper und Bedürfnisse in Sport und Fitness nicht anerkannt werden.

Wir sind optimistisch im Hinblick darauf, wie sich die Zukunft des Frauensports anfühlen und wie sie aussehen wird. Wir sind nicht mehr bereit hinzunehmen, dass Sport ein für Männer gemachtes System ist. Frauen sind gleichberechtigte Teilnehmerinnen – wir gehören dazu. Wir glauben, damit Frauen tatsächlich dasselbe Recht auf Sport und Fitness haben, müssen wir einen weiblichen Filter auf diese Bereiche anlegen und all die spezifisch weiblichen Aspekte berücksichtigen, die wir in diesem Buch besprochen haben. Nur so können wir als aktive Frauen wirklich das Beste aus uns herausholen, was auch immer unsere sportlichen Ziele sind – von persönlichen Erfolgen bis zu Plätzen auf dem Siegertreppchen. Für eine Revolution, in der wir die Macht des weiblichen Körpers entfesseln!

Wer wir sind

Dr. Emma Ross: die Wissenschaftlerin

Wenn ich mich mit einem Wort beschreiben müsste, wäre das »Unruhestifterin«. Ich habe früher Begriffe wie »leidenschaftlich« oder »ehrgeizig« verwendet, bin aber im Endeffekt bei »Unruhestifterin« gelandet. Und nicht in dem Sinne, wie Kinder Unruhe stiften können: laut und chaotisch, die Stille mit Kreischen und Gebrüll störend. Eine Unruhestifterin im Inneren. Nach außen hin habe ich immer ein Lächeln im Gesicht, ich lache und singe gern und reiße Witze. Aber irgendwo tief in mir drin wohnen eine ruhelose Seele und ein Geist, der Systeme und Vorstellungen niederreißen, den Status quo infrage stellen, Ungleichheit nicht hinnehmen und handeln will, damit die Dinge besser werden. Wenn ich eingeladen werde, vor den Abschlussjahrgängen an den Universitäten zu sprechen, an denen ich gearbeitet habe, sage ich immer: »Bitten Sie um Verzeihung, nicht um Erlaubnis.«

Nach der Promotion in Sportneurophysiologie wurde ich Dozentin und Forscherin in der Sportwissenschaft. In meinen ersten Forschungsprojekten nutzte ich Hirnstimulation, um zu untersuchen, wie das Gehirn Signale an die Muskeln sendet. Ich arbeitete mit Apparaten zur magnetischen Hirnstimulation in der Größe mehrerer Mikrowellengeräte. Diese Apparate standen in einem Labor und waren niemals woanders als dort verwendet worden. Aber das echte Leben findet nicht im Labor statt, und als ich die Gelegenheit für eine Forschungsreise zum Mount Everest bekam, um die Wirkung von Sauerstoffmangel auf das Gehirn zu untersuchen, war ich die Erste, die sie jemals aus dem Labor geholt hat. Und nicht nur aus dem Labor geholt, sondern mithilfe eines Yaks auf den höchsten Berg der Welt gebracht. Wissenschaft, die sich nicht mit dem Status quo abfindet.

Nachdem ich ungefähr zehn Jahre lang gelehrt und geforscht hatte, bot man mir die Position als Leiterin der Physiologie am English Institute of Sport (EIS) an. Das EIS ist der wissenschaftlich-medizinische Arm des britischen olympischen und paralympischen Systems, wo Sportwissenschaftler:innen, Ärzt:innen und Physiotherapeut:innen die Spitzensportler:innen und ihre Coaches auf dem Weg zu ihren kühnen sportlichen Zielen unterstützen. Ich habe das sportwissenschaftliche Team bei den Olympischen Spielen in Rio und in Tokio geleitet.

2016 bekam ich ein Forschungsprojekt, das mein Leben verändern sollte. Ich wurde gebeten, mir anzuschauen, wie es mit der Unterstützung für Frauen innerhalb des Leistungssports aussieht. Wie sich herausstellte, sah es schlecht aus, und wir konnten viel mehr tun.

Die folgenden fünf Jahre verbrachte ich damit, herauszufinden, was für die Förderung der Gesundheit, des Wohlbefindens und der Leistungsfähigkeit von Frauen im Sport relevant ist. Dann gab ich die Erkenntnisse an Trainer:innen, Sportler:innen, Sportwissenschaftler:innen und alle anderen, die es hören wollten, weiter. Ich entdeckte gewaltige Wissenslücken in Bezug auf den weiblichen Körper im Sport und machte mich daran, diese zu füllen. Dass der Sport mein Leben verändert hat, liegt daran, dass mir klar wurde: Das ist es. Das ist es, was ich in der Welt bewirken möchte. Mit meinen eigenen begrenzten Möglichkeiten wollte ich alles auf den Kopf stellen, was wir im Hinblick auf die Unterstützung von Frauen im Sport für selbstverständlich gehalten hatten.

Meine Stelle bei EIS gab ich 2020 auf, weil ich mich mit meiner Arbeit nicht auf Leistungssportler:innen beschränken, sondern allen Mädchen und Frauen helfen wollte, aktiv, fit und gesund zu sein. Das brachte mich zu The Well HQ mit Baz und Bella. 2021 erhielt ich den Changemaker-Award als Sportlerin des Jahres von der *Sunday Times* für meine Bemühungen um den Mädchen- und Frauensport.

Neben der Arbeit bin ich Mutter zweier wunderbarer Kinder: eines Sohns und einer Tochter, die, nachdem sie sich während der Lockdowns 2020 und 2021 all meine Onlinevorträge angehört haben, mehr über den weiblichen Körper wissen als die meisten anderen Menschen! Als jüngere Frau trieb ich selbst Sport, spielte Rugby an der Universität mit Matches im Twickenham-Stadion, nahm in meinen Zwanzigern und Dreißigern an einem Ironman und mehreren Ultramarathons teil. Heute würde ich mich als aktive Frau bezeichnen. Laufen, Rad fahren und Spazieren gehen tun mir psychisch und physisch gut. Wie die meisten Frauen finde ich gerade erst heraus, wie ich das Beste aus meinem mittelalten Körper herausholen kann.

Baz Moffat: Die Trainerin

Was ich über die Gesundheit und das Wohlbefinden von Frauen weiß, ist weder revolutionär noch besonders spezifisch. Es handelt sich um Grundwissen, auf das meiner Meinung nach jede Frau Anspruch hat. Wissen ist Macht, und diese Macht zu teilen, ist meine Leidenschaft.

Von der jungen Erwachsenen bis ins höhere Alter: Das Leben einer Frau ist oft kompliziert und manchmal beängstigend – bei mir war es jedenfalls so. Nach dem Studium wurde ich Leistungssportlerin, baute mein eigenes Unternehmen als Gesundheits- und Fitness-Coach für Frauen auf und bekam zwei Kinder. Diese unterschiedlichen, scheinbar nicht miteinander zusammenhängenden Schritte auf meiner Reise haben mir die Gelegenheit eröffnet, The Well HQ mit Bella und Emma zu gründen.

So lange ich mich erinnern kann, war ich sportverrückt. Ich wollte wie das Mädchen an meiner Schule sein, das Squash für Yorkshire spielte, und träumte von dem Tag, an dem ich meinen eigenen Trainingsanzug mit der »Yorkshire«-Aufschrift auf dem Rücken haben würde. Ich bestritt Leichtathletikwettkämpfe auf

County-Ebene, aber weiter ging ich nicht. Dann entdeckte ich mit 22 Jahren das Rudern für mich. Das verschob meine Lebensperspektive noch einmal gewaltig, denn nun schien die Erfüllung meines Kindheitstraums doch noch möglich.

Das Training war gnadenlos, anders als alles, was ich bis dahin kannte, aber ich liebte es. Drei Jahre, nachdem ich das erste Mal Ruder in der Hand hatte, wurde ich Teil des britischen Nationalteams. Es folgte ein Leben, das aus Essen, Schlafen und Rudern bestand. Trainingslager, endlose Ergo-Einheiten (für die Uneingeweihten: der Ergotrainer ist ein Rudergerät), Gewichtheben, Fitnesstests, Hunderte Kilometer wöchentlich auf dem Wasser – ich war immerzu kurz davor, krank zu werden, mich zu verletzen oder vor Erschöpfung umzukippen, aber ich liebte es.

In gewisser Weise war es ein einfaches Leben. Alles, was ich tat, hatte mit dem Rudern zu tun und mit der Frage, wie ich das Boot schneller bewegen konnte. Diese Der-Geist-siegt-über-den-Körper-Mentalität hatte mich ins Team, ins Boot, auf das Siegertreppchen gebracht. Ich verlangte meinem Körper Dinge ab, von denen niemand geglaubt hatte, dass ich sie tun könnte oder sollte. Ich war eine Maschine, und diese Haltung fiel mir leicht. Heute weiß ich, dass es Anzeichen dafür gab, dass dieser Ansatz weder nachhaltig noch gesund war.

Sechs Jahre später hatte ich das Rudern an den Nagel gehängt und war schwanger mit meinem ersten Sohn. Die Schwangerschaft verlief während der gesamten Zeit sehr gut, und mein Körper machte keinerlei Mucken. Ich musste mich wirklich überhaupt nicht anstrengen. Deshalb und wegen meines sportlichen Hintergrunds rechnete ich mit einer ebenso unkomplizierten Geburt … Weit gefehlt!

Irgendwie war mir ein großes Puzzlestück entgangen – nämlich, dass eine Geburt kein Fitnesstest ist, durch den man sich hindurchprügelt, sondern ein Prozess, den man nicht willentlich steuern und kontrollieren kann. Der Abgleich meiner Erwartungen mit der Realität der tatsächlichen Geburtserfahrung schockierte mich und führte im Nachhinein zu Selbstzweifeln. Ohne einen Menschen, mit dem oder der ich darüber hätte sprechen können, und weil ich annahm, dass es allen so ging, biss ich die Zähne zusammen und machte weiter. Ich brauchte Jahre, um mich davon zu erholen.

Vor der Geburt meines zweiten Kindes hatte ich schreckliche Angst, weil ich davon ausging, dass ich nicht natürlich gebären könnte. Ich war mehr als bereit, mir mit Medikamenten durch die Geburt hindurchhelfen zu lassen, bis meine Hebamme die Idee einer Hausgeburt aufbrachte. Sie schlug vor, ich solle das Kind in einer sicheren, privaten, unbeobachteten Umgebung bekommen. Das wäre mir beim ersten Mal zu »eso« gewesen. Eine Hausgeburt war am Ende nicht möglich, aber weil ich sie überhaupt in Erwägung gezogen hatte, war ich bei der Geburt mehr mit meinem Körper verbunden. Während die Wehen stärker wurden, ließ ich nach und nach los, und als mein Körper die Führung übernahm, fühlte ich mich immer besser. Bei jeder Wehe kam ich der ersten Begegnung mit meinem Baby einen Schritt näher, und es war die mächtigste und schönste Erfahrung meines Lebens. Die Wehen und die Geburt überstrahlen jeden anderen Erfolg, den ich je außerhalb des Wassers hatte. Auf jeder Ebene bestand eine echte Verbindung. Durch sie kam nicht nur mein Baby auf die Welt, sondern auch eine bessere Version meiner selbst.

Dieses Verbundensein mit dem Körper besitzt eine gewisse Ehrlichkeit und Integrität. Es war eine extreme, einmalige Erfahrung. Nicht jede Frau hat die Gelegenheit, das zu erleben, aber ich glaube, es geschah bei mir aus einem wichtigen Grund: damit ich die wahre Macht des Frauseins erkannte. Heute weiß ich, dass jede Zelle meines Körpers fähig ist, sich zu verbinden. Ich weiß aus eigenem Erleben, dass wir uns voll und ganz einlassen und an uns glauben können. Ich weiß, dass meine Erfahrungen mir den Weg gewiesen haben, mehr zu tun, tiefer mit Frauen einzusteigen, ihnen zu helfen, diese Verbindung zu finden, ihre Aufklärung und ihr Empowerment zu unterstützen und ihnen letztendlich zu helfen, die Kraft zu erkennen, die sie in sich tragen.

Bei meiner heutigen Arbeit geht es nicht nur darum, dass Frauen lernen, die Muskeln und Bänder in ihrem Beckenboden zu kräftigen, zu entspannen und zu koordinieren, es geht nicht nur um die Blase, den Darm und die Gebärmutter. Wenn Frauen ihre Beckenbodenfunktion verbessern, bauen sie auch Vertrauen darin auf, an ihrer Gesundheit arbeiten zu können, und das ist sehr bestärkend.

An Emma und Bella liebe ich, dass wir alle dieselbe Grundüberzeugung teilen: dass jede Frau anders ist und dass Mädchen und Frauen mit der richtigen Aufklärung und Unterstützung selbst am besten geeignet sind, Entscheidungen in Bezug auf ihre Gesundheit zu treffen. Das zu ermöglichen ist unsere Mission.

Dr. Bella Smith: Die Ärztin

Während meiner ärztlichen Karriere war ich immer wieder überrascht und frustriert, die herzzerreißenden Geschichten von Frauen zu hören, die Verlegenheit und Scham wegen ihrer gesundheitlichen Probleme empfanden und still vor sich hin litten. Das Stigma, das Frauengesundheit und -wohlbefinden umgibt, besteht nach wie vor. Mein Ziel ist es, die Ungleichheiten in der Gesundheitsversorgung zu beseitigen und Frauen mit den nötigen Informationen zu bewaffnen, um die besten Anwältinnen für sich selbst zu sein.

Schon sehr früh wusste ich, dass ich Ärztin werden wollte, inspiriert von meiner wunderbaren Mutter, die über 50 Jahre als Krankenschwester gearbeitet hat. Sie liebte jede Minute ihres Jobs und ging kurz vor dem Corona-Lockdown 2020 in Rente. Als Kind und Jugendliche sah ich, wie sie in ihrer Tätigkeit als Krankenschwester aufging. Sie ist unglaublich zupackend, kann unfassbar hart arbeiten und besitzt vor allem einen derben Humor – unerlässlich im medizinischen Bereich. Sie hat mich aufgeklärt, ohne dass ich es merkte, und so war es mir nie peinlich, über irgendetwas zu sprechen. Meine Freundinnen kamen oft zu mir, wenn sie Rat suchten.

Ich weiß noch, dass eine Freundin, als ich 14 war, entsetzt war, als sie merkte, dass ihre Monatsblutung durch die Unterwäsche gesickert war und einen sichtbaren Fleck auf ihrem Schulrock hinterlassen hatte. Ohne zu zögern nahm ich den blutigen Rock, rieb ihn sauber, trocknete ihn, gab ihn ihr zurück und sagte, das sei nichts, wofür sie sich schämen müsse. Das kann schließlich allen Frauen irgendwann einmal passieren und tut es wahrscheinlich auch. Es machte nachhaltigen Eindruck auf mich und verstärkte meinen Wunsch, Ärztin zu werden.

25 Jahre später bin ich Hausärztin und empfange Woche für Woche Hunderte Frauen in meiner Praxis, um ihre gesundheitlichen Bedürfnisse zu besprechen. Ich bin außerdem stolze Botschafterin für The Eve Appeal, eine führende britische Forschungsorganisation, die offen über alle Aspekte weiblicher Gesundheit spricht, Gelder für die Erforschung und Behandlung gynäkologischer Krebserkrankungen sammelt und Bewusstsein dafür schaffen will.

In meiner Jugend war ich nicht besonders sportlich, habe aber als Erwachsene meine Liebe zum Sport entdeckt. Wir alle können und sollten um unserer körperlichen und psychischen Gesundheit willen aktiv sein. Es gibt keine richtige oder falsche Art, Sport zu treiben. Der Schlüssel ist, etwas zu finden, was wir mögen, und es zu genießen. Das erhöht die Wahrscheinlichkeit, am Ball zu bleiben.

Als ich Baz und Emma kennenlernte, wurde mir klar, dass wir mit unseren unterschiedlichen Hintergründen, Erfahrungen und Kompetenzen, so klischeehaft das auch klingt, mehr waren als die Summe unserer Teile. Deshalb haben wir The Well HQ gegründet. Wir wollten etwas bewirken, das System verändern und Ihnen die nötigen Informationen an die Hand geben, um Sie zu befähigen, Ihren Körper kennenzulernen, die Scham abzulegen, und Ihnen zu helfen, fitter, gesünder und glücklicher zu werden.

Dank

Dieses Buch wäre ohne viele, viele wunderbare Menschen nicht möglich gewesen. Wir alle möchten uns bedanken bei:

Charlotte, unserer Agentin. Als wir kurz davor waren, uns für Selfpublishing zu entscheiden, haben wir durch dich – noch bevor du eine einzige Zeile gelesen hattest – das Selbstvertrauen gewonnen, daran zu glauben, dass wir für dieses Buch eine breitere Leserschaft finden würden. Als wir in unserem ersten gemeinsamem Zoom-Call die Tasche mit der Aufschrift »Feministin« an deinem Stuhl hängen sahen, ahnten wir alle, dass wir gemeinsam etwas Großartiges erschaffen würden! Durch deine Geduld und ruhige Entschlossenheit war dieser Weg weniger stressig, als er hätte sein können, und deine Unterstützung hat uns geholfen, uns in der für uns fremden Verlagswelt zurechtzufinden und unserer Stimme und unserer Botschaft treu zu bleiben.

Dem Team von Transworld, von unserer Lektorin Steph Duncan und der Redakteurin Alex Newby bis zu den Mitarbeitenden in Design, Produktion, Öffentlichkeitsarbeit, Marketing und Sales, die alle dazu beigetragen haben, dass Sie dieses Buch in den Händen halten. All diese Menschen haben wertvolle Zeit und Energie in die Aufgabe gesteckt, die endgültigen Versionen fertigzustellen. Besonders dankbar sind wir dafür, dass unsere wissenschaftliche Sprache in eine übersetzt wurde, die nicht nur Menschen in Laborkitteln verstehen.

Patti, die von Tag eins an uns geglaubt hat. Die an unserer ursprünglichen Idee und den allerersten Entwürfen gearbeitet hat. Die uns sagte, wir hätten Inhalt für drei Bücher produziert, uns aber gleichzeitig die Angst vor dem Kürzen und Streichen bis zur endgültigen Version nahm. Die mitbekam, wenn wir eigentlich nicht mehr konnten, aber versuchten, tapfer zu sein. Ohne dich wäre nie etwas aus diesem Projekt geworden, es hätte niemals das düstere erste Jahr des Lockdown-Wahnsinns überlebt. Wir werden uns immer gern an unsere Treffen jeden Donnerstagnachmittag, bevor wir die Kinder abholten, zurückerinnern. Mit deiner Expertise hast du uns durch den Schreibprozess geführt und uns ermöglicht, unsere Stimme zu finden.

Allen von The Well HQ – einem Team, das sich Herausforderungen stellt und anpackt. Wir leben überall verteilt, von den weißen Klippen in Sussex bis zu den lettischen Ebenen. Unsere Start-up-Mentalität bringt es mit sich, dass jederzeit Chaos ausbrechen kann, aber wir haben gemeinsam etwas Besonderes erschaffen und sind sehr dankbar, dass ihr die Revolution mit uns vorantreibt! Jemima, Ally und Laura, Juliette, Sophie, Danielle und Ashley – wenn wir das Team sind, das jede Frau braucht, seid ihr das Team, das wir brauchen!

Unserer Gemeinschaft toller Frauen und Männer – Profi- und Freizeitsportler:innen, Eltern von Mädchen, Lehrer:innen, Trainer:innen, Physios, Ärzt:innen und Wissenschaftler:innen: Ihr seid ein genialer Haufen, bereit, unter den Ersten zu sein, die den Status quo für Frauen in Sport und Fitness infrage stellen. Während der COVID-19-Pandemie dieses Buch zu schreiben und unser Unternehmen zu gründen, fühlte sich die meiste Zeit so an, als säßen wir in einer Blase, und häufig wussten wir nicht, ob uns jemand zuhört. Aber die Veröffentlichung dieses Buchs hat uns klargemacht, dass da draußen eine ganze Welt bereit für große Veränderungen ist. Ohne eure Nachrichten und die Gespräche mit euch hätten wir vielleicht unseren Antrieb verloren. Danke und weiter so!

Den ersten Investor:innen, die noch vor unserem Start an uns geglaubt haben. Und Zoe, Liz, Carla, Imogen, Maria, Lindsay, Suzie und Hen – danke, dass ihr es uns ermöglicht habt loszulegen. In Gründerinnen zu investieren, die ein Unternehmen für Frauen aufbauen, ist nicht selbstverständlich, und ohne euch wäre nichts von dem, was im Augenblick geschieht, möglich gewesen! Wir hoffen, dass wir euch weiterhin stolz und glücklich machen können, weil ihr einen wesentlichen Part auf unserer Reise spielt.

Von Emma

Ungefähr zwei Monate, bevor wir dem Verlag die endgültige Version schickten, starb plötzlich mein Vater. Er war mein größter Fan, und es macht mich sehr traurig, dass er nun nicht der Erste in der Schlange vor der Buchhandlung sein wird, der jedes Exemplar unseres Buches aufkauft und all seinen Golffreunden davon erzählen wird. Ich vermisse dich so sehr, Dad, aber wenn ich darüber nachdenke, wo ich jetzt bin, wie furchtlos ich Dinge verfolge, bei der Arbeit und in meinem Privatleben, dann weiß ich, dass ich diese Haltung dir verdanke. Und ich bin so gefestigt darin, mein Leben nach meinen Vorstellungen zu führen, weil du immer da warst mit deiner bedingungslosen Liebe. Als ich meinen sicheren, begehrten Beruf aufgeben wollte, um mit Baz und Bella ein Unternehmen zu gründen, kamst du mir nicht mit vernünftigen Ratschlägen, sondern hast mich buchstäblich beflügelt, genau das zu tun. Die E-Mail, die du mir geschrieben hast, kurz bevor du gegangen bist, hat mir durch meine dunkelsten Stunden geholfen, weil ich wusste, wie stolz du wärst, dass dieses Buch endlich das Licht der Welt erblickt: »Da draußen wartet eine wunderbare neue Welt darauf, erschaffen zu werden, und Mum und ich sind so stolz, dass du an der Spitze dieses Wandels stehst. Die Welt liegt dir zu Füßen, Liebes. Erobere Sie!!!«

An Mum: Ich kenne keine liebevollere, großzügigere Seele auf dieser Erde als dich. Alles, was ich getan, verfolgt und erreicht habe, verdanke ich deiner Liebe und Unterstützung und der Tatsache, dass du diese Liebe und Unterstützung nahtlos auf die Kinder ausgeweitet hast. Ich liebe dich Hunderte Millionen Mal.

An Fraz und Georgie: Ob aus der Nähe oder Ferne, immer kann ich auf euch zählen. Ich hoffe, die Mädchen werden dieses Buch lieben und daraus lernen, sich selbst zu lieben, sie selbst zu sein und sich vielleicht sogar inspirieren lassen, Architektinnen einer besseren Zukunft für Mädchen und Frauen zu werden.

An meine Gang: Was würde ich nur ohne euch anfangen? Ihr wart so tolle Cheerleaderinnen, als wir The Well HQ gegründet haben, ich konnte mich immer bei euch ausweinen (zu oft!), aber wir haben auch so viel gelacht. Ihr füllt mein Herz mit Freude. Ich werde euch immer lieben.

An Charlotte, meine beste Freundin: Weder du noch ich hätte voraussehen können, was das Leben für uns bereithält, als wir vor beinahe zweieinhalb Jahrzehnten auf St. Lukes gegangen sind, aber ich weiß, dass unsere Freundschaft alles, was geschehen ist, besser gemacht hat.

An Sophie B.: Du bist mein Rockstar. Ich bin so froh, dass die Freundschaft unserer Töchter uns zusammengebracht hat, und dankbar für die vielen Male, die du mir unter die Arme gegriffen hast, wenn in meinem Leben Chaos herrschte! Und für unsere gemeinsame Liebe zu GD. Dieses Buch war hart, aber ich habe es geschafft!

An meine wunderbare Familie: Ash, so viel, was in den Seiten dieses Buches seinen Niederschlag findet, habe ich von dir gelernt. Danke, dass du es mir ermöglicht hast, Zeit und Raum zum Schreiben zu finden, und dass du dir mein Gejammer angehört hast. Danke, dass du nach Dads Tod unerschütterlich für mich da warst – ich glaube, es wäre mir nicht möglich gewesen, meinen Kopf genügend freizubekommen, um dieses Buch zu schreiben, wenn du in der Zeit der Trauer nicht so einfühlsam an meiner Seite gewesen wärst. Bodhi und Brooke, bleibt, wie ihr seid! Genau so liebe ich euch. Ihr seid mitfühlende, neugierige, kluge kleine Menschen, und ich bin so stolz, eure Mummy zu sein. Ich hoffe, dieses Buch und The Well HQ zeigen euch, was möglich ist, wenn man seine Berufung findet, und dass ihr euch mit nichts abfinden müsst, nur weil es immer schon so gemacht wurde. Ich kann kaum erwarten, welch wunderbaren Einfluss ihr in dieser Welt haben werdet.

Und zu guter Letzt an Baz und Bella: Baz, ich bin so froh, dass ich am Ende auf deine »Stalker«-E-Mail geantwortet habe! In dem Moment, als ich dich traf, wusste ich, du würdest eines Tages die Welt verändern. Ich bin froh, dass wir dabei deine Co-Pilotinnen sein dürfen! Danke, dass du mit mir alles riskiert hast, dass sich Arbeit mit dir nicht wie Arbeit anfühlt und dass du mich gecoacht hast, als ich den Faden verloren hatte. Bella, dein Lächeln versüßt uns allen den Tag! Während wir dieses Buch schrieben, hast du dich gleichzeitig als Ärztin mit Corona herumgeschlagen und es nicht nur durchgezogen, sondern uns auch bei der Gründung des Unternehmens geholfen – du bist der Hammer! Danke für den Austausch und dass du dieses Buch so positiv angegangen bist. Ladys, wir haben es geschafft!

Von Baz

Danke an Emma und Bella. Danke Emma, dass du den Wein zu unseren Schreib-Retreats mitgebracht hast, aber vor allem, dass du nie Zweifel an diesem Buch hattest. Von Anfang bis Ende warst du Feuer und Flamme. Ich werde nie deine ersten Kapitelentwürfe vergessen – ich konnte sie nicht zur Seite legen, und es war ein entscheidender Moment, als mir klar wurde, welches Potenzial wir hatten. Eine positive Haltung zu bewahren, selbst als wir alle am Ende waren, war nicht einfach, aber bei dem Schreiben dieses Buches haben wir gegenseitig das Beste aus uns herausgeholt und etwas erschaffen, was uns allein nicht gelungen wäre. Bella, danke, dass du in den vergangenen drei Jahren so viel Zuversicht verbreitet hast. Durch dein medizinisches Fachwissen können wir sicher sein, dass dieses Buch Hand und Fuß hat und wir nicht ins Schwafeln geraten sind. Mit dir zu arbeiten ist so angenehm, und du warst immer da, wenn eine von uns lachen, weinen oder jubeln wollte!

Christine Bird und Jenny Burrell, ihr wisst es wahrscheinlich nicht, aber ihr seid die beiden Frauen, die mich nach der Geburt vor sechs Jahren aus meinem Tief geholt und mich daran haben glauben lassen, dass ich in der Frauengesundheit arbeiten könnte. Danke, dass ihr mir den Weg gezeigt habt.

An meine Freundinnen – die bereits unzählige Exemplare dieses Buchs gekauft haben! Ihr habt immer wieder nachgefragt und zeigt schon so lange echtes Interesse. Clare, Bumble, Lynne, Jess, Alice, Tasch, Carla und Ally – danke.

An meine Familie – an Tony, der mir den Raum gegeben hat, den ich zum Schreiben brauchte. An meine Jungs, die sich nicht um dieses Buch – das zeitweise alles für mich war – geschert haben. An meine Eltern, die den Grundstein dafür gelegt haben, dass ich wusste, ich kann alles erreichen, was ich will. Und an Zem, meinen größten Fan.

Von Bella

Danke, Baz, dafür, dass du die beste Anführerin und der Motor hinter The Well HQ bist, der uns alle am Laufen hält. Ohne dein Organisationstalent, deine Ideen und deine Leidenschaft wären wir nicht zusammengekommen und wären nicht da, wo wir heute sind.

Emma, danke dafür, dass du einfach wunderbar bist. Du bist nicht nur einer der inspirierendsten, am härtesten arbeitenden, gebildetsten und klügsten Menschen, die ich kenne, du bist darüber hinaus auch mutig und tapfer und hast sogar nach deinem privaten Unglücksfall weitergearbeitet.

An Graham, Chloe und Jamie: Danke an meinen Mann und meine Kinder. Mein geliebtes, unterstützendes, wunderbares kleines »Team Smith«, ihr seid mein ein und alles und mein Lebenssinn.

An meine Eltern, Jonnie und Migs, und meine große Schwester Jen: Dafür, dass ihr mir zugehört und mich ermutigt habt und immer für mich da wart. Und danke, dass ihr dauernd die Kinder gehütet habt!!!

An meine Kolleginnen, die Ärztinnen Sid und Anna und alle Mitarbeitenden in meiner Praxis, dass ihr mich während der Zeit, in der ich an diesem Buch geschrieben habe, unterstützt habt. Ärztin zu sein, ist auch in guten Zeiten hart, aber wir sind ein starkes Team, und ich bin dankbar, mit so tollen Menschen zusammenarbeiten zu dürfen.

An Georgie Dickins: Danke für die unglaubliche Unterstützung und die Überzeugung, dass ich nach den Sternen greifen kann.

An all meine Freund:innen und meine Familie, die stets für einen kurzen Plausch zu haben waren, für die lebensnotwendige Laufrunde nach der Arbeit oder das frühmorgendliche Radfahren und häufig auch für das eine oder andere dringend benötigte Glas Wein. Danke euch allen für eure Liebe, fürs Unter-die-Arme-Greifen, euren moralischen Support und auch dafür, dass ihr das Buch kauft und so eifrig Werbung dafür macht.

Anmerkungen

Zu 1. Mind the Gap

1 Tejas Kotecha, »Kathrine Switzer: First woman to officially run Boston Marathon on the iconic moment she was attacked by the race organiser«, Sky Sports, https://www.skysports.com/more-sports/athletics/news/29175/12475824/kathrine-switzer-first-woman-to-officially-run-boston-marathon-on-the-iconic-moment-she-was-attacked-by-the-race-organiser

2 Kathrine Switzer, *Marathon Woman: Die Frau, die den Laufsport revolutionierte* (Spomedis, 2014).

3 Emma S. Cowley, Alyssa A. Olenick, Kelly L. McNulty et al., »›Invisible sportswomen‹: the sex data gap in sport and exercise science research«, *Women in Sport and Physical Activity Journal*, 29: 2 (2021), S. 146–151: https://journals.humankinetics.com/view/journals/wspaj/29/2/article-p146.xml.

4 Min Zhao, Sreenivas P. Veeranki, Costan G. Magnussen et al., »Recommended physical activity and all cause and cause specific mortality in US adults: prospective cohort study«, *BMJ*: https://www.bmj.com/content/370/bmj.m2031.

5 Stephen W. Farrell, Shannon J. Fitzgerald, Paul A. McAuley et al., ›Cardiorespiratory fitness, adiposity, and all-cause mortality in women‹ *Medicine and Science in Sports and Exercise*, 42: 11 (2010), pp. 2006–12: doi: 10.1249/MSS.0b013e3181df12bf. PMID: 20351588.

6 James Clear, *Die 1Prozent-Methode: minimale Veränderung, maximale Wirkung: mit kleinen Gewohnheiten jedes Ziel erreichen* (Übers. Annika Tschöpe; München Goldmann, 2020)

7 ›Better for Women‹, Royal College of Obstetricians and Gynaecologists, December 2019: https://www.rcog.org.uk/media/h3smwohw/better-for-women-full-report.pdf.

8 Leanne Norman and Jamie French, ›Understanding how high performance women athletes experience the coach – athlete relationship‹, *International Journal of Coaching Science*, 7: 1 (2013), pp. 3–24: https://www.semanticscholar.org/paper/Understanding-how-High-Performance-Women-Athletes-Norman-French/12ad213a4973efae47b72e4324401a4ade95cbf5.

9 Joseph T. Costello, François Bieuzen and Chris M. Bleakley, ›Where are all the female participants in sports and exercise medicine science research?‹, *European Journal of Sport Science*, 14: 8 (2014), pp. 847–51: https://www.tandfonline.com/doi/abs/10.1080/17461391.2014.911354.

10 Emma S. Cowley et al., ›Invisible Sportswomen‹.

11 Caroline Criado Perez, *Unsichtbare Frauen: wie eine von Daten beherrschte Welt die Hälfte der Bevölkerung ignoriert* (Übers. Stephanie Singh, München, btb, 2020), p. 204.

12 Kelly Lee McNulty, Kirsty Jane Elliot-Sale, Eimear Dolan et al., ›The effects of menstrual cycle phase on exercise performance in eumenorrheic women:

a systematic review and meta-analysis‹, *Sports Medicine*, 50: 10 (2020), pp. 1813–27: https://pubmed.ncbi.nlm.nih.gov/32661839/.

13 Eunsook Sung, Ahreum Han, Tino Hinrichs et al., ›Effects of follicular versus luteal phase-based strength training in young women‹, *SpringerPlus*, 3 (2014), p. 668: https://www.ncbi.nlm.nih.gov/pmc/articles/PMC4236309/.

14 Lawrence W.Green, Judith M.Ottoson, César García et al., ›Diffusion theory and knowledge dissemination, utilization, and integration in public health‹, *Annual Review of Public Health*, 30 (2009), pp. 151–74: https://pubmed.ncbi.nlm.nih.gov/19705558/.

15 Marsa Daniel and Sam Moore, ›Why isn't women's-specific training more widespread within sport? Bridging the gap between research and applied practice‹, presentation at the Female Athlete Conference, Boston Children's Hospital, 10 June 2021.

2. Gesundheit und Fitness durch den weiblichen Filter

16 Conor Stewart, ›Contraceptive use among women in England 2019/ 20‹, Statista, September 2021: https://www.statista.com/statistics/573210/contraceptive-use-among-women-by-type-and-age-in-england/.

17 Jenny Burbage, Michelle Norris, Brogan Horler et al., ›Breast health and the exercising female‹ in Jacky Forsyth and Claire-Marie Roberts, eds., *The Exercising Female: Science and its Application* (Routledge, 2019).

18 Atefeh Omrani, Joanna Wakefield-Scurr, Jenny Smith et al., ›Breast education improves adolescent girls‹ breast knowledge, attitudes to breasts and engagement with positive breast habits', *Frontiers in Public Health*, 8: 591927 (2020): https://www.frontiersin.org/article/10.3389/fpubh.2020.591927.

19 Celeste E. Coltman, Julie R. Steele and Deirdre E. McGhee, ›Does breast size affect how women participate in physical activity?‹, *Journal of Science and Medicine in Sport*, 22: 3 (2019), pp. 324–9: https://www.jsams.org/article/S1440-2440(18)30875-2/fulltext

20 Joanne L. Parsons, Stephanie E. Coen and Sheree Bekker, ›Anterior cruciate ligament injury: towards a gendered environmental approach‹, British Journal of Sports Medicine, 55 (2021), pp. 984–90: https://bjsm.bmj.com/content/55/17/984.

21 Jennifer Moriatis Wolf, Lisa K. Cannada, Ann Van Heest et al., ›Male and female differences in musculoskeletal disease‹, Journal of the American Academy of Orthopaedic Surgeons, 23: 6 (2015), pp. 339–47: https://www.researchgate.net/publication/277079715_Male_and_Female_Differences_in_Musculoskeletal_Disease.

22 Kay M. Crossley, Brooke E. Patterson, Adam G.Culvenor et al., ›Making football safer for women: a systematic review and meta- analysis of injury prevention programmes in 11 773 female football (soccer) players‹, British Journal of Sports Medicine, 54 (2020), pp. 1089–98: https://bjsm.bmj.com/content/54/18/1089.

23 Mit »Entzündung« beziehen wir uns in diesem Buch auf systemische Entzündungen, das heißt, Entzündungen des ganzen Körpers. Ihr Immunsystem wird aktiviert, wenn der Körper etwas als fremd (foreign) wahrnimmt, beispielswiese eine Mikrobe oder Pollen. Häufig löst dies einen Entzündungsprozess aus. Gelegentliche Entzündungsvorgänge, um wirklich gefährliche Angreifer abzuwehren, sind wichtig, um gesund zu bleiben. Manchmal bleibt die Ent-

zündung jedoch bestehen, selbst wenn keine Bedrohung vorliegt. In diesem Fall wird sie gesundheitsschädlich. Zwischen vielen schwerwiegenden Krankheiten, unter denen wir leiden, wie Krebs, Herzerkrankungen, Diabetes, Arthritis, Depression und Alzheimer und chronischen Entzündungen besteht ein Zusammenhang, und der weibliche Zyklus sowie perimenopausale Symptome sind nachweislich stärker, wenn eine Entzündung vorliegt.

24 Lara Briden, Hormone Repair Manual: Every Woman's Guide to Healthy Hormones (CreateSpace Independent Publishing Platform, 2017), p. 198.

3. Den Zyklus meistern

25 »Better for Women«, Royal College of Obstetricians and Gynaecologists, Dezember 2019: https://www.rcog.org.uk/better-for-women.

26 »Exercise to feel better during your period, new global study shows«, Strava Press, 25. März 2019: https://blog.strava.com/press/exercise-to-feel-better-during-your-period-new-global-study-shows/

27 Anna Druet und Lisa Kennelly: »Is period slang ever useful?«, *Clue*, 20. September 2017: https://helloclue.com/articles/culture/is-period-slang-ever-useful.

28 Eamonn Flanagan, »The gameday primer: principles and practices«, *Blk Box*, 19. September 2019: https://www.blkboxfitness.com/blogs/education/the-gameday-primer-principles-and-practices.

29 American College of Obstetricians and Gynaecologists, »Menstruation in girls and adolescents: using the menstrual cycle as a vital sign«, *Committee Opinion*, 651 (2015): https://www.acog.org/clinical/ clinical-guidance/committee-opinion/articles/2015/12/ menstruation-in-girls-and-adolescents-using-the-menstrual-cycle-as-a-vital-sign.

30 Nathan Brott und Jacqueline Le, »Mittelschmerz«, *StatPearls*, 8. Mai 2022: https://www.ncbi.nlm.nih.gov/books/NBK549822/.

31 »Menorrhagia (heavy menstrual bleeding)«, Mayo Clinic: https://www.mayoclinic.org/diseases-conditions/menorrhagia/symptoms-causes/syc-20352829.

32 Wie die des Herstellers für Periodenprodukte Dame (https://wearedame.co/pages/impact-reports).

33 Zwei Marken, die Periodenbadekleidung vertreiben, sind www.modibodi.com und www.rubylove.com.

34 Wie beispielsweise die von https://fablittlebag.com.

35 »Period shame causing plastic pollution: 2.4m tampons flushed down the toilet every day«, PHS Group, 10. Juni 2022: https://www.phs.co.uk/about-phs/expertise-news/period-shame-causing-plastic-pollution/.

36 Lauren C. Houghton und Noémie Elhadad, »Practice note: ›If only all women menstruated exactly two weeks ago‹: interdisciplinary challenges and experiences of capturing hormonal variation across the menstrual cycle«, in Chris Bobel, Inga T. Winkler, Breanne Fahs et al. (Hg.)., *The Palgrave Handbook of Critical Menstruation Studies* (Palgrave Macmillan, 2020), S. 725–732.

37 Mohaned Shilaih, Brianna M. Goodale, Lisa Falco et al., »Modern fertility awareness methods: wrist wearables capture the changes in temperature associated with the menstrual cycle«, *Bioscience Reports*, 38: 6 (2018): https://pubmed.ncbi.nlm.nih.gov/29175999/.

38 https://hormonix.com/.

39 Blair T. Crewther and Christian J. Cook, »A longitudinal analysis of salivary

testosterone concentrations and competitiveness in elite and non-elite women athletes«, *Physiology and Behavior*, 188 (2018), S. 157–161: https://pubmed.ncbi.nlm.nih.gov/29425972/.

40 C.J. Cook, L.P. Kilduff und B.T. Crewther, »Basal and stress-induced salivary testosterone variation across the menstrual cycle and linkage to motivation and muscle power«, *Scandinavian Journal of Medicine & Science in Sports*, 28: 4 (2018), S. 1345–1353: https://pubmed.ncbi.nlm.nih.gov/29266410/.

41 William C. Krause, Ruben Rodriguez, Bruno Gegenhuber et al., »Oestrogen engages brain MC4R signalling to drive physical activity in female mice«, *Nature*, 599 (2021), S. 131–135: https://www.nature.com/articles/s41586-021-04010-3.

42 Thomas Buser, »The impact of the menstrual cycle and hormonal contraceptives on competitiveness«, *Journal of Economic Behavior & Organization*, 83: 1 (2012), S. 1–10: https://www.sciencedirect.com/science/article/abs/pii/S016726811100151X.

43 Esther K. Diekhof, »Be quick about it. Endogenous estradiol level, menstrual cycle phase and trait impulsiveness predict impulsive choice in the context of reward acquisition«, *Hormones and Behavior*, 74 (2015), S. 186–193: https://www.sciencedirect.com/science/article/abs/pii/S0018506X1500104X.

44 Hadine Joffe, Anouk de Wit, Jamie Coborn et al., »Impact of estradiol variability and progesterone on mood in perimenopausal women with depressive symptoms«, *Journal of Clinical Endocrinology and Metabolism*, 105: 4 (2020), e642–650: https://pubmed.ncbi.nlm.nih.gov/31693131/.

45 Katy Vincent, Charlotte J. Stagg, Catherine E. Warnaby et al., »›Luteal analgesia‹: progesterone dissociates pain intensity and unpleasantness by influencing emotion regulation networks«, *Frontiers in Endocrinology*, 9: 413 (2018): https://www.readcube.com/articles/10.3389/fendo.2018.00413.

46 Haneul Lee, Jerrold Petrofsky, Nirali Shah et al., »Higher sweating rate and skin blood flow during the luteal phase of the menstrual cycle«, *Tohoku Journal of Experimental Medicine*, 234: 2 (2014), S. 11–22: https://pubmed.ncbi.nlm.nih.gov/25230913/.

47 Heidi Danker-Hopfe, Kirsten Roczen und Ute Löwenstein-Wagner, »Regulation of food intake during the menstrual cycle«, *Anthropologischer Anzeiger*, 53: 3 (1995), S. 231–238: https://www.jstor.org/stable/29540529.

48 »Preventative powers of ovulation and progesterone«, Centre for Menstrual Cycle and Ovulation Research (Oktober 2014): https://www.cemcor.ubc.ca/resources/preventive-powers-ovulation-and-progesterone.

49 Georgie Bruinvels, Esther Goldsmith, Richard Blagrove et al., »Prevalence and frequency of menstrual cycle symptoms are associated with availability to train and compete: a study of 6812 exercising women recruited using the Strava exercise app«, *British Journal of Sports Medicine*, 55: 8 (2021), S. 438–444: https://bjsm.bmj.com/content/55/8/438.

50 Alice McNamara, Rachel Harris und Clare Minahan, »Menstrual cycle change during Covid-19. Sharing some early results«, Blog des *British Journal of Sports Medicine*, 20. November 2020: https://blogs.bmj.com/bjsm/2020/11/20/menstrual-cycle-change-during-covid-19/.

51 Yi-Xin Wang, Mariel Arvizu, Janet W. Rich-Edwards et al., »Menstrual cycle regularity and length across the reproductive lifespan and risk of premature mortality: prospective cohort study«, *BMJ*, 371: 3464 (2020): https://www.bmj.com/content/371/bmj.m3464.

52 Jane Marjoribanks, Michelle Proctor, Cindy Farquhar et al., »Nonsteroidal anti-inflammatory drugs for dysmenorrhoea«, *Cochrane Database of Systematic Reviews*, 1 (2010), CD001751: https://pubmed.ncbi.nlm.nih.gov/20091521/.

53 »Heavy periods«, NHS: https://www.nhs.uk/conditions/heavy-periods/treatment/.

54 Sang-Dol Kim, »Yoga for menstrual pain in primary dysmenorrhea: a meta-analysis of randomized controlled trials«, *Complementary Therapies in Clinical Practice*, 36 (2019), S. 94–99: https://www.sciencedirect.com/science/article/abs/pii/S1744388119300945?viaProzent3Dihub.

55 Tong Liu, Jia-Ni Yu, Bing-Yan Cao et al., »Acupuncture for primary dysmenorrhea: a meta-analysis of randomized controlled trials«, *Alternative Therapies*, 26: 2 (2020), S. 46–53: https://search.proquest.com/openview/fde7e8a7513853b114a24a65f4182146/1?pqorigsite=gscholar&cbl=32528.

56 George A. Eby, »Zinc treatment prevents dysmenorrhea«, *Medical Hypotheses*, 69: 2 (2007), S. 297–301: https://www.sciencedirect.com/science/article/abs/pii/S0306987706009066?viaProzent3Dihub.

57 Fabio Parazzini, Mirella Di Martino und Paolo Pellegrino, »Magnesium in the gynaecological practice: a literature review«, *Magnesium Research*, 30: 1 (2017), S. 1–7: https://pubmed.ncbi.nlm.nih.gov/28392498/.

58 Zeev Harel, Frank M. Biro, Renee K. Kottenhahn et al., »Supplementation with omega-3 polyunsaturated fatty acids in the management of dysmenorrhea in adolescents«, *Americal Journal of Obstetrics & Gynaecology*, 174: 4 (1996), S. 1335–1338: https://www.ajog.org/article/S0002-9378(96)70681-6/fulltext.

59 Lara Briden, »The inflammation from A1 milk is mind-boggling«, 26. November 2021: https://www.larabriden.com/the-inflammation-from-a1-milk-is-mind-boggling/.

60 Samira Khayat, Hamed Fanaei, Masoomeh Kheirkhah et al., »Curcumin attenuates severity of premenstrual syndrome symptoms: a randomized, double-blind, placebo-controlled trial«, *Complementary Therapies in Medicine*, 23: 3 (2015), S. 318–324: https://www.sciencedirect.com/science/article/abs/pii/S096522991500059X.

61 Alexandre Vallée und Yves Lecarpentier, »Curcumin and endometriosis«, *International Journal of Molecular Sciences*, 21: 2440 (2020): https://www.mdpi.com/1422-0067/21/7/2440.

62 Chooi L. Wong, Cindy Farquhar, Helen Roberts et al., »Oral contraceptive pill for primary dysmenorrhoea«, *Cochrane Database of Systematic Reviews*, 4 (2009), CD002120: https://www.ncbi.nlm.nih.gov/pmc/articles/PMC7154221/#CD002120-bbs2-0031.

63 »PMS (premenstrual syndrome)«, NHS: https://www.nhs.uk/conditions/pre-menstrual-syndrome/.

64 Kimberley Ann Yonkers, Shaughn O'Brien und Elias Eriksson, »Premenstrual syndrome«, *Lancet*, 371: 9619 (2008), S. 1200–1210: https://www.ncbi.nlm.nih.gov/pmc/articles/PMC3118460/.

65 »Definitions PMS/PMDD«, National Association for Premenstrual Syndromes: https://www.pms.org.uk/about-pms/definitions-pms-pmdd/.

66 »About PMS: What is PMS?«, National Association for Premenstrual Syndromes: https://www.pms.org.uk/about-pms/.

67 John F. Steege und James A. Blumenthal, »The effects of aerobic exercise on premenstrual symptoms in middle-aged women: a preliminary study«, *Journal of Psychosomatic Research*, 37: 2 (1993), S. 127–133: https://www.sciencedirect.com/science/article/abs/pii/002239999390079U; Zeinab Samadi, Farzaneh Taghian und Mahboubeh Valiani, »The effects of 8 weeks of regular aerobic exercise on the symptoms of premenstrual syndrome in non-athlete girls«, *Iranian Journal of Nursing and Midwifery Research*, 18: 1 (2013), S. 14–99: https://pubmed.ncbi.nlm.nih.gov/23983722/.

68 A. Steptoe und S. Cox, »Acute effects of aerobic exercise on mood«, *Health Psychology*, 7: 4 (1988), S. 329–340: https://pubmed.ncbi.nlm.nih.gov/3168978/.

69 Sonja Aalbers, Laura Fusar-Poli, Ruth E. Freeman et al., »Music therapy for depression«, *Cochrane Database of Systematic Reviews*, 11: 11 (2017), CD004517: https://pubmed.ncbi.nlm.nih.gov/29144545/.

70 Andrea Chisholm, »5 things women need to know about diabetes and their period«, *Verywell Health*, 25. Juli 2022: https://www.verywellhealth.com/diabetes-and-womens-menstrual-cycles-4067212.

71 »Prostaglandins«, *You and Your Hormones*: https://www.yourhormones.info/hormones/prostaglandins/.

72 Semra Kocaoz, Rabiye Cirpan und Arife Zuhal Degirmencioglu, »The prevalence and impacts [of] heavy menstrual bleeding on anemia, fatigue and quality of life in women of reproductive age«, *Pakistan Journal of Medical Sciences*, 35: 2 (2019), S. 365–370: https://www.ncbi.nlm.nih.gov/pmc/articles/PMC6500811/.

73 Georgie Bruinvels, Richard Burden, Nicola Brown et al., »The prevalence and impact of heavy menstrual bleeding (menorrhagia) in elite and non-elite athletes«, *PLOS One*, 11: 2 (2016), e0149881: https://journals.plos.org/plosone/article?id=10.1371/journal.pone.0149881.

74 Ebd.

75 Emma Burnett, Jenny White und Joanna Wakefield-Scurr, »The validity and reliability of a breast pain diary for women with cyclic breast pain«, School of Sport, Health & Exercise at the University of Portsmouth at Pain Science in Motion 2015 : https://researchportal.port.ac.uk/en/publications/ the-validity-and-reliability-of-a-breast-pain-diary-for-women-wit.

76 D.N. Ader, J. South-Paul, T.Adera et al., »Cyclical mastalgia: prevalence and associated health and behavioral factors«, *Journal of Psychosomatic Obstetrics and Gynaecology*, 22: 2 (2001), S. 71–76: https://www.tandfonline.com/doi/abs/10.3109/01674820109049956.

77 Diana L. Dell, »Premenstrual syndrome, premenstrual dysphoric disorder, and premenstrual exacerbation of another disorder«, Clinical Obstetrics and Gynaecology, 47: 3 (2004), S. 568–575: https://journals.lww.com/clinicalobgyn/Citation/2004/09000/Premenstrual_Syndrome,_Premenstrual_Dysphoric.10.aspx.

78 G. Allais, Giulia Chiarle, Silvia Sinigaglia et al., »Menstrual migraine: a review of current and developing pharmacotherapies for women«, *Expert Opinion on Pharmacotherapy*, 19: 2 (2018), pp. 123–36: https://www.tandfonline.com/doi/abs/10.1080/14656566.2017.1414182?journalCode=ieop20.

79 William E. Whitehead, Lawrence J. Cheskin, Barbara R. Heller et al., »Evidence for exacerbation of irritable bowel syndrome during menses«, *Gastroenterology*, 98: 6 (1990), pp. 1485–1489: https://pubmed.ncbi.nlm.nih.gov/2338190/.

80 Merry Noel Miller und B.E. Miller, »Premenstrual exacerbations of mood disorders«, *Psychopharmacology Bulletin*, 35: 3 (2001), S. 135–149: https://pubmed.ncbi.nlm.nih.gov/12397883/.

81 Clár McWeeny, »Premenstrual magnification: mental health conditions and PMS«, *Clue*, 11. Juli 2017: https://helloclue.com/articles/cycle-a-z/mental-health-pms-what-happens-when-mental-health-conditions-coincide-with-pms.

82 Sarah Young, »Endometriosis takes average of eight years to diagnose, new report finds«, *Independent*, 19. Oktober 2020: https://www.independent.co.uk/life-style/women/endometriosis-symptoms-diagnosis-support-inquiry-b1152552.html.

83 www.verity-pcos.org.uk.

84 Lara Briden, »Treatment for 4 types of PCOS. Treat the cause«, 16. Mai 2014: https://www.larabriden.com/treatment-for-4-types-of-pcos-treat-the-cause/.

85 Kelly Lee McNulty, Kirsty Jayne Elliott-Sale, Eimear Dolan et al., »The effects of menstrual cycle phase on exercise performance in eumenorrheic women: a systematic review and meta-analysis«, *Sports Medicine*, 50 (2020), S. 1813–1827: https://pubmed.ncbi.nlm.nih.gov/32661839/.

86 Sarah McKay, *Demystifying the Female Brain: A Neuroscientist Explores Health, Hormones and Happiness* (Orion Spring, 2018).

87 Joan M. Eckerson, »Energy and the nutritional needs of the exercising female«, in Jacky Forsyth und Claire-Marie Roberts (Hg.)., *The Exercising Female: Science and its Application* (Routledge, 2018), S. 44–65.

88 Tanya Oosthuyse und Andrew N. Bosch, »The effect of the menstrual cycle on exercise metabolism«, *Sports Medicine*, 40: 3 (2010), S. 207–227: https://link.springer.com/article/10.2165/11317090-000000000-00000.

89 Melissa M. Markofski und William A.Braun, »Influence of menstrual cycle on indices of contraction-induced muscle damage«, *Journal of Strength and Conditioning Research*, 28: 9 (2014), S. 2649–2656: https://journals.lww.com/nsca-jscr/Fulltext/2014/09000/Influence_of_Menstrual_Cycle_on_Indices_of.31.aspx.

90 Lawrence L. Spriet und Gibala Martin J. »Nutritional strategies to influence adaptations to training«, *Journal of Sports Science*, 22: 1 (2004), S. 127–141: https://pubmed.ncbi.nlm.nih.gov/14971438/.

91 Eunsook Sung, Ahreum Han, Timo Hinrichs et al., »Effects of follicular versus luteal phase-based strength training in young women«, *SpringerPlus*, 3 (2014), S. 668: https://springerplus.springeropen.com/articles/10.1186/2193-1801-3-668.

92 Ebd.

93 E. Reis, U. Frick and D. Schmidtbleicher, »Frequency variations of strength training sessions triggered by the phases of the menstrual cycle«, *International Journal of Sports Medicine*, 16: 8 (1995), S. 545–550: https://www.thieme-connect.de/products/ejournals/abstract/10.1055/s-2007-973052.

94 J.S. Volek, C.E. Forsyth und W.J. Kraemer, »Nutritional aspects of women strength athletes«, *British Journal of Sports Medicine*, 40: 9 (2006), S. 742–748: https://www.ncbi.nlm.nih.gov/pmc/articles/PMC2564387.

95 Stacy T. Sims, Peak – Performance für Frauen: Wie Sie Ernährung und Fitness perfekt auf den weiblichen Organismus abstimmen (Unimedica 2021, übers. v. k.A.)

96 Nkechinyere Chidi-Ogbolu und Keith Baar, »Effect of estrogen on musculoskeletal performance and injury risk«, *Frontiers in Physiology*, 9: 1834 (2018): https://www.frontiersin.org/articles/10.3389/fphys.2018.01834/full.

97 Noriko Adachi, Koji Nawata, Michio Maeta et al., »Relationship of the menstrual cycle phase to anterior cruciate ligament injuries in teenaged female athletes«, *Archives of Orthopaedic and Trauma Surgery*, 128: 5 (2008), S. 473–478: https://link.springer.com/article/10.1007/s00402-007-0461-1.

98 James Kolasinski, Emily L. Hinson, Amir P. Divanbeighi Zand et al., »The dynamics of cortical GABA in human motor learning«, *Journal of Physiology*, 597: 1 (2019), S. 271–282: https://physoc.onlinelibrary.wiley.com/doi/full/10.1113/JP276626.

99 Fawaz Alasmari, »Caffeine induces neurobehavioral effects through modulating neurotransmitters«, *Saudi Pharmaceutical Journal*, 28: 4 (2020), S. 445–451: https://www.sciencedirect.com/science/article/pii/S1319016420300359?via-Prozent3Dihub.

100 Ronan A. Mooney, James P. Coxon, John Cirillo et al., »Acute aerobic exercise modulates primary motor cortex inhibition«, *Experimental Brain Research*, 234 (2016), S. 3669–3676: https://link.springer.com/article/10.1007/s00221-016-4767-5.

101 Joel Mason, Glyn Howatson, Ashlyn K. Frazer et al., »Modulation of intracortical inhabitation and excitation in agonist and antagonist muscles following acute strength training«, *European Journal of Applied Physiology and Occupational Physiology*, 119: 10 (2019), S. 2185–2199: https://pubmed.ncbi.nlm.nih.gov/31385029/.

4. Ihr Körper und Verhütung

102 »Contraceptive Use by Method 2019«, United Nations Department of Economic and Social Affairs: https://www.un.org/development/desa/pd/sites/www.un.org.development.desa.pd/files/files/documents/2020/Jan/un_2019_contraceptiveusebymethod_databooklet.pdf.

103 www.thelowdown.com.

104 Mikkel Oxfeldt, Line B. Dalgaard, Astrid A. Jørgensen et al., »Hormonal contraceptive use, menstrual dysfunctions, and self-reported side effects in elite athletes in Denmark«, *International Journal of Sports Physiology and Performance*, 15: 10 (2020), S. 1377– 1384: https://journals.humankinetics.com/view/journals/ijspp/15/10/article-p1377.xml.

105 Sarah Graham, »Is it safe to skip your period on the pill?«, *Patient*, 31. Januar 2019: https://patient.info/news-and-features/is-it-safe-to-skip-your-period-on-the-pill.

106 Sarah Hill, *Wie uns die Pille verändert. Die überraschenden Auswirkungen auf unser Denken und Fühlen, den Körper und unsere Beziehungen* (Heyne, 2020).

107 Jeffrey F. Peipert, Qiuhong Zhao, Jenifer E. Allsworth et al., »Continuation and satisfaction of reversible contraception«, *Obstetrics and Gynecology*, 117: 5 (2011), S. 1105–1113: https://www.ncbi.nlm.nih.gov/pmc/articles/PMC3548669/.

108 Mirena® Spirale Gebrauchsinformation, Bayer HealthCare Pharmaceuticals, 2008: https://www.accessdata.fda.gov/drugsatfda_docs/label/2008/021225s019lbl.pdf.

109 Eric Wooltorton, »Medroxyprogesterone acetate (Depo-Provera) and bone mineral density loss«, *Canadian Medical Association Journal*, 172: 6 (2005): https://doi.org/10.1503/cmaj.050158.

110 »Birth control: benefits beyond pregnancy prevention«, *WebMD*, 14. Oktober 2020: https://www.webmd.com/sex/birth-control/other-benefits-birth-control.

111 Daniel Martin, Craig Sale, Simon B. Cooper et al., »Period prevalence and perceived side effects of hormonal contraceptive use and the menstrual cycle in elite athletes«, *International Journal of Sports Physiology and Performance*, 13: 7 (2018), S. 926–932.
https://journals.humankinetics.com/view/journals/ijspp/13/7/article-p926.xml.

112 Johannes Hertel, Johanna König, Georg Homuth et al., »Evidence for stress-like alterations in the HPA-Axis in women taking oral contraceptives«, *Scientific Reports*, 7 (2017): https://www.nature.com/articles/s41598-017-13927-7.

113 Agnese Mariotti, »The effects of chronic stress on health: new insights into the molecular mechanisms of brain–body communication«, *Future Science OA*, 1: 3 (2015), FSO23: https://www.ncbi.nlm.nih.gov/pmc/articles/PMC5137920/.

114 Brianna Larsen, Amanda Cox, Candice Colbey et al., »Inflammation and oral contraceptive use in female athletes before the Rio Olympic Games«, *Fron-*

tiers in Physiology, 11: 497 (2020): https://www.frontiersin.org/articles/10.3389/fphys.2020.00497/full.

115 Sabina Cauci, Cinzia Buligan, Micaela Marangone et al., »Oxidative stress in female athletes using combined oral contraceptives«, *Sports Medicine Open*, 2: 40 (2016): https://sportsmedicine-open.springeropen.com/articles/10.1186/s40798-016-0064-x.

116 Clemens Kirschbaum, Petra Platte, Karl-Martin Pirke et al., »Adrenocortical activation following stressful exercise: further evidence for attenuated free cortisol responses in women using oral contraceptives«, *Stress and Health*, 12: 3 (1996), S. 137–143: https://onlinelibrary.wiley.com/doi/abs/10.1002/%28SICI%291099-1700%28199607%2912%3A3%3C137%3A%3AAID-SMI685%3E3.0.CO%3B2-C.

117 A. Bonen, F.W. Haynes und T.E. Graham, »Substrate and hormonal responses to exercise in women using oral contraceptives«, *Journal of Applied Physiology*, 70: 5 (1991), S. 1917–1927: https://journals.physiology.org/doi/abs/10.1152/jappl.1991.70.5.1917.

118 Anthony C. Hackney und Elizabeth A.Walz, »Hormonal adaptation and the stress of exercise training: the role of glucocorticoids«, *Trends in Sport Sciences*, 20: 4 (2013), S. 165–171: https://www.ncbi.nlm.nih.gov/pmc/articles/PMC5988244/.

119 Chang Woock Lee, Mark A. Newman and Steven E. Riechman, »Oral contraceptive use impairs muscle gains in young women«, *FASEB Journal*, 23: S1 (2009), S. 955.25–955.25: https://faseb.onlinelibrary.wiley.com/doi/abs/10.1096/fasebj.23.1_supplement.955.25.

120 Michael Rosenberg, »Weight changes with oral contraceptive use and during the menstrual cycle: results of daily measurements«, *Contraception*, 58: 6 (1998), S. 345–349: https://www.contraceptionjournal.org/article/S0010-7824(98)00127-9/fulltext.

121 Johannes Hertel et al., »Evidence for stress-like alterations in the HPA-Axis in women taking oral contraceptives'.

122 E. Toffol, O. Heikinheimo, P. Koponen et al., »Hormonal contraception and mental health: results of a population-based study«, *Human Reproduction*, 26: 11 (2011), S. 3085–3093: https://academic.oup.com/humrep/article/26/11/3085/655818.

123 Jill B. Becker, Terry E. Robinson und Kimberly A. Lorenz, »Sex differences and estrous cycle variations in amphetamine-elicited rotation behavior«, *European Journal of Pharmacology*, 80: 1 (1982), S. 65–72: https://www.sciencedirect.com/science/article/abs/pii/0014299982901789?via%3Dihub.

124 Kirsty J. Elliot-Sale, Kelly L. McNulty, Paul Ansdell et al., »The effects of oral contraceptives on exercise performance in women: a systematic review and meta-analysis«, *Sports Medicine*, 50: 10 (2020), S.1785– 1812: https://pubmed.ncbi.nlm.nih.gov/32666247/.

125 Gretchen A. Casazza, Sang-Hoon Suh, Benjamin F. Miller et al., »Effects of oral contraceptives on peak exercise capacity«, *Journal of Applied Physiology*, 93: 5 (2002), S. 1698–1702: https://journals.physiology.org/doi/full/10.1152/japplphysiol.00622.2002.

126 C.M. Lebrun, M.A. Petit, D.C. McKenzie et al., »Decreased maximal aerobic capacity with use of a triphasic oral contraceptive in highly active women: a randomised controlled trial«, *British Journal of Sports Medicine*, 37: 4 (2000), S. 315–320: https://bjsm.bmj.com/content/37/4/315.

5. Beckenbodenbooster

127 Jennifer M. Wu, Camille P. Vaughan und Patricia S. Goode et al., »Prevalence and trends of symptomatic pelvic floor disorders in U.S. women«, *Obstretrics & Gynecology*, 123: 1 (2014), S.141–148: https://pubmed.ncbi.nlm.nih.gov/24463674/.

128 Julie Wiebe, »Dear Canadian Running: are leaks with running >no big deal<«, 19. August 2019: https://www.juliewiebept.com/dear-canadian-running-are-leaks-with-running-no-big-deal/.

129 Kari Bø und Ingrid Elisabeth Nygaard, »Is physical activity good or bad for the female pelvic floor? A narrative review«, *Sports Medicine*, 50: 3 (2020), S. 471–484: https://link.springer.com/article/10.1007/s40279-019-01243-1.

130 Stephanie S. Faubion, Lynne T. Shuster und Adil E. Bharucha, »Recognition and management of nonrelaxing pelvic floor disfunction«, *Mayo Clinic Proceedings*, 87: 2 (2012): S. 187–193: https://pubmed.ncbi.nlm.nih.gov/22305030/.

131 Ebd.

132 Chi Chiung Grace Chen, Jacob T. Cox, Chloe Yuan et al., »Knowledge of pelvic floor disorders in women seeking primary care: a cross-sectional study«, *BMC Family Practice*, 20: 1 (2019): https://pubmed.ncbi.nlm.nih.gov/31122187/.

133 Souhail Alouini, Sejla Memic und Annabelle Couillandre, »Pelvic floor muscle training for urinary incontinence with or without biofeedback or electrostimulation in women: a systematic review«, *International Journal of Environmental Research and Public Health*, 19: 5 (2022): https://pubmed.ncbi.nlm.nih.gov/35270480/.

134 Laura Geggel, »Why Do You Pee When You're Nervous?«, *Live Science* (2017): https://www.livescience.com/60524-why-do-you-pee-when-nervous.html.

135 NHS England (2022), https://www.england.nhs.uk/2022/07/dame-deborah-james-helps-more-people-check-signs-of-cancer/.

6. Guter Halt für Ihre Brüste

136 Alexandra Milligan, Chris Mills, Jo Corbett et al., »The influence of breast support on torso, pelvis and arm kinematics during a five kilometer treadmill run«, *Human Movement Science*, 42 (2015), S. 246–260: https://www.sciencedirect.com/science/article/abs/pii/S0167945715000925?via%3Dihub.

137 J. White und J. Scurr, »Evaluation of professional bra fitting criteria for bra selection and fitting in the UK«, *Ergonomics*, 55: 6 (2012), S. 704– 711: https://www.tandfonline.com/doi/abs/10.1080/00140139.2011.647096?journalCode=terg2.

138 Celeste Coltman, Julie R. Steele und Deirdre E. McGhee, »Effect of aging on breast skin thickness and elasticity: implications for breast support«, *Skin Research and Technology*, 23: 3 (2016), S. 303–311: https://onlinelibrary.wiley.com/doi/10.1111/srt.12335.

139 Joanna Scurr, Wendy Hedger, Paul Morris et al., »The prevalence, severity, and impact of breast pain in the general population«, *The Breast Journal*, 20: 5 (2014), S. 508–513: https://onlinelibrary.wiley.com/doi/10.1111/tbj.12305.

140 Brooke R. Brisbine, Julie R. Steele, Elissa J. Phillips et al., »Breast and torso characteristics of female contact football players: implications for the design

of sports bras and breast protection«, *Ergonomics*, 63: 7 (2020), S. 850–863: https://www.tandfonline.com/doi/full/10.1080/00140139.2020.1757161.

141 Nicola Brown, Jennifer White, Amanda Brasher et al., »The experience of breast pain (mastalgia) in female runners of the 2012 London Marathon and its effect on exercise behaviour«, *British Journal of Sports Medicine*, 48: 4 (2014), S. 320–325: https://bjsm.bmj.com/content/48/4/320.

142 Deirdre E. McGhee und Julie R. Steele, »Biomechanics of breast support for active women«, *Exercise and Sport Sciences Reviews*, 48: 3 (2020), S. 99–109: https://pubmed.ncbi.nlm.nih.gov/32271181/.

143 Celeste E. Coltman, Julie R. Steele und Deirdre E. McGhee, »Does breast size affect how women participate in physical activity?«, *Journal of Science and Medicine in Sport*, 22: 3 (2019), S. 324–329: https://www.jsams.org/article/S1440-2440(18)30875-2/fulltext.

144 Ebd.

145 Timothy A. Exell, Alexandra Milligan, Jenny Burbage et al., »There are two sides to every story: implications of asymmetry on breast support requirements for sports bra manufacturers«, *Sports Biomechanics*, 20: 7 (2019), S. 866–878: https://www.tandfonline.com/doi/abs/10.1080/14763141.2019.1614654?journalCode=rspb20.

146 Kelly-Ann Page und Julie R. Steele, »Breast motion and sports brassiere design«, *Sports Medicine*, 27: 4 (1999), S. 205–211: https://link.springer.com/article/10.2165/00007256-199927040-00001.1

147 Debbie Risius, Alexandra Milligan, Jason Berns et al., »Understanding key performance indicators for breast support: an analysis of breast support effects on biomechanical, physiological and subjective measures during running«, *Journal of Sports Sciences*, 35: 9 (2017), S. 842–851: https://www.tandfonline.com/doi/abs/10.1080/02640414.2016.1194523?journalCode=rjsp20.

148 Nathaniel A. Bates, Kevin R. Ford, Gregory D. Myer et al., »Impact differences in ground reaction force and center of mass between the first and second landing phases of a drop vertical jump and their implications for injury risk assessment«, *Journal of Biomechanics*, 46: 7 (2013), S. 1237–1241: https://www.sciencedirect.com/science/article/abs/pii/S0021929013001048?via%3Dihub.

149 Alexandra Milligan, Chris Mills und Joanna Scurr, »The effect of breast support on upper body muscle activity during 5 km treadmill running«, *Human Movement Science*, 38 (2014), S. 74–83: https://www.sciencedirect.com/science/article/abs/pii/S0167945714000906?via%3Dihub.

150 J. White, H. Lunt, J. Scurr, »The effect of breast support on ventilation and breast comfort perception at the onset of exercise«, in *Proceedings of the BASES annual conference*. BASES, Essex (2011).

151 Alexandra Milligan et al., »The influence of breast support on torso, pelvis and arm kinematics during a five kilometer treadmill run«.

152 Brooke R. Brisbine, Julie R. Steele, Elissa J. Phillips et al., »The occurrence, causes and perceived performance effects of breast injuries in elite female athletes«, *Journal of Sports Science & Medicine*, 18: 3 (2019), S. 569–576: https://www.ncbi.nlm.nih.gov/pmc/articles/PMC6683617/.

153 »Does Boob Protection Really Matter?«, *Boob Armour*, https://www.boobarmour.com.au/why-boob-armour/.

154 Brooke R. Brisbine et al., »Breast and torso characteristics of female contact football players«.

155 Schutzwesten, die speziell für Frauen in Kontaktsportarten entwickelt wurden, gibt es beispielsweise hier: https://zenasport.co/en-uk.

7. Körper, die sich gesund/gut bewegen

156 Stephanie Stockwell, Mike Trott, Mark Tully et al., »Changes in physical activity and sedentary behaviours from before to during the COVID-19 pandemic lockdown: a systematic review«, *BMJ Open Sport & Exercise Medicine*, 7: 1 (2021): e000960.

157 Kate Power, »The COVID-19 pandemic has increased the care burden of women and families«, *Sustainability: Science, Practice and Policy*, 16: 1 (2020), S. 67–73: https://www.tandfonline.com/doi/full/10.1080/15487733.2020.1776561.

158 Dhruv R. Seshadri, Mitchell L. Thom, Ethan R. Harlow et al., »Case report: return to sport following the COVID-19 lockdown and its impact on injury rates in the German soccer league«, *Frontiers in Sports and Active Living*, 3: 604226 (2021): https://www.frontiersin.org/articles/10.3389/fspor.2021.604226/full.

159 Benjamin P. Raysmith und Michael K. Drew, »Performance success or failure is influenced by weeks lost to injury and illness in elite Australian track and field athletes: a 5-year prospective study«, *Journal of Science and Medicine in Sport*, 19: 10 (2016), S. 778–783: https://www.jsams.org/article/S1440-2440(15)00764-1/fulltext.

160 Joanne L. Parsons, Stephanie E. Coen und Sheree Bekke, »Anterior cruciate ligament injury: towards a gendered environmental approach«, *British Journal of Sports Medicine*, 55: 17 (2021), S. 984–990: https://bjsm.bmj.com/content/55/17/984.

161 Fiona Tomas und Katie Whyatt, »Exclusive: FA take groundbreaking action to halt ACL injury epidemic in women's football«, *Telegraph*, 20. April 2020: https://www.telegraph.co.uk/womens-sport/2020/04/20/fa-take-groundbreaking-action-halt-acl-injury-epidemic-womens/.

162 Joanne L. Parsons et al., »Anterior cruciate ligament injury: towards a gendered environmental approach«.

163 R.M. Queen, »Infographic: ACL injury and recovery«, *Bone & Joint Research*, 6: 11 (2017), S. 621–622: https://online.boneandjoint.org.uk/doi/full/10.1302/2046-3758.611.BJR-2017-0330.

164 Kamil E. Barbour, Charles G. Helmick, Michael Boring et al., »Vital signs: prevalence of doctor-diagnosed arthritis and arthritis-attributable activity limitation - United States, 2013-2015«, *Morbidity and Mortality Weekly Report*, 66: 9 (2017), S. 264–253.

165 Kay M. Crossley, Brooke E. Patterson, Adam G. Culvenor et al., »Making football safer for women: a systematic review and meta-analysis of injury prevention programmes in 11 773 female football (soccer) players«, *British Journal of Sports Medicine*, 54 (2020): S. 1089–1098: https://bjsm.bmj.com/content/54/18/1089.

166 Jennifer Moriatis Wolf, Lisa Cannada, Ann E. Van Heest et al., »Male and female differences in musculoskeletal disease«, *Journal of the American Academy of Orthopaedic Surgeons*, 23: 6 (2015), S. 339–347: https://journals.lww.com/jaaos/Fulltext/2015/06000/Male_and_Female_Differences_in_Musculoskeletal.3.aspx.

167 C. Y. Wild, J. R. Steele und B. J. Munro, »Why do girls sustain more anterior cruciate ligament injuries than boys?: a review of the changes in estrogen and musculoskeletal structure and function during puberty«, *Sports Medicine*, 42: 9 (2012), S. 733–749.

168 Mohammad-Jafar Emami, Mohammad-Hossein Ghahramani, Farzad Abdinejad et al., »Q-angle: an invaluable parameter for evaluation of anterior knee

pain«, *Archives of Iranian Medicine*, 10: 1 (2007), S. 24–26: https://pubmed.ncbi.nlm.nih.gov/17198449/.

169 Mimi Zumwalt, »Musculoskeletal injury and the exercising female«, in Jacky Forsyth und Claire-Marie Roberts (Hg.), *The Exercising Female: Science and its Application* (Routledge, 2019), S. 142–159.

170 FIFA: FIFA 11+ Manual: https://www.dfb.de/fileadmin/_dfbdam/16988-Elf-Plus-Manual-Deutsch.pdf.

171 Laura J. Huston und Edward M. Wojtys, »Neuromuscular performance characteristics in elite female athletes«, *American Journal of Sports Medicine*, 24: 4 (1996), S. 427–436: https://journals.sagepub.com/doi/10.1177/036354659602400405.

172 Robert A. Malinzak, Scott M. Colby, Donald T. Kirkendall et al., »A comparison of knee joint motion patterns between men and women in selected athletic tasks«, *Clinical Biomechanics*, 16: 5 (2001), S. 438–445: https://www.clinbiomech.com/article/S0268-0033(01)00019-5/fulltext.

173 Simone Araujo, Daniel Cohen und Lawrence Hayes, »Six weeks of core stability training improves landing kinetics among female capoeira athletes: a pilot study«, *Journal of Human Kinetics*, 45: 1 (2015), S. 27–37: https://sciendo.com/article/10.1515/hukin-2015-0004.

174 Nkechinyere Chidi-Ogbolu und Keith Baar, »Effect of estrogen on musculoskeletal performance and injury risk«, *Frontiers in Physiology*, 9: 1834 (2018): https://www.frontiersin.org/articles/10.3389/fphys.2018.01834/full.

175 Gregory D. Myer, Kevin R. Ford, Mark V. Paterno et al., »The effects of generalized joint laxity on risk of anterior cruciate ligament injury in young female athletes«, *American Journal of Sports Medicine*, 36: 6 (2008), S. 1073–1080: https://journals.sagepub.com/doi/10.1177/0363546507313572.

176 Masataka Deie, Yukie Sakamaki, Yoshio Sumen et al., »Anterior knee laxity in young women varies with their menstrual cycle«, *International Orthopaedics*, 26: 3 (2002), S. 154–156: https://link.springer.com/article/10.1007/s00264-001-0326-0.

177 Bruno T. Saragiotto, Carla Di Pierro und Alexandre D. Lopes, »Risk factors and injury prevention in elite athletes: a descriptive study of the opinions of physical therapists, doctors and trainers«, *Brazilian Journal of Physical Therapy*, 18: 2 (2014), S. 137–143: https://www.scielo.br/j/rbfis/a/PCRqktXqC79jkpwN4rJfX4q/?lang=en.

178 T. Soligard, G. Myklebust, K. Steffen et al., »Comprehensive warm-up programme to prevent injuries in young female footballers: cluster randomised controlled trial«, *British Medical Journal*, 337:a2469 (2008).

179 Kay M. Crossley et al., »Making football safer for women«.

180 »15-minute sports warm up exercises–Prevent injury Enhance Performance program«, Video von Saint Peter's Healthcare System, 2014: https://www.youtube.com/watch?v=ZrT-3_q-dVU&feature=youtu.be.

181 Kathrin Steffen, Roald Bahr und Grethe Myklebust, »ACL prevention in female football«, *Aspetar Sports Medicine Journal*, 2 (2013): https://www.aspetar.com/journal/upload/PDF/201312206292.pdf.

182 »Game changers: 7 exercises to prevent ACL injuries«, Videos von Safe Kids Worldwide, 30. Juli 2013: https://www.youtube.com/watch?v=xWBSf4BfKRk

183 Lou Atkins, Robert West und Susan Michie: *A Guide to Designing Interventions* (Silverback, 2014).

184 Shaun Scholes, *Health Survey for England 2016: Physical Activity in Adults*, NHS Digital, 2017: http://healthsurvey.hscic.gov.uk/media/63730/HSE16-Adult-phy-act.pdf.

185 Jenni Bourque, »Almost ¾ of women have been made to feel uncomfortable in a public gym, survey suggests«, *DNA Lean*, 31. Juli 2021: https://www.dna-lean.co.uk/a/blog/womens-gym-survey.

186 Chloe Gray, »Weight training: why is there still a gender gym gap?«, *Stylist*: https://www.stylist.co.uk/fitness-health/weightlifting-gender-gym-gap-strength-training-men-vs-women/356580.

187 Christine Ahmed, Wanda Wilton und Keenan Pituch, »Relations of strength training to body image among a sample of female university students«, *Journal of Strength and Conditioning Research*, 16: 4 (2002), S. 645–648: https://pubmed.ncbi.nlm.nih.gov/12423199/.

188 Brett R. Gordon, Cillian P. McDowell und Mats Hallgren, »Association of efficacy of resistance exercise training with depressive symptoms«, *JAMA Psychiatry*, 65: 6 (2018), S. 566–576: https://jamanetwork.com/journals/jamapsychiatry/article-abstract/2680311?redirect=tru.

189 Matthew J. Delmonico, Matthew C. Kostek, Neil A. Doldo et al., »Effects of moderate-velocity strength training on peak muscle power and movement velocity: do women respond differently than men?«, *Journal of Applied Physiology*, 99: 5 (2005), S. 1712–1718: https://journals.physiology.org/doi/full/10.1152/japplphysiol.01204.2004.

190 Paul Ansdell, Kevin Thomas, Glyn Howatson et al., »Contraction intensity and sex differences in knee-extensor fatigability«, *Journal of Electromyography and Kinesiology*, 37 (2017), S. 68–74: https://www.sciencedirect.com/science/article/abs/pii/S105064111730233X?via%3Dihub.

191 Sandra K. Hunter, »Sex differences and mechanisms of task-specific muscle fatigue«, *Exercise and Sport Sciences Review*, 37: 3 (2009), S. 113–122: https://journals.lww.com/acsm-essr/Fulltext/2009/07000/Sex_Differences_and_Mechanisms_of_Task_Specific.3.aspx.

192 P. Ansdell, Callum G. Brownstein, Jakob Škarabot et al., »Menstrual cycle-associated modulations in neuromuscular function and fatigability of the knee extensors in eumenorrheic women«, *Journal of Applied Physiology*, 126: 6 (2019), S. 1701–1712: https://journals.physiology.org/doi/full/10.1152/japplphysiol.01041.2018.

193 Phillip Bishop, Kirk Cureton und Mitchell Collins, »Sex difference in muscular strength in equally-trained men and women«, *Ergonomics*, 30: 4 (1987), S. 675–687: https://pubmed.ncbi.nlm.nih.gov/3608972/.

194 Brandon M. Roberts, Greg Nuckols und James W. Krieger, »Sex differences in resistance training: a systematic review and meta-analysis«, *Journal of Strength and Conditioning Research*, 34: 5 (2020), S. 1448–1460. doi: https://journals.lww.com/nsca-jscr/Fulltext/2020/05000/Sex_Differences_in_Resistance_Training__A.30.aspx.

195 Chang Woock Lee, Mark A. Newman und Steven E. Riechman, »Oral contraceptive use impairs muscle gains in young women«, *FASEB Journal*, 23: S1 (2009), S. 955.25–955.25: https://faseb.onlinelibrary.wiley.com/doi/10.1096/fasebj.23.1_supplement.955.25.

8. Gut/Gesund essen

196 Lars T. Fadnes, Jan-Magnus Økland, Øystein A. Haaland et al., »Estimating impact of food choices on life expectancy: a modeling study,« *PLOS Medicine*, 19: 3 (2022): https://journals.plos.org/plosmedicine/article?id=10.1371/journal.pmed.1003889.

197 Sarah R. Davy, Beverly A. Benes und Judy A. Driskell, »Sex differences in dieting trends, eating habits, and nutrition beliefs of a group of midwestern college students«, *Journal of the Academy of Nutrition and Dietetics*, 106: 10 (2006), S. 1673–1677: https://www.jandonline.org/article/S0002-8223(06)01715-9/fulltext.

198 Eva Wiseman, »The truth about men, women and food«, *Guardian*, 17. Oktober 2010: https://www.theguardian.com/lifeandstyle/2010/oct/17/gender-eating-men-women.

199 »Sports nutrition market worldwide from 2018 to 2025«, Statista: https://www.statista.com/statistics/450168/global-sports-nutrition-market/#:~:text=The%20global%20sports%20nutrition%20market,billion%20U.S.%20dollars%20by%202023.&text=Sports%20nutrition%20products%20are%20designed,nutrients%20depleted%20during%20the%20workout.

200 José L. Areta und Kirsty J. Elliott-Sale, »Nutrition for female athletes: what we know, what we don't know, and why«, *European Journal of Sport Science*, 22: 5 (2022), S. 669–671: https://www.tandfonline.com/doi/full/10.1080/17461391.2022.2046176.

201 Nathalie Boisseau und Laurie Isacco, »Substrate metabolism during exercise: sexual dimorphism and women's specificities«, *European Journal of Sports Science*, 22: 5 (2022), S. 672–683: https://www.tandfonline.com/doi/abs/10.1080/17461391.2021.1943713?journal Code=tejs20.

202 Edwina H. Yeung, Cuilin Zhang, Sunni L. Mumford et al., »Longitudinal study of insulin resistance and sex hormones over the menstrual cycle: the BioCycle Study«, *Journal of Clinical Endocrinology & Metabolism*, 95: 12 (2010), S. 5435–5442: https://academic.oup.com/jcem/article/95/12/5435/2835335?login=false.

203 Stacy T. Sims, »Sport-Specific Refueling« in *Roar: How to Match Your Food and Fitness to Your Unique Female Physiology for Optimum Performance, Great Health, and a Strong, Lean Body for Life* (Rodale, 2016).

204 Andrew R. Jagim, Jennifer Fields, Meghan K. Magee et al., »Contributing factors to low energy availability in female athletes: a narrative review of energy availability, training demands, nutrition barriers, body image and disordered eating«, *Nutrients*, 14: 5 (2022), S. 986: https://www.mdpi.com/2072-6643/14/5/986.

205 Joan Eckerson, »Energy and the nutritional needs of the exercising female«, in Jacky Forsyth und Claire-Marie Roberts (Hg.), *The Exercising Female: Science and its Application* (Routledge, 2019), S. 44–65.

206 Margo Mountjoy, Jorunn Kaiander Sundot-Borgen, Louise M. Burke et al., »IOC consensus statement on relative energy deficiency in sport (RED-S): 2018 update«, *British Journal of Sports Medicine*, 52: 11 (2018), S. 687–697: https://bjsm.bmj.com/content/52/11/687.

207 Joan Eckerson, »Energy and the nutritional needs of the exercising female«, in Jacky Forsyth und Claire-Marie Roberts (Hg.), The Exercising Female: Science and its Application (Routledge, 2019), S. 44–65.

208 John L. Ivy, »Regulation of muscle glycogen repletion, muscle protein synthesis and repair following exercise«, *Journal of Sports Science & Medicine*, 3: 3 (2004), S. 131–138: https://www.ncbi.nlm.nih.gov/pmc/articles/PMC3905295/.

209 I.L. Fahrenholtz, A. Sjödin, D. Benardot et al., »Within-day energy deficiency and reproductive function in female endurance athletes«, *Scandinavian Journal of Medicine and Science in Sports*, 28: 3 (2018), S. 1139–1146: https://onlinelibrary.wiley.com/doi/10.1111/sms.13030.

210 Louise M. Burke, Gregory R. Cox, Nicola K. Cummings et al., »Guidelines for daily carbohydrate intake: do athletes achieve them?«, *Sports Medicine*, 31: 4 (2001), S. 267–299: https://link.springer.com/article/10.2165/00007256-200131040-00003.

211 James C. Morehen, Christopher Rosimus, Bryce P. Cavanagh et al., »Energy expenditure of female international standard soccer players: a doubly labeled water investigation«, *Medicine & Science in Sports & Exercise*, 54: 5 (2021), S. 769–779: https://journals.lww.com/acsm-msse/Abstract/2022/05000/Energy_Expenditure_of_Female_International.7.aspx.

212 Joan Eckerson, »Energy and the nutritional needs of the exercising female«, in Jacky Forsyth und Claire-Marie Roberts (Hg.), The Exercising Female: Science and its Application (Routledge, 2019), S. 44–65.

213 Mark Hargreaves, John A. Hawley und Asker Jeukendrup, »Pre-exercise carbohydrate and fat ingestion: effects on metabolism and performance«, *Journal of Sports Sciences*, 22: 1 (2004), S. 31–38: https://doi.org/10.1080/0264041031000140536.

214 M. A. Tarnopolsky, S. A. Atkinson, S. M. Phillips et al., »Carbohydrate loading and metabolism during exercise in men and women«, *Journal of Applied Physiology*, 78: 4 (1995), S. 1360–1368: https://journals.physiology.org/doi/abs/10.1152/jappl.1995.78.4.1360.

215 M. A. Tarnopolsky, C. Zawada, L. B. Richmond et al., »Gender differences in carbohydrate loading are related to energy intake«, *Journal of Applied Physiology*, 91: 1 (2001), S. 225–230: https://journals.physiology.org/doi/full/10.1152/jappl.2001.91.1.225.

216 Joan Eckerson, »Energy and the nutritional needs of the exercising female«, in Jacky Forsyth und Claire-Marie Roberts (Hg.), *The Exercising Female: Science and its Application* (Routledge, 2019), S. 44 -65.

217 Donald K. Layman, »>Dietary Guidelines< should reflect new understandings about adult protein needs«, *Nutrition and Metabolism*, 6: 12 (2009): https://nutritionandmetabolism.biomedcentral.com/articles/10.1186/1743-7075-6-12.

218 Ralf Jäger, Chad M. Kerksick, Bill I. Campbell et al., »International Society of Sports Nutrition position stand: protein and exercise«, *Journal of the International Society of Sports Nutrition*, 14: 20 (2017): https://jissn.biomedcentral.com/articles/10.1186/s12970-017-0177-8.

219 Kevin D. Tipton, Blake B. Rasmussen, Sharon L. Miller et al., »Timing of amino acid–carbohydrate ingestion alters anabolic response of muscle to resistance exercise«, *American Journal of Physiology: Endocrinology and Metabolism*, 281: 2 (2001), e197–206: https://journals.physiology.org/doi/full/10.1152/ajpendo.2001.281.2.E197.

220 J. S. Volek, C. E. Forsythe und W. J. Kraemer, »Nutritional aspects of women strength athletes«, *British Journal of Sports Medicine*, 40: 9 (2006), S. 742–748: https://bjsm.bmj.com/content/40/9/742.

221 D. Enette Larson-Meyer, Bradley R. Newcomer und Gary R. Hunter, »Influence of endurance running and recovery diet on intramyocellular lipid content in women: a 1H NMR study«, *American Journal of Physiology: Endocrinology and Metabolism*, 282: 1 (2002), e95–106: https://journals.physiology.org/doi/full/10.1152/ajpendo.2002.282.1.E95.

222 Joan Eckerson, »Energy and the nutritional needs of the exercising female«, in Jacky Forsyth und Claire-Marie Roberts (Hg.)., The Exercising Female: Science and its Application (Routledge, 2019), S. 44–65.

223 J. Décombaz, M. Fleith, H. Hoppeler et al., »Effect of diet on the replenishment of intramyocellular lipids after exercise«, *European Journal of Nutrition*, 39: 6 (2000), S. 244–247: https://link.springer.com/article/10.1007/s00394007 0002.

224 Heather Hendrick Fink und Alan E. Mikesky, *Practical Applications in Sports Nutrition*, 5. Aufl. (Jones and Bartlett, 2017).

225 D. Travis Thomas, Kelly Anne Erdman und Louise L. Burke, »Position of the Academy of Nutrition and Dietetics, Dietitians of Canada, and the American College of Sports Medicine: nutrition and athletic performance«, *Journal of the Academy of Nutrition and Dietetics*, 116: 3 (2016), S. 501–528: https://www.jandonline.org/article/S2212-2672(15)01802-X/fulltext.

226 K. A Wroble, M. N. Trott, G. G. Schweitzer et al., »Low-carbohydrate, ketogenic diet impairs anaerobic exercise performance in exercise-trained women and men: a randomized-sequence crossover trial«, *Journal of Sports Medicine and Physical Fitness*, 59: 4 (2019).

227 Stacy T. Sims, *Roar*, Kapitel 10, S. 166 ff.

228 Jessica do Nascimento Queiroz, Rodrigo Cauduro Oliveira Macedo, Grant M. Tinsley et al., »Time-restricted eating and circadian rhythms: the biological clock is ticking«, *Critical Reviews in Food Science and Nutrition*, 61: 17 (2021), S. 2863–2875: https://www.tandfonline.com/doi/abs/10.1080/10408398.2020.1789550?journalCode=bfsn20.

229 Karen Van Proeyen, Karolina Szlufcik, Henri Nielens et al., »Beneficial metabolic adaptations due to endurance exercise training in the fasted state«, *Journal of Applied Physiology*, 110: 1 (2011), S. 236–245. doi: https://journals.physiology.org/doi/full/10.1152/japplphysiol.00907.2010.

230 Brad Schoenfeld, »Does cardio after an overnight fast maximize fat loss?«, *Strength and Conditioning Journal*, 33: 1 (2011), S. 23–25: https://journals.lww.com/nsca-scj/fulltext/2011/02000/does_cardio_after_an_overnight_fast_maximize_fat.3.aspx.

231 T. P. Aird, R. W. Davies und B. P. Carson, »Effects of fasted vs fed-state exercise on performance and post-exercise metabolism: a systematic review and meta-analysis«, *Scandinavian Journal of Medicine & Science in Sports*, 28: 5 (2018), S. 1476–1493: https://onlinelibrary.wiley.com/doi/10.1111/sms.13054.

232 Tasuku Terada, Saeed Reza Toghi Eshghi, Yilina Liubaoerjijin et al., »Overnight fasting compromises exercise intensity and volume during sprint interval training but improves high-intensity aerobic endurance«, *Journal of Sports Medicine and Physical Fitness*, 59: 3 (2018), S. 357–365: https://pubmed.ncbi.nlm.nih.gov/29619796/.

233 I. L. Fahrenholtz et al., »Within-day energy deficiency and reproductive function in female endurance athletes«.

234 Kirsty J. Elliott-Sale, Adam S. Tenforde, Allyson L. Parziale et al., »Endocrine effects of relative energy deficiency in sport«, *International Journal of Sport Nutrition and Exercise*, 28: 4 (2018), S. 335–349: https://journals.humankinetics.com/view/journals/ijsnem/28/4/article-p335.xml.

235 Charles R. Pedlar, Carlo Brugnara, Georgie Bruinvels et al., »Iron balance and iron supplementation for the female athlete: a practical approach«, *European Journal of Sport Science*, 18: 2 (2018), S. 295–305: https://www.tandfonline.com/doi/abs/10.1080/17461391.2017.1416178?journalCode=tejs20.

236 Kelly A. Rossi, »Nutritional aspects of the female athlete«, *Clinics in Sports Medicine*, 36: 4 (2017), S. 627–653: https://pubmed.ncbi.nlm.nih.gov/28886819/.

237 Joan Eckerson, »Energy and the nutritional needs of the exercising female«, in Jacky Forsyth und Claire-Marie Roberts (Hg.)., The Exercising Female: Science and its Application (Routledge, 2019), S. 44–65.

238 Emilly Martinelli Rossi, Renata Andrade Ávila, Maria Tereza W. D. Carneiro et al., »Chronic iron overload restrains the benefits of aerobic exercise to the vasculature«, *Biological Trace Element Research*, 198: 2 (2020), S. 521–534: https://link.springer.com/article/10.1007/s12011-020-02078-y.

239 D. Travis Thomas et al., »Position of the Academy of Nutrition and Dietetics, Dietitians of Canada, and the American College of Sports Medicine: nutrition and athletic performance«.

240 Elizabeth Bertone-Johnson, Susan E. Hankinson, Adrianne Bendich et al., »Calcium and vitamin D intake and risk of incident premenstrual syndrome«, *Archives of Internal Medicine*, 165: 11 (2005), S. 1246– 1252: https://jamanetwork.com/journals/jamainternalmedicine/fullarticle/486599.

241 Guy B. Mulligan und Angelo Licata, »Taking vitamin D with the largest meal improves absorption and results in higher serum levels of 25-hydroxyvitamin D«, *Journal of Bone and Mineral Research*, 25: 4 (2010), S. 928–930: https://asbmr.onlinelibrary.wiley.com/doi/10.1002/jbmr.67.

242 Kunling Wang, Hongyan Wei, Wanqi Zhang et al., »Severely low serum magnesium is associated with increased risks of positive anti-thyroglobulin antibody and hypothyroidism: a cross-sectional study«, *Science Reports*, 8: 1 (2018), S. 9904: https://www.nature.com/articles/s41598-018-28362-5.

243 Stella Lucia Volpe, »Magnesium and the athlete«, *Current Sports Medicine Reports*, 14: 4 (2015), S. 279–283: https://journals.lww.com/acsm-csmr/Fulltext/2015/07000/Magnesium_and_the_Athlete.8.aspx.

244 Lara Briden, *Period Repair Manual: Natural Treatment for Better Hormones and Better Periods*, 1. Aufl. (Greenpeak Publishing, 2017).

245 Magdalena D. Cuciureanu und Robert Vink, »Magnesium and stress«, in Robert Vink und Mihai Nechifor (Hg.), *Magnesium in the Central Nervous System* (University of Adelaide Press, 2011): https://www.ncbi.nlm.nih.gov/books/NBK507250/.

246 D. Travis Thomas et al., »Position of the Academy of Nutrition and Dietetics, Dietitians of Canada, and the American College of Sports Medicine: nutrition and athletic performance«.

247 Batool Teimoori, Ghasemi Marzieh, Zeinab Sada Amir Hoseini et al., »The efficacy of zinc administration in the treatment of primary dysmenorrhea«, *Oman Medical Journal*, 31: 2 (2016), S. 107–111: https://www.omjournal.org/articleDetails.aspx?coType=1&aId=743.

248 Mark Jamieson, »EIS help athletes manage illness over the holiday season«, *English Institute of Sport*, 18. Dezember 2018: https://eis2win.co.uk/article/eishelp-athletes-manage-illness-over-the-holiday-season/.

249 Pooja Saigal und Damian Hanekom, »Does zinc improve symptoms of viral upper respiratory tract infection?«, *Evidence-Based Practice*, 23: 1 (2020), S. 37–39: https://journals.lww.com/ebp/Citation/2020/01000/Does_zinc_improve_symptoms_of_viral_upper.32.aspx.

250 Neil P. Walsh, »Nutrition and athlete immune health: new perspectives on an old paradigm«, *Sports Medicine*, 49: S2 (2019), S. 153–168: https://link.springer.com/article/10.1007/s40279-019-01160-3.

251 »Gut health & Covid-19: eating to support gut health and immunity«, Zoe Health Study (2020): https://covid.joinzoe.com/post/gut-health-immunity-covid.

252 Beibei Yang, Jinbao Wei, Peijun Ju et al., »Effects of regulating intestinal microbiota on anxiety symptoms: a systematic review«, *General Psychiatry*, 32: 2 (2019), p. e100056: https://gpsych.bmj.com/content/32/2/e100056.

253 James M. Baker, Layla Al-Nakkash und Melissa M. Herbst-Kralovetz, »Estrogen–gut microbiome axis: physiological and clinical implications«, *Maturitas*, 103 (2017), S. 45–53: https://www.maturitas.org/article/S0378-5122(17)30650-3/fulltext.

254 Tanja Sobko, Suisha Liang, Will H. G. Cheng et al., »Impact of outdoor nature-related activities on gut microbiota, fecal serotonin, and perceived stress in preschool children: the Play&Grow randomized controlled trial«, *Scientific Reports*, 10: 21993 (2020): https://www.nature.com/articles/s41598-020-78642-2.

255 Mike Amaranthus und Bruce Allyn, »Healthy soil microbes, healthy people«, *Atlantic*, 11. Juni 2013: https://www.theatlantic.com/health/archive/2013/06/healthy-soil-microbes-healthy-people/276710/.

256 Patricia M. Barnes, Barbara Bloom, Richard L Nahin et al., »Costs of complementary and alternative medicine (CAM) and frequency of visits to CAM practitioners, United States«, *National Center for Health Statistics* (2009) National health statistics reports, 18: (PHS) 2009-1250: https://stacks.cdc.gov/view/cdc/11548.

257 Peter Clarys, Tom Deliens, Inge Huybrechts et al., »Comparison of nutritional quality of the vegan, vegetarian, semi-vegetarian, pesco-vegetarian and omnivorous diet«, *Nutrients*, 6: 3 (2014), S. 1318–1332: https://www.mdpi.com/2072-6643/6/3/1318.

258 »Relative energy deficiency in sport (RED-S)«, Perth Sports Medicine: https://www.perthsportsmedicine.com.au/relative-energy-deficiency-in-sport-perth-claremont-cockburn-wa.html.

259 Margot Mountjoy, Jorunn Sundgot-Borgen, Louise Burke et al., »The IOC consensus statement: beyond the Female Athlete Triad– Relative Energy Deficiency in Sport (RED-S)«, *British Journal of Sports Medicine*, 48: 7 (2014), S. 491–497: https://bjsm.bmj.com/content/48/7/491?hootPostID=0116e43013bf35a19d2c4f30c76050b1.

260 Dave C. Sona und Martin Fisher, »Relative energy deficiency in sport (RED-S)«, *Current Problems in Pediatric and Adolescent Health Care*, 52: 8 (2022).

261 Anne B. Loucks, Bentie Kiens und Hattie H. Wright, »Energy availability in athletes«, *Journal of Sports Science*, 29, Beilage 1 (2011), S. S7–15: https://www.tandfonline.com/doi/abs/10.1080/02640414.2011.588958?journalCode=rjsp2.

9. Gut schlafen

262 N. P. Walsh, Shona L. Halson, Charli Sargent et al., »Sleep and the athlete: narrative review and 2021 expert consensus recommendations«, *British Journal of Sports Medicine*, 55 (2021), S. 356–368: https://bjsm.bmj.com/content/55/7/356.

263 Luke Gupta, Kevin Morgan und Sarah Gilchrist, »Does elite sport degrade sleep quality? A systematic review«, *Sports Medicine*, 47: 7 (2017), S. 1317–1333: https://link.springer.com/article/10.1007/s40279-016-0650-6.

264 Helen S. Driver und Sheila R. Taylor, »Exercise and sleep«, *Sleep Medicine Reviews*, 4: 4 (2000), S. 387–402: https://www.sciencedirect.com/science/article/abs/pii/S1087079200901102?via%3Dihub.

265 John D. Chase, Paul A. Roberson, Michael J. Saunders et al., »One night of sleep restriction following heavy exercise impairs 3-km cycling time-trial performance in the morning«, *Applied Physiology, Nutrition, and Metabolism*

(Physiologie Appliquée, Nutrition et Métabolisme), 42: 9 (2017), S. 909–915: https://cdnsciencepub.com/doi/10.1139/apnm-2016-0698.

266 E. Van Caute, M. Kerkhofs, A. Caufriez et al., »A quantitative estimation of growth hormone secretion in normal man: reproducibility and relation to sleep and time of day«, *Journal of Clinical Endocrinology & Metabolism*, 74: 6 (1992), S. 1441–1450: https://academic.oup.com/jcem/article-abstract/74/6/1441/2655467?redirectedFrom=fulltext.

267 Andrew M. Watson, »Sleep and athletic performance«, *Current Sports Medicine Reports*, 16: 6 (2017), S. 413–418: https://journals.lww.com/acsm-csmr/fulltext/2017/11000/sleep_and_athletic_performance.11.aspx.

268 Cheri D. Mah, Kenneth E. Mah, Eric J. Kezirian et al., »The effects of sleep extension on the athletic performance of collegiate basketball players«, *Sleep*, 34: 7 (2011), S. 943–950: https://www.ncbi.nlm.nih.gov/pmc/articles/PMC3119836/.

269 Hugh H. K. Fullagar, Sabrina Skorski, Rob Duffield et al., »Sleep and athletic performance: the effects of sleep loss on exercise performance, and physiological and cognitive responses to exercise«, *Sports Medicine*, 45: 2 (2015), S. 161–186: https://link.springer.com/article/10.1007/s40279-014-0260-0.

270 Samuel J. Oliver, Ricardo J. S. Costa, Stewart J. Laing et al., »One night of sleep deprivation decreases treadmill endurance performance«, *European Journal of Applied Physiology*, 107: 2 (2009), S. 155–161: https://link.springer.com/article/10.1007/s00421-009-1103-9.

271 L. A. Reyner und J. A. Horne, »Sleep restriction and serving accuracy in performance tennis players, and effects of caffeine«, *Physiology & Behavior*, 120 (2013), S. 93–96: https://www.sciencedirect.com/science/article/abs/pii/S0031938413002370?via%3Dihub.

272 Jennifer Schwartz und Richard D. Simon Jr., »Sleep extension improves serving accuracy: a study with college varsity tennis players«, *Physiology & Behavior*, 151 (2015), S. 541–544: https://www.sciencedirect.com/science/article/abs/pii/S0031938415300895?via%3Dihub.

273 Matthew D. Milewski, David L. Skaggs, Gregory A. Bishop et al., »Chronic lack of sleep is associated with increased sports injuries in adolescent athletes«, *Journal of Pediatric Orthopaedics*, 34: 2 (2014), S. 129–133: https://journals.lww.com/pedorthopaedics/Fulltext/2014/03000/Chronic_Lack_of_Sleep_is_Associated_With_Increased.1.aspx.

274 P. von Rosen, A. Frohm, A. Kottorp et al., »Multiple factors explain injury risk in adolescent elite athletes: applying a biopsychosocial perspective«, *Scandinavian Journal of Medicine & Science in Sports*, 7: 12 (2017), S. 2059–2060: https://onlinelibrary.wiley.com/doi/10.1111/sms.12855.

275 Matthew Walker, *Das große Buch vom Schlaf* (Goldmann, 2018).

276 »Seven hours of sleep is optimal in middle and old age, say researchers«, University of Cambridge, 28. April 2022: https://www.cam.ac.uk/research/news/seven-hours-of-sleep-is-optimal-in-middle-and-old-age-say-researchers.

277 Gregory W. Kirschen, Jason J. Jones und Lauren Hale, »The impact of sleep duration on performance among competitive athletes: a systematic literature review«, *Clinical Journal of Sport Medicine*, 30: 5 (2020), S. 503–512: https://pubmed.ncbi.nlm.nih.gov/29944513/.

278 Spencer Stuart Haines Roberts, Wei-Peng Teo und Stuart Anthony Warmington, »Effects of training and competition on the sleep of elite athletes: a systematic review and meta-analysis«, *British Journal of Sports Medicine*, 53: 8 (2019), S. 513–522: https://bjsm.bmj.com/content/53/8/513.

279 Ebd.

280 Kelley Pettee Gabriel, Barbara Sternfeld, Eric J. Shiroma et al., »Bidirectional associations of accelerometer-determined sedentary behavior and physical activity with reported time in bed: women's health study«, *Sleep Health*, 3: 1 (2017), S. 49– 55: https://www.sciencedirect.com/science/article/abs/pii/S2352721816300882?via%3Dihub.

281 Petros G. Botonis, Nickos Koutouvakis und Argyris G. Toubekis, »The impact of daytime napping on athletic performance – a narrative review«, *Scandinavian Journal of Medicine & Science in Sports*, 31: 12 (2021), S. 2164–2177: https://onlinelibrary.wiley.com/doi/10.1111/sms.14060.

282 Elisabeth Petit, Fabienne Mougin, Hubert Bourdin et al., »A 20-min nap in athletes changes subsequent sleep architecture but does not alter physical performances after normal sleep or 5-h phase-advance conditions«, *European Journal of Applied Physiology*, 114 (2014), S. 305–315: https://link.springer.com/article/10.1007/s00421-013-2776-7.

283 Tom Deboer, »Sleep homeostasis and the circadian clock: do the circadian pacemaker and the sleep homeostat influence each other's functioning?«, *Neurobiology of Sleep and Circadian Rhythms*, 5 (2018), S. 68–77: https://www.sciencedirect.com/science/article/pii/S2451994417300068?via%3Dihub.

284 Shannon O'Donnell, Christopher M. Beaven und Matthew Driller, »The influence of match-day napping in elite female netball athletes«, *International Journal of Sports Physiology and Performance*, 13: 9 (2018), S. 1143–1148: https://journals.humankinetics.com/view/journals/ijspp/13/9/article-p1143.xml.

285 Hugh H. K. Fullagar et al., »Sleep and athletic performance: the effects of sleep loss on exercise performance, and physiological and cognitive responses to exercise«.

286 Daniel A. Cohen, Wei Wang, James K. Wyatt et al., »Uncovering residual effects of chronic sleep loss on human performance«, *Science Translational Medicine*, 2: 14 (2010), S. 14ra3: https://www.science.org/doi/10.1126/scitranslmed.3000458.

287 A.T. Mulgrew, G. Nasvadi, A. Butt et al., »Risk and severity of motor vehicle crashes in patients with obstructive sleep apnoea/hypopnoea«, *Thorax*, 63: 6 (2008), S. 536–541.

288 »Driving drowsy vs. driving drunk: the fatal mistake most people make«, *Advanced Sleep Medicine Services Inc* : https://www.sleepdr.com/the-sleep-blog/driving-drowsy-vs-driving-drunk-the-fatal-mistake-most-people-make/.

289 F.P. Cappuccio, L. D'Elia, P. Strazzullo et al., »Sleep duration and all-cause mortality: a systematic review and meta-analysis of prospective studies«, *Sleep*, 33: 5 (2010), S. 585–592. doi: 10.1093/sleep/33.5.585.

290 Jennifer Soong, »How sleep loss affects women more than men«, *WebMD*, 15. Februar 2010: https://www.webmd.com/sleep-disorders/features/how-sleep-loss-affects-women-more-than-men.

291 Danielle Pacheco, »Do women need more sleep than men?«, *Sleep Foundation*, 6. Mai 2022: https://www.sleepfoundation.org/women-sleep/do-women-need-more-sleep-than-men.

292 Monica P. Mallampalli und Christine L. Carter, »Exploring sex and gender differences in sleep health: a Society for Women's Health Research Report«, *Journal of Women's Health*, 23: 7 (2014), S. 553–562: https://www.liebertpub.com/doi/10.1089/jwh.2014.4816.

293 David A. Kalmbach, Thomas Roth, Phillip Cheng et al., »Mindfulness and nocturnal rumination are independently associated with symptoms of insomnia and depression during pregnancy«, *Sleep Health*, 6: 2 (2020), S. 185–191: https://www.sciencedirect.com/science/article/pii/S2352721819302621?via%3Dihub.

294 Zawn Villines, »How to stop ruminating thoughts«, *Medical News Today*, 8. November 2019: https://www.medicalnewstoday.com/articles/326944#tips.

295 Franziska C. Weber, Heidi Danker-Hopfe, Ezgi Dogan-Sander et al., »Restless legs syndrome prevalence and clinical correlates among psychiatric inpatients: a multicenter study«, *Frontiers in Psychiatry*, 13, 846165 (2022): https://www.frontiersin.org/articles/10.3389/fpsyt.2022.846165/full.

296 »Restless legs syndrome: causes«, NHS: https://www.nhs.uk/conditions/restless-legs-syndrome/causes/.

297 Martino F. Pengo, Christine H. Won und Ghada Bourjeily, »Sleep in women across the life span«, *Chest*, 154: 1 (2018), S. 196–206: https://journal.chestnet.org/retrieve/pii/S0012369218305701.

298 Alanna Dorsey, Luis de Lecea und Kimberly J. Jennings, »Neurobiological and hormonal mechanisms regulating women's sleep«, *Frontiers in Neuroscience*, 14: 625397 (2021): https://www.frontiersin.org/articles/10.3389/fnins.2020.625397/full#B162.

299 S. Nowakowski, J. Meers and E. Heimbach, »Sleep and Women's Health«, *Sleep Medicine Research*, 4: 1 (2013), S. 1–22.

300 Martino F. Pengo et al., »Sleep in women across the life span«.

301 John C. Stevenson, Arkadi Chines, Kaijie Pan et al., »A pooled analysis of the effects of conjugated estrogens/bazedoxifene on lipid parameters in postmenopausal women from the Selective Estrogens, Menopause, and Response to Therapy (SMART) Trials«, *Journal of Clinical Endocrinology and Metabolism*, 100: 6 (2015), S. 2329–2338: https://academic.oup.com/jcem/article/100/6/2329/2829631?login=false.

302 »Are you struggling to sleep?«, Greenway Community Practice: https://www.greenwaycommunitypractice.nhs.uk/insomnia.

303 Ashley Richmond, »Why we should wake up at the same time every day«, *Medium*, 26. Januar 2017: https://medium.com/in-fitness-and-in-health/why-we-should-wake-up-at-the-same-time-every-day889a4815447a.

304 Katherine Gillen, »25 healthy midnight snacks for late night munching, according to a nutritionist«, *PureWow*, 4. Dezember 2021: https://www.purewow.com/food/healthy-midnight-snacks.

305 Bahar Gholipour, »Sleeping pills: older adults more likely to use«, *Live Science*, 29. August 2013: https://www.livescience.com/39278-americans-use-prescription-sleeping-pills.html.

306 Neil Breen und Jonathan Marshall, »Swimming legend Grant Hackett admits he used sleeping pill Stillnox for longer than usual period«, *Fox Sports*, 28. September 2022: https://www.foxsports.com.au/moresports/swimming-legend-grant-hackett-admits-he-used-sleeping-pill-stillnox-for-longer-than-usual-period/news-story/79d93590f2a73f35b4446079669c75a7.

307 »Australia's Olympic athletes banned from taking sleeping medication from time of selection, says AOC«, *ABC News*, 28. August 2015: https://www.abc.net.au/news/2015-08-28/aussies-athletes-banned-from-sleeping-pills/6733600.

308 »How to access insomnia treatment on the NHS«, *Sleepstation* (2022), https://www.sleepstation.org.uk/articles/sleep-clinic/nhs-options-for-insomnia-treatments/.

309 Allison T. Siebern und Rachel Manber, »New developments in cognitive behavioral therapy as the first-line treatment of insomnia«, *Psychology Research and Behavior Management*, 4 (2011), S. 21–28: https://www.ncbi.nlm.nih.gov/pmc/articles/PMC3218784/.

310 Jamie Millar, »Five scientifically proven ways to improve your sleep«, *Mr Por-*

ter, (2022) https://www.mrporter.com/en-gb/journal/lifestyle/five-expert-tips-improve-better-sleep-routine-exercise-10388884.

311 Eric Suni, »Sleep diary«, *Sleep Foundation*, 12. April 2022: https://www.sleepfoundation.org/sleep-diary.

312 Karen Zraick und Sarah Mervosh, »The sleep tracker that could make your insomnia worse«, *New York Times*, 13. Juni 2019: https://www.nytimes.com/2019/06/13/health/sleep-tracker-insomnia-orthosomnia.html.

10. Das weibliche Gehirn

313 Leanne Norman und Jamie French, »Understanding how high performance women athletes experience the coach–athlete relationship«, *International Journal of Coaching Science*, 7: 1 (2013), S. 3–24: https://www.semanticscholar.org/paper/Understanding-how-High-Performance-Women-Athletes-Norman-French/12ad213a4973efae47b72e4324401a4ade95cbf5.

314 Sarah McKay, *Demystifying the Female Brain: A Neuroscientist Explores Health, Hormones and Happiness* (Orion Spring, 2018).

315 Tara Swart, *Die Quelle. Wie unser Denken unser Schicksal beeinflusst. Bahnbrechende Erkenntnisse über die erstaunliche Kraft unserer Gedanken* (Ariston, 2019).

316 Stephanie A. Shields, *Speaking from the Heart: Gender and the Social Meaning of Emotion* (Cambridge University Press, 2002).

317 Kateri McRae, Kevin N. Ochsner, Iris B. Mauss et al., »Gender differences in emotion regulation: an fMRI study of cognitive reappraisal«, *Group Processes & Intergroup Relations*, 11: 2 (2008), S. 143–162: https://journals.sagepub.com/doi/10.1177/1368430207088035.

318 David Nield, »Women's brains have more blood flow than men's, new study shows«, *Science Alert*, 8. August 2017: https://www.sciencealert.com/women-s-brains-are-more-active-than-men-s-shows-a-new-study.

319 Simon Baron-Cohen, »The empathising-systemising theory of autism: implications for education«, *Tizard Learning Disability Review*, 14: 3 (2009), S. 4–13: https://www.researchgate.net/publication/239781577_The_empathising-systemising_theory_of_autism_Implications_for_education.

320 Amber D.Mosewich, Adrianne B. Vangool, Kent C. Kowalski et al., »Exploring women track and field athletes' meanings of muscularity«, *Journal of Applied Sport Psychology*, 21: 1 (2009), S. 99–115: https://www.tandfonline.com/doi/abs/10.1080/10413200802575742.

321 Félix Guillén und Rosaura Sánchez, »Competitive anxiety in expert female athletes: sources and intensity of anxiety in National Team and First Division Spanish basketball players«, *Perceptual and Motor Skills*, 109: 2 (2009), S. 407–419: https://journals.sagepub.com/doi/10.2466/pms.109.2.407-419.

322 S. D. Hoar, K. C. Kowalski, P. Gaudreau et al., *A Review of Coping in Sport* (2006), Literature Reviews in Sport Psychology (S. 47–90), New York: Nova Science Publishers.

323 Megan M. Kelly, Audrey R. Tyrka, Lawrence H. Price et al., »Sex differences in the use of coping strategies: predictors of anxiety and depressive symptoms«, *Depression and Anxiety*, 25: 10 (2008), S. 839– 846: https://onlinelibrary.wiley.com/doi/10.1002/da.20341.

324 »N. Ireland coach apologises for saying women's players >more emotio-

nal< than men«, *Reuters*, 13. April 2022: https://www.reuters.com/lifestyle/sports/n-ireland-coach-slammed-saying-womens-players-more-emotional-than-men-2022-04-13/.

325 »How to keep your head in the game: sports psychology tips & more«, *Video von Sports Illustrated*, 2. Oktober 2017: https://www.youtube.com/watch?v=4clEOMwTTcM.

326 »Box breathing relaxation technique: how to calm feelings of stress or anxiety« Video des Sunnybrook Hospital, 5. Oktober 2020: https://www.youtube.com/watch?v=tEmt1Znux58.

327 Ami Strutin Belinoff, »Mental resetting in competition«, *Bridge Blog*, 15. April 2017: https://blog.bridgeathletic.com/mental-resetting-in-competition

328 Dana R. Carney, Amy J. C. Cuddy und Andy J. Yap, »Power posing: brief nonverbal displays affect neuroendocrine levels and risk tolerance«, *Psychological Science*, 21: 10 (2010), S. 1363–1368.

329 Shelley E. Taylor, »Tend and befriend: biobehavioral bases of affiliation under stress«, *Current Directions in Psychological Science*, 15: 6 (2006), S. 273–277: https://journals.sagepub.com/doi/10.1111/j.1467-8721.2006.00451.x.

330 Anjula Razdan, »Are women more likely to >tend and befriend<?«, *Experience Life*, 1. November 2007: https://experiencelife.com/article/tend-and-befriend/

331 »Loneliness and social isolation linked to serious health conditions«, Centers for Disease Control and Prevention: https://www.cdc.gov/aging/publications/features/lonely-older-adults.html.

332 Katty Kay und Claire Shipman, »The confidence gap«, *Atlantic*, Mai 2014: https://www.theatlantic.com/magazine/archive/2014/05/the-confidence-gap/359815/.

333 Meghan Huntoon, Amanda Durik und Maura Dooley, »Women and self-promotion: a test of three theories«, *Psychological Reports*, 122: 1 (2019), S. 219–230: https://www.researchgate.net/publication/322766624_Women_and_Self-Promotion_A_Test_of_Three_Theories.

334 Hanna Hart, »The confidence gap is a myth, but double standard does exist: how women can navigate«, *Forbes*, 5. März 2019: https://www.forbes.com/sites/hannahart/2019/03/05/the-confidence-gap-is-a-myth-but-a-double-standard-does-exist-how-women-can-navigate/.

335 Claire-Marie Roberts, Leah Ferguson und Amber Mosewich, »The psychology of female sport performance«, in Jacky Forsyth und Claire-Marie Roberts (Hg.), *The Exercising Female: Science and its Application* (Routledge, 2019), S. 175–186.

336 Kate Hays, Owen Thomas, Ian Maynard et al., »The role of confidence in world-class sport performance«, *Journal of Sports Sciences*, 27: 11 (2009), S. 1185–1199.

337 Kate Hays, Ian Maynard, Owen Thomas et al., »Sources and types of confidence identified by world class sport performers«, *Journal of Applied Sport Psychology*, 19: 4 (2007), S. 434–456: https://www.tandfonline.com/doi/abs/10.1080/10413200701599173.

338 Leanne Norman und Jamie French, »Understanding how high performance women athletes experience the coach–athlete relationship«.

339 Brené Brown, *Die Gaben der Unvollkommenheit* (Kamphausen, 2012).

340 Megan L. Olson und Paul Kwon, »Brooding perfectionism: refining the roles of rumination and perfectionism in the etiology of depression«, *Cognitive Therapy and Research*, 32 (2008), S. 788–802: https://link.springer.com/article/10.1007/s10608-007-9173-7#article-info.

341 Thomas Curran und Andrew P. Hill, »Perfectionism is increasing over time:

a meta-analysis of birth cohort differences from 1989 to 2016«, *Psychological Bulletin*, 145: 4 (2019), S. 410–429: https://www.apa.org/pubs/journals/releases/bul-bul0000138.pdf.

342 Brené Brown, *The Power of Vulnerability: Teachings on Authenticity, Connection and Courage* (Audiobook, Sounds True, 2013).

343 Daniel F. Gucciardi, Sheldon Hanton und Scott Fleming, »Are mental toughness and mental health contradictory concepts in elite sport? A narrative review of theory and evidence«, *Journal of Science and Medicine in Sport*, 20: 3 (2017), S. 307–311: https://www.jsams.org/article/S1440-2440(16)30149-9/fulltext.

344 Karin Hägglund, Göran Kenttä, Richard Thelwell et al., »Is there an upside of vulnerability in sport? A mindfulness approach applied in the pursuit of psychological strength«, *Journal of Sport Psychology in Action*, 10: 4 (2019), S. 220–226: https://doi.org/10.1080/21520704.2018.1549642.

345 Ebd.

346 Kristin Neff, »Self-compassion: an alternative conceptualization of a healthy attitude toward oneself«, *Self and Identity*, 2: 2 (2003), S. 85–101: https://doi.org/10.1080/15298860309032.

347 Ebd.

348 Amber Mosewich, »Self-compassion in sport and exercise«, in Gershon Tenenbaum und Robert C. Eklund (Hg.), *Handbook of Sports Psychology*, 4. Aufl. (Wiley, 2020): https://self-compassion.org/wp-content/uploads/2021/11/Mosewich-2020-Self-Compassion-in-Sport-and-Exercise.pdf.

349 Amber D. Mosewich, Peter R. E. Crocker, Kent C. Kowalski et al., »Applying self-compassion in sport: an intervention with women athletes«, *Journal of Sport & Exercise Psychology*, 35: 5 (2013), S. 514–524: https://delongis-psych.sites.olt.ubc.ca/files/2017/12/Applying-self-compassion-in-sport.pdf.

350 Ebd.

351 Neil K. McGroarty, Symone M. Brown und Mary K. Mulcahey, »Sport-related concussion in female athletes: a systematic review«, *Orthopaedic Journal of Sports Medicine*, 8: 7 (2020), 2325967120932306: https://www.ncbi.nlm.nih.gov/pmc/articles/PMC7366411/.

352 Paul McCrory, Willem Meeuwisse, Jirí Dvorak et al., »Consensus statement on concussion in sport – the 5th international conference on concussion in sport held in Berlin, October 2016«, *British Journal of Sports Medicine*, 51 (2018), S. 838–847: https://bjsm.bmj.com/content/51/11/838.

353 David Robson, »Men and women aren't equal when it comes to concussion«, *University of Colorado Anschutz Medical Campus*, 6. Dezember 2019: https://medschool.cuanschutz.edu/center-for-womens-health-research/insights/news-articles/women's-health-articles/men-and-women-aren't-equal-when-it-comes-to-concussion.

354 https://committees.parliament.uk/work/977/concussion-in-sport/news/156748/sport-allowed-to-mark-its-own-homework-on-reducing-concussion-risks/.

355 The driving force behind Chronic Traumatic Encephalopathy (CTE), *Concussion Legacy Foundation*, https://concussionfoundation.org/cte-resources/subconcussive-impacts.

356 Dr. Emer MacSweeney, »CTE: The silent killer in contact sports«, TEDx Athens (2022): https://youtu.be/QXn-okL2rfs.

357 K. A. Hagan, K. L. Munger, A. Ascherio et al., »Epidemiology of major neurodegenerative diseases in women: contribution of the nurses' health study«, *American Journal of Public Health*, 106: 9 (2016), S. 1650–1655.

358 Ryan T. Tierney, Michael R. Sitler, C. Buz Swanik et al., »Gender differences in head–neck segment dynamic stabilization during head acceleration«, *Medicine*

& Science in Sports & Exercise, 37: 2 (2005), S. 272–279: https://journals.lww.com/acsm-msse/Fulltext/2005/02000/Gender_Differences_in_Head_Neck_Segment_Dynamic.15.aspx.

359 Kathryn Wunderle, Kathleen M. Hoeger, Erin Wasserman et al., »Menstrual phase as predictor of outcome after mild traumatic brain injury in women«, *Journal of Head Trauma Rehabilitation*, 29: 5 (2014), S. e1–8: https://journals.lww.com/headtraumarehab/Fulltext/2014/09000/Menstrual_Phase_as_Predictor_of_Outcome_After_Mild.11.aspx.

360 Ebd.

361 Jess Hayden, »Long-term brain damage likely a significantly bigger issue in women's rugby than men's, says lead concussion doctor«, *RugbyPass* (2020): https://www.rugbypass.com/news/long-term-brain-damage-could-be-a-significantly-bigger-issue-in-womens-rugby-than-mens-says-lead-concussion-doctor/.

362 Ein Stirnband, das Schädel-Hirn-Traumata und Schädelprellungen verhindern soll – der erste Schädelschutz mit CE-Kennzeichnung in Großbritannien und Europa: https://www.rezonwear.com/.

363 T. Matsuura, Y. Takata, T. Iwame et al., »Limiting the Pitch Count in Youth Baseball Pitchers Decreases Elbow Pain«, *Orthopaedic Journal of Sports Medicine*, 9: 3 (2021).

11. Gesunde Frauen, ein Leben lang

364 RCOG, *Better for Women Report* (2019): https://www.rcog.org.uk/better-for-women.

365 Steve Biddulph, 10 *Geheimnisse glücklicher Mädchen. Wie Sie Ihre Tochter zu einer starken und unabhängigen Frau erziehen* (mvg 2021).

366 Reframing Sport for Teenage Girls, Women in Sport (2019): https://womeninsport.org/research-and-advice/our-publications/reframing-sport-for-teenage-girls-building-strong-foundations-for-their-futures/.

367 Atefeh Omrani, Joanna Wakefield-Scurr, Jenny Smith et al., »Breast education improves adolescent girls' breast knowledge, attitudes to breasts and engagement with positive breast habits«, *Frontiers in Public Health*, 8 (2020), 591927: https://www.frontiersin.org/articles/10.3389/fpubh.2020.591927/full.

368 Royal College of Obstetricians and Gynaecologists, *Better for Women Report* (2019): https://www.rcog.org.uk/better-for-women.

369 Sarah McKay, *Demystifying The Female Brain: A Neuroscientist Explores Health, Hormones and Happiness* (Orion Spring, 2018).

370 Sport England, »Active Lives Children and Young People Survey, Academic Year 2018/19, Sport England«, Dezember 2019: https://sportengland-production-files.s3.eu-west-2.amazonaws.com/s3fs-public/2020-01/active-lives-children-survey-academic-year-18-19.pdf?VersionId=cVMsdnpBoqROViY61iUjpQY6WcRyhtGs.

371 Narelle Eather, Adrienne Bull, Myles D. Young et al., »Fundamental movement skills: where do girls fall short? A novel investigation of object-control skill execution in primary-school aged girls«, *Preventive Medicine Reports*, 11 (2018), S. 191–195: https://www.sciencedirect.com/science/article/pii/S2211335518301025?via%3Dihub.

372 L. L. Hardy, S. Mihrshahi, B. A. Drayton et al., »NSW Schools Physical Activity and Nutrition Survey (SPANS) 2015: Full Report«, NSW Department of Health, 2016.

373 Janet Shibley Hyde, »The gender similarities hypothesis«, *American Psychologist*, 60: 6 (2005), S. 581–592: https://www.apa.org/pubs/journals/releases/amp-606581.pdf.

374 »Females ›less physically active‹«, *BBC News*, 6. Januar 2009: http://news.bbc.co.uk/1/hi/health/7811398.stm.

375 »Changing the Game, for Girls«, Women's Sport and Fitness Foundation: https://www.womeninsport.org/wp-content/uploads/2015/04/Changing-the-Game-for-Girls-Teachers-Toolkit.pdf.

376 Peter C. Scales, Peter L. Benson und Eugene C. Roehlkepartain, »Adolescent thriving: the role of sparks, relationships, and empowerment«, *Journal of Youth and Adolescence*, 40: 3 (2011), S. 263–277: https://link.springer.com/article/10.1007/s10964-010-9578-6.

377 Steve Biddulph, *10 Geheimnisse glücklicher Mädchen*.

378 »Landmark study: menopausal women let down by employers and healthcare providers«, *Fawcett Society*, 2. Mai 2022: https://www.fawcettsociety.org.uk/news/landmark-study-menopausal-women-let-down-by-employers-and-healthcare-providers.

379 Joyce C. Harper, Samantha Phillips, Vikram Talaulikar et al., »An online survey of perimenopausal women to determine their attitudes and knowledge of the menopause«, 2022: https://journals.sagepub.com/doi/10.1177/17455057221106890.

380 »Perimenopause«, *WebMD*: https://www.webmd.com/menopause/guide/guide-perimenopause.

381 Grace Huang, Shehzad Basaria, Thomas Travison et al., »Testosterone dose-response relationships in hysterectomized women with or without oophorectomy: effects on sexual function, body composition, muscle performance and physical function in a randomized trial«, *Menopause*, 21: 6 (2014), S. 612–623: https://journals.lww.com/menopausejournal/Abstract/2014/06000/Testosterone_dose_response_relationships_in.13.aspx.

382 Shazia Jehan, Giardin Jean-Louis, Ferdinand Zizi et al., »Sleep, melatonin, and the menopausal transition: what are the links?«, *Sleep Science*, 10: 1 (2017), S. 11–18: http://sleepscience.org.br/details/400.

383 Mingyu Yi, Sixue Wang, Ting Wu et al., »Effects of exogenous melatonin on sleep quality and menopausal symptoms in menopausal women: a systematic review and meta-analysis of randomized controlled trials«, *Menopause*, 28: 6 (2021), S. 717–725: https://journals.lww.com/menopausejournal/Abstract/2021/06000/Effects_of_exogenous_melatonin_on_sleep_quality.17.aspx.

384 Elena Volpi, Reza Nazemi und Satoshi Fujita, »Muscle tissue changes with aging«, *Current Opinion in Clinical Nutrition and Metabolic Care*, 7: 4 (2004), S. 405–410: https://doi.org/10.1097%2F01.mco.0000134362.76653.b2.

385 Rosanne Woods, Rebecca Hess, Carol Biddington et al., »Association of lean body mass to menopausal symptoms: the study of women's health across the nation«. *Women's Midlife Health*, 6: 10 (2020): https://womensmidlifehealthjournal.biomedcentral.com/articles/10.1186/s40695-020-00058-9.

386 Lori B. Forner, Emma M. Beckman und Michelle D. Smith, »Symptoms of pelvic organ prolapse in women who lift heavy weights for exercise: a cross-sectional survey«, *International Urogynecology Journal*, 31: 8 (2020), S. 1551–1558: https://pubmed.ncbi.nlm.nih.gov/31813038/.

387 Linda Wasmer Andrews, »How strength training helps keep anxiety at bay«, *Psychology Today*, 29. März 2017: https://www.psychologytoday.com/gb/blog/minding-the-body/201703/how-strength-training-helps-keep-anxiety-bay.

12. Wohin wir gehören

388 »The Murphy's law of menstruation«, *Free the Tampons*: https://www.freethetampons.org/uploads/4/6/0/3/46036337/ftt_infographic.pdf.

389 Emily Peck, »Free tampons should be a human right«, *Free the Tampons*, 3. März 2016: https://www.freethetampons.org/free-tampons-should-be-a-human-right.html#.

390 Claire Diamond, »Period poverty: Scotland first in world to make period products free«, *BBC News*, 15. August 2022: https://www.bbc.co.uk/news/uk-scotland-scotland-politics-51629880.

391 Wir mögen die von FabLittleBag (www.fablittlebag.com).

392 »The Female Cricket Store: changing the landscape of women's cricket«, *The Cricketer*, 17. June 2020: https://www.thecricketer.com/Topics/news/the_female_cricket_store_changing_the_landscape_of_womens_cricket.html.

393 www.thefemalecricketstore.com.

394 Anne Miltenburg, »Kit that fits: developing women's sportswear«, *Works That Work*: https://worksthatwork.com/9/kit-that-fits-developing-womens-sportswear.

395 Hannah Norrish, Fiona Farringdon, Max Bulsara et al., »The effect of school uniform on incidental physical activity among 10-year-old children«, *Asia-Pacific Journal of Health, Sport and Physical Education*, 3: 1 (2012), S. 51–63: https://www.tandfonline.com/doi/abs/10.1080/18377122.2012.666198.

396 Jonathan Shaw, »The deadliest sin«, *Harvard Magazine*, März – April 2004: https://www.harvardmagazine.com/2004/03/the-power-of-exercise.

397 Jazmin Sawyers, »This is important. Period.«, *Spikes*, 25. Januar 2018: https://spikes.worldathletics.org/post/jazmin-sawyers-talks-periods.

398 Davina McCall, *Sex Myths and the Menopause*, Channel 4 (2021): https://www.channel4.com/programmes/davina-mccall-sex-myths-and-the-menopause.

399 Brené Brown, »The most dangerous stories we make up«, Brené Brown, 27. Juli 2015: https://brenebrown.com/articles/2015/07/27/the-most-dangerous-stories-we-make-up/.

Register